Julius Pikler

Das Grundgesetz alles neuro-psychischen Lebens

Verlag
der
Wissenschaften

Julius Pikler

Das Grundgesetz alles neuro-psychischen Lebens

ISBN/EAN: 9783957007131

Auflage: 1

Erscheinungsjahr: 2016

Erscheinungsort: Norderstedt, Deutschland

Hergestellt in Europa, USA, Kanada, Australien, Japan
Verlag der Wissenschaften in Hansebooks GmbH, Norderstedt

Cover: Foto ©Helene Souza / pixelio.de

Das Grundgesetz

alles neuro-psychischen Lebens.

Von demselben Verfasser erschienen:

The Psychology of the Belief in Objective Existence. Part. I.
Objectiva Capable of Presentation. London, Williams &
Norgate. 1890. 118 p.

Der Ursprung des Totemismus. Ein Beitrag zur materialistischen
Geschichtstheorie. Von Prof. Dr. Julius Pikler und Privat-
docent Dr. Felix Somló. I. Versuch einer Erklärung. Von
Prof. Pikler. II. Induktive Beweisé. Von Dr. Somló. Berlin,
K. Hoffmann. 1900. 50 p.

Das Grundgesetz

alles neuro-psychischen Lebens.

Zugleich eine

physiologisch-psychologische Grundlage für den richtigen Teil

der sogenannten materialistischen Geschichtsauffassung.

Von

Julius Pikler,

der politischen Wissenschaften, Prof. der Rechtsphilosophie an der Universität Budapest.

Das Wesen des neuro-psychischen Lebens besteht nicht im Fortschreiten von Bewegung von Nervenstoffteilchen zu Nervenstoffteilchen, worin es gewöhnlich gesucht wird, sondern im Zusammenwirken und im Widerstreit verschiedener Bewegungen und in Resultirung in denselben Nervenstoffteilchen. Alle Bewusstseinszustände sind subjektive Begleiterscheinungen des Aufeinanderwirkens verschiedener Bewegungen in denselben Nervenstoffteilchen und dieses Aufeinanderwirken allein bestimmt materiell ihren Inhalt. Sie sind sozusagen unmittelbares Empfinden der Gleichheit, des Widerstreites und der Resultirung von Bewegungen.

Leipzig.

Verlag von Johann Ambrosius Barth.

1900.

Vorrede.

Der Hauptzweck dieser Vorrede besteht darin, den Leser trotz der überaus grofsen Schwächen dieses Buches, welche seine Geduld höchst wahrscheinlich auf jeder Seite auf eine fast unerträgliche Probe stellen werden, dazu zu bewegen, dafs er bei der Lektüre desselben bis zu Ende ausharre. Zur Erreichung dieses Zweckes will ich ihm zeigen, dafs ich diese Schwächen vollauf kenne, und doch meine Ueberzeugung ausdrücklich auszusprechen wage, dafs mein Buch, wenn auch höchst unvollkommen, das gibt, was sein Titel verspricht, das Grundgesetz alles neuro-psychischen Lebens. Und eben infolge dieser meiner Ueberzeugung wünschte ich, dafs der Leser seine Ungeduld bemeistere.

Ich weifs, dafs die in diesem Buche aufgestellte physiologische Theorie höchst allgemein, oder, um das abfällige Synonym zu gebrauchen, unbestimmt ist. Im ganzen Laufe des Buches wird von Bewegung, von gleichgerichteten, einander widerstreitenden Bewegungen, von einer Bewegungsresultante gesprochen, ohne dafs diese Bewegungen näher bezeichnet würden. Am Ende des Buches (Zusatz VI) gebe ich eine Hypothese über diese Bewegungen, doch auch diese Hypothese ist höchst allgemein und, ich weifs es nur zu gut, sogar unklar. Doch, was thun, wenn diese allgemeine, unbestimmte Theorie doch die Wahrheit, wenn auch allgemein oder unbestimmt, in sich enthielte, und wenn es bei dem heutigen Stand unserer Kenntnisse nicht möglich ist dieselbe konkreter zu fassen, oder wenn wenigstens ich, infolge mangelnder Kenntnisse, nicht imstande bin dies zu thun, diejenigen aber, die die gehörigen Kenntnisse besitzen, auf einer ganz unrichtigen Fährte sind und selbst jene unbestimmte Wahrheit nicht erkennen? Dies letztere ist aber nach meiner Ueberzeugung der Fall, und darum fand ich es geboten, trotz mangelnder physiologischer Kenntnisse meine Ansicht zu veröffentlichen, und darum kann es dem Leser, der über ein Wissen verfügt, welches ihn hoch über solche Allgemeinheiten hinaushebt, und dem solche Allgemeinheiten widerstreben, von Nutzen sein, diesen vagen Gedankengang zu verfolgen. Ich glaube nicht etwas endgiltiges gegeben zu haben, aber doch etwas, was von dem Physiologen, vielleicht auch bedeutend beschränkt und modifizirt, mit konkretem Inhalt ausgefüllt werden kann.

Daſs die Physiologen vom Fach — freilich auch von einer lange gegoltenen und auch heute noch so ziemlich herrschenden unrichtigen psychologischen Wissenschaft irregeleitet — in der physiologischen Erklärung des psychischen Lebens mit sehr wenigen Ausnahmen auf falscher Fährte sind, dies scheint mir unzweifelhaft. Sowohl die Vertreter der bisher allgemein anerkannt gewesenen Bahnentheorie, wie die Forscher der in den letzten Tagen in Angriff genommenen Neuronenphysiologie richteten und richten ihr Streben meistens auf die physiologische Erklärung einer falschen Psychologie, falsch beschriebener Erscheinungen. Sie glauben gewöhnlich zwei Thatsachen erklären zu müssen, die ihrer augenscheinlichen Ansicht nach die Grunderscheinungen alles psychischen Lebens sind: die Reflexe, als die Grunderscheinung des motorischen Teiles dieses Lebens, und die Assoziation, als die Grunderscheinung des Denkens. Die Reflexe: nämlich warum auf gewisse, nicht nach ihrer Gefühlsbetonung oder ihrer biologischen oder physiologischen Bedeutung, sondern nach ihrer physischen und gefühlsneutralen Seite bezeichnete spezielle Einwirkungen gewisse, nicht nach ihrer biologischen oder physiologischen Wirkung, sondern nach ihrer physischen Natur bezeichnete spezielle Bewegungen folgen. Doch die richtige, den motorischen Teil des psychischen Lebens (auſser den bloſsen Austobungsbewegungen) wirklich umfassende Fragestellung lautet, wie unangenehm teleologisch dies auch klingen mag: „Warum rufen im allgemeinen lustbetonte oder das Leben fördernde Einwirkungen (variable) Bewegungen hervor, welche jene Einwirkungen festhalten und stärken, unlustbetonte oder schädliche Einwirkungen aber (variable) Beseitigungsbewegungen?“ Die Assoziation: sie glauben nämlich offenbar,

dafs das Wesen alles Denkens in der Assoziation verschiedener
Empfindungen oder Wahrnehmungen besteht, wobei sowohl die
Empfindungen oder Wahrnehmungen, wie deren Assoziation
schon durch die betreffenden Einwirkungen gegeben sind. Doch
es ist gewifs, dafs das Kind, nachdem es eine Erscheinung zusammen
mit dem ganzen Bewufstseinskomplex erfahren hat, welchen ein
Gegenstand liefert, diese Erscheinung zuerst nicht mit der einen
oder anderen Seite dieses Gegenstandes, also nicht mit diesem
speziellen Gegenstand assoziirt, sondern dieselbe Erscheinung vielmehr auch mit jedem, oder fast mit jedem anderen Gegenstande
erwartet — da ja jeder Gegenstand einen grofsen Teil desselben
Bewufstseinskomplexes gibt —, und also selbst zu den einfachsten
nützlichen Kenntnissen erst durch späteres Vergleichen und Unterscheiden gelangt, durch dasselbe Ausschliefsen falscher Verallge-
meinerungen, dasselbe Klassifiziren, in welchem auch das höchste
Denken besteht. Hätte das Kind nicht jenen Trieb zur Verallgemeinerung, so würde es überhaupt nie zu einer „Assoziation“ kommen, da derselbe Gegenstand nie ganz gleich wieder-
kehrt; und so bedarf es nebst diesem Triebe stets der Kontrolle
des Vergleichens, des Unterscheidens und des Ausschliefsens.
Ja aus dem eben angeführten Grunde ist es sogar gewifs, dafs die
Assoziirung einer Erscheinung mit einem ganz allgemein aufge-
fafsten Komplex, mit einer Veränderung im allgemeinen, nur
dadurch möglich ist, dafs das Kind diesen Komplex, diesen
Gegenstand, diese Veränderung im Gegensatz zu Allem Anderen
Früheren auffafst. Es ist ferner gewifs, dafs die einfachste
Wahrnehmung — aufser dem soeben dargelegten Vergleichen
und Unterscheiden — ein Vergleichen und Unterscheiden von
Zeit- und Raumpunkten, ein Bewufstsein komplizirt zusammen-
hängender Zeit- und Raumverhältnisse, voraussetzt. Auch erfordert — ebenso wie das Bewufstsein des Gegenstandes —
das Bewufstsein einer gewissen speziellen Erscheinung, das
Unterscheiden jener Erscheinung von allen anderen Erscheinungen, da alle Erscheinungen ebenso wie die Gegenstände teilweise gleiche Komplexe sind. Des Weiteren ist es zweifellos, wie
unbequem auch diese Thatsache der Sinnesphysiologie sein mag,
dafs die einfachste „Empfindung“ — z. B. die von Rot, und
noch offenbarer z. B. das Bewufstsein der Dunkelheit einer Farbe,
nur durch das Bewufstsein anderer „Empfindungen“ — in den
soeben angeführten Beispielen anderer bezw. hellerer Farben, —

also durch Vergleichen und Unterscheiden möglich ist. Ebenso
ist auch die assoziirende Erinnerung nur eine Vergleichung des
Auftretens des Gegenstandes ohne eine gewisse Erscheinung mit
seinem früheren Auftreten mit dieser Erscheinung. Endlich ist
das eigentliche, höhere, verallgemeinernde Denken ganz offenbar
Vergleichen und Unterscheiden. Vergleichen, Erkenntnis von
Gleich und Ungleich, darin besteht unser ganzes rezeptives und
intellektuelles Leben — Empfinden, Wahrnehmen, Assoziiren,
Denken, — ebenso wie unser motorisches Leben im fortwährenden Sichern der Lust und im fortwährenden Beseitigen der Unlust besteht. Die Fragen, welche die Psychophysiologie zu lösen
hat, lauten daher: „Was ist das materielle Korrelativ von Lust
und Unlust? Was ist die mechanische Ursache dessen, dafs
Lust- und Lebensförderliches festhaltende und stärkende, Unlust
und Lebensbeeinträchtigendes beseitigende Bewegungen hervorruft? Was ist das materielle Korrelativ des fortwährenden und
universellen Vergleichens und Unterscheidens, — denn wir vergleichen und unterscheiden fortwährend Alles mit und von Allem
— der Erkenntnis von Gleich und Ungleich, wodurch wir allein
erkennen, was lusterregend und lebensfördernd bezw. unlust-
erregend und beeinträchtigend ist?“ Würde sich die Physiologie diese Fragen stellen, so würde sie aufhören blos Verbindungen zwischen verschiedenen Nervenstoffteilchen zu suchen,
als neurale Korrelate von speziellen Reflexen und von Assoziationen
zwischen speziellen Empfindungen (wenn sie es schon bis jetzt
versäumt hat einzusehen, dafs es ganz unbegreiflich ist, warum
die Gleichzeitigkeit oder Zeitkontiguität zweier Eindrücke eine
Verbindung zwischen zwei Nervenzellen oder Zellengruppen
schaffen sollte); sie würde sich gezwungen fühlen nach viel
feineren und tieferen materiellen Thatsachen zu forschen, nach
mannigfaltigen und komplizirteren Bewegungsthatsachen jedes
einzelnen Nervenstoffteilchens, welche dem Festhalten des Lebensfördernden und dem Entfernen des Lebensbeeinträchtigenden und
dem Bewufstsein von Gleich und Ungleich entsprechen. Auch
würde sie den Gedanken aufgeben, als finge „geistiges Bearbeiten“,
Vergleichen, Unterscheiden, Abstrahiren, erst in gewissen höheren
Centren an, während andere, niedrigere Centra blos „einfache
Empfindungen“ oder „Wahrnehmungen“ und „Reflexe“ lieferten,
oder sie würde wenigstens jene von ihr angenommenen eigentlich geistigen Centra nicht ganz unbegründet eben Assoziations-

sondern Vergleichungscentra nennen. Nicht diese Fragen stellen
sich aber die Fachmänner der Physiologie und nicht nach
einer solchen tieferen und feineren Physiologie suchen sie;
sie treiben rohe, unorganische Lokalisations- und Verbindungs-
neurologie. Darum kann es von Nutzen sein, wenn einmal
jemand, der zwar nicht die eingehenden Kenntnisse des physiologischen Fachmannes besitzt, aber die psychischen Thatsachen
genau in's Auge zu fassen bestrebt ist, vorläufig, solange die
kompetenten Fachmänner der Physiologie eine solche gar nicht
in Angriff nehmen, eine physiologische Theorie des wirklichen
psychischen Lebens zu konstruiren versucht, möge dieselbe
auch wie allgemein oder unbestimmt immer sein, und möge sie
auch noch weitere Fehler und Mängel haben, auf die ich im
folgenden zu sprechen komme.

Ich bin mir auch dessen bewußt, daß vieles und vielleicht
das meiste in meinen Gedanken unklar, verworren ist.
Gewiß ein höchst überraschendes Zugeständnis von einem Verfasser und ein solches, durch welches er scheinbar alles Recht
auf Anhörung verwirkt. Doch ich kann inbetreff der Unklarheit meiner Ausführungen dasselbe sagen, was ich über die
Allgemeinheit derselben ausgesprochen habe. Es ist möglich,
daß ich einen Schimmer von Wahrheit aufweisen kann, ohne
imstande zu sein diesen Schimmer ganz klar hervorleuchten zu
lassen. Die Geschichte der Wissenschaft zeigt genug Beispiele
dafür, daß Wahrheiten zuerst unklar und mit Irrtümern vermengt erkannt wurden.

Ich bin mir auch dessen gewahr, daß die vorliegende Arbeit
infolge meiner höchst beschränkten naturwissenschaftlichen Kenntnisse viele Unrichtigkeiten enthalten muß. Ich glaube
aber, daß trotz derselben jener Schimmer oder Kern von Wahrheit, den ich für meine Ausführungen allein beanspruche, in
denselben vorhanden ist. Ich ersuche eben darum den Leser,
bei Wahrnehmung solcher Unrichtigkeiten das Buch nicht mit
dem Ausrufe beiseite zu werfen: „Wer nicht einmal soviel weiß,
darf über diese Gegenstände nicht mitsprechen!“ Ein Ausdruck, ein Beispiel kann unrichtig sein, ohne daß dies
die Richtigkeit der Theorie ausschlösse. Statt eines solchen
falschen Beispieles kann der Fachmann leicht zutreffendere
finden.

Es ist mir auch nicht entgangen, daſs im Buche manche Widersprüche enthalten sind. Dies war zum Teil unvermeidlich, da meine Ansichten mir selbst neu sind, und es in einem solchen Falle fast unmöglich ist, sich in jedem Punkte von den althergebrachten Ansichten zu emanzipiren. Manchmal sind aber diese Widersprüche absichtlich belassen worden, denn gewisse Ansichten konnten am Anfange meiner Ausführungen nur approximativ ausgesprochen und erst später genauer formulirt werden. Ich glaube, daſs der Leser in jedem Falle eines Widerspruches meine wirkliche Ansicht selbst feststellen kann.

Es ist mir ferner klar, daſs von meinen neuralen Annahmen eigentlich **nichts wirklich bewiesen** ist. Doch was war in den bisher fast allgemein angenommen gewesenen psycho-physiologischen Hypothesen und was ist in den in letzter Zeit versuchten neueren fachmännischen Theorien thatsächlich bewiesen? Dennoch hört man, und mit Recht, nicht auf, sich Hypothesen und Anschauungen zu machen. Es wird bei dem heutigen Stand unserer Kenntnisse vorläufig nur eine allgemeine Uebereinstimmung mit den subjektiv bekannten psychischen Thatsachen und den äuſseren Bewegungserscheinungen gewünscht. Diese Uebereinstimmung besitzt, so scheint es mir, meine Theorie in gröſserem Maſse als die Theorien reflektorischer und assoziatorischer Bahnen oder Neuronenverbindungen.

Endlich ist die **Anordnungsweise** höchst fehlerhaft. Eine so wichtige kritische Behauptung z. B., wie daſs der Erfahrung oder Assoziation der Gleichzeitigkeit oder des zeitlichen Nacheinanders zweier Bewuſstseinszustände unmöglich die Bahnung eines Weges oder die Entstehung von Ausläufern zwischen verschiedenen Nervenstoffteilchen zugrunde liegen kann, erscheint ausdrücklich ausgesprochen erst in einer Anmerkung auf Seite 236, während sie bishin nur stillschweigend in meiner eigenen positiven Theorie eingeschlossen ist. Vieles, z. B. der Ausdruck „zusammengesetzte Bewegung“, ist am Anfang höchst schwer oder gar nicht verständlich, was später vollständig erklärt wird. Die Unbestimmtheit und Unklarheit der Ausführungen wird, so glaube ich, im Laufe des Buches immer geringer, und auch darum ersuche ich den Leser um Geduld. **Kein Urteil über die Wahrheit, ja kein volles Verständnis meiner Ausführungen ist möglich ohne eingehende Erwägung der Zusätze I, II und VI.**

Zuerst wurde nur eine Veröffentlichung des Textes bis zu den Zusätzen, als eines I. Teiles, geplant. Erst während der Drucklegung dieses Teiles kam ich zur Ueberzeugung, daſs derselbe für sich gar nicht auf Verständnis und Annahme rechnen könne, und gab daher Stücke des beabsichtigten II. Teiles unter dem Titel „Wesentliche Zusätze“ hinzu. Da hiedurch das Buch soviel Abrundung gewann, als die meisten Systeme der Psychologie, so glaubte ich davon absehen zu können, dasselbe auf dem Titelblatte als I. Teil zu bezeichnen, obwohl es im Texte als solches erscheint. Werde ich Zeit und nach Erwägung der Urteile über meine Ausführungen Veranlassung finden, das in dem Buche als weiter darzulegend Bezeichnete niederzuschreiben, so kann die zu veröffentlichende Schrift immer „eine Fortsetzung“ benannt werden.

Hätte der Verfasser sich im Laufe seines Lebens nur oder hauptsächlich mit Physiologie und Psychologie beschäftigt und nicht den gröſsten Teil seines Denkens der Soziologie gewidmet; wäre diese Arbeit nicht mit einer Hast entstanden in einer sehr kurzen Spanne Zeit, die er von anderen Gegenständen raubte, von denen er sich nicht mehr abwenden kann und will, so würde sich diese Theorie — von welcher er glaubt, daſs er sie auch in diesem Falle für richtig hielte — gewiſs in einer vollendeteren Form, systematischer, konkreter, besser begründet, von Irrtümern freier zeigen. Damit er im Falle einer abweisenden Beurteilung seiner Ausführungen seitens des Fachmannes wenigstens der Beschuldigung der Vermessenheit entgehe, fühlt er sich gedrängt darauf hinzuweisen, daſs die vorliegende Arbeit einem tiefen Bedürfnisse, ja einem verzweifelten Suchen nach Wahrheit entsprungen ist. In Denken und Studien über Entstehung und Entwicklung der menschlichen Gemeinschaften, des Rechts und der Gerechtigkeit, der Güterverteilung und der Strafe vertieft, glaubte ich mich für immer vor der Beschäftigung mit erkenntnistheoretischen Analysen und fundamentalpsychologischen Fragen bewahrt. Doch eben die Wahrheit ehrlich zu lieben und sich zu bescheiden, das ist unmöglich. Keine rechtschaffene Ansicht, nur eitles Geschwätz über das soziale Treiben der Menschen, über Konservativismus und Fortschritt, die Erscheinungen der Gerechtigkeit und Ungerechtigkeit ist möglich ohne eine Ansicht darüber, was Lust und Unlust, was Wille und einsichtiges Handeln, was eine Gemütsbewegung ist, was

Gewöhnung vermag und was nicht, was ein Trieb, ein Instinkt
ist und was er nicht ist. Ich hätte gern Bescheidenheit geübt
und dabei Bequemlichkeit genossen, und ich suchte Aufschluſs
über diese Fragen bei Psychologen und Physiologen, keine genügende fand ich. Die Erklärung des menschlichen Handelns
durch Gewöhnung, fixe Reflexe und Hirnbahnen, oder durch
zwar weniger fest, aber noch immer als spezielle Verkettungen
gedachte Neuronenverbindungen und dabei durch die natürliche
Auslese schienen mir im unauflösbaren Widerspruch mit den
Thatsachen des menschlichen Fortschritts zu sein. So wurde ich
dazu gezwungen mir meine eigene neuro-psychologische Theorie
vom menschlichen Handeln zurechtzulegen. Und ich unterbreite
sie hiemit den Physiologen und Psychologen mit der aufrichtigen
und ergebenen Bitte, mich über meine Irrtümer in derselben
und in der Beurteilung der herrschenden psycho-physiologischen
Lehre wie kurz immer gütigst aufklären zu wollen.[1]

Meine psychologischen Ansichten haben mich in der Soziologie zu einer Ueberzeugung geführt, welche mit einem Teile
jener Anschauung übereinstimmt, die gewöhnlich mit dem höchst
unrichtigen und unglücklichen Namen m a t e r i a l i s t i s c h e
G e s c h i c h t s a u f f a s s u n g bezeichnet wird. Meine Ueberzeugung, daſs die stete vegetative Bewegungsresultante alles
Bewuſstsein und alles Handeln bestimmt, ist ein allgemeinerer
und tieferer Ausdruck der gleichfalls nicht ganz glücklichen
Behauptung, daſs die wirtschaftlichen Interessen die ganze
menschliche Entwicklung bestimmen. Jenen Teil der materialistischen Geschichtsauffassung, daſs diese Entwicklung ohne
Einsicht und Bestreben des Einzelnen zustandekommt, wie

---

[1] Zur Beleuchtung dessen, wie die vorliegende psychophysiologische
Thorie neben und aus fortwährender Arbeit über soziologische Fragen unabweisbar entstand, erlaube ich mir hier das Verzeichnis meiner sozial-
wissenschaftlichen Schriften mit ihrer Jahreszahl zu geben. U n g a r i s c h:
RICARDO, seine Lehre vom Wert und der Güterverteilung. 1885. — Der Einzelne und der Staat. Eine Entgegnung auf H. SPENCER's „The Man versus
the State". 1886. — Englische und deutsche politische Oekonomie. 1890. —
Einleitung in die Rechtsphilosophie. 1892. — Die Entstehung und Entwicklung
des Rechts. 1896. — Die Entstehung und Entwicklung der menschlichen
Gemeinschaften. 1897. — Philosophie des Strafrechts. 1897. — Ursprung und
sprachliche und begriffliche Verwandte des Wortes „Jus". 1899. — D e u t s c h:
Der Ursprung des Totemismus. Ein Beitrag zur materialistischen Geschichtstheorie. (Mit ethnographischer Datensammlung von Dr. FELIX SOMLÓ.) 1900.
(Berlin, K. Hoffmann.)

auch den, dafs die Klassenunterschiede durch Unterdrückung
entstanden sind, und auch manches andere in der materialistischen Geschichtsauffassung eingeschlossene, halte ich hingegen
für ganz unrichtig, obwohl ich andererseits die Ansichten dieser
Schule über die Zukunftsentwicklung beinahe vollständig teile.
Alldies habe ich in einer Entstehung und Entwicklung
des Rechts betitelten ungarischen Arbeit ausgeführt. Vielleicht werde ich imstande sein dieselbe einmal in deutscher
Sprache zu veröffentlichen. Auf den Fall aber, dafs dies unmöglich wäre, wollte ich wenigstens auf dem Titelblatt des vorliegenden Buches die soziologischen Ergebnisse aus meiner
psychologischen Anschauung bezeichnen, um diese dadurch der
Aufmerksamkeit der Anhänger der materialistischen Geschichtsauffassung zu empfehlen, wenn auch im Buche selbst keine
Spur einer soziologischen Anwendung vorhanden ist.

Und so übergebe ich hiemit die nachfolgenden Ansichten der
Oeffentlichkeit. Mit fast gar keiner Hoffnung auf Billigung derselben, denn es schweben mir aus der Vergangenheit Beispiele
viel reiferer und fachmännischerer Theorien vor, die, weil sie
doch nur approximativ waren, als unwissenschaftlich ignorirt, ver-
worfen oder sogar verlacht worden sind, um später, nach vollkommeneren Ausführungen derselben Lehre durch Andere, anerkannt zu werden. Doch auch ich hege die, freilich ziemlich
wehmütige, Hoffnung, dafs, nachdem einmal eingehende physiologische, chemische, physische Kenntnis das Wesen des neuro-
psychischen Lebens zu allgemeiner Befriedigung festgestellt
haben wird, irgend ein Bibliotheksforscher, durch den anspruchs-
vollen Titel des vorliegenden Bändchens zur Lektüre desselben
verlockt, finden wird, dafs in einem ganz unbemerkt gebliebenen
„rein spekulativen" Büchlein eine dunkle Ahnung der später
gefundenen Wahrheit vorhanden war. Eine gegenwärtige abfällige Beurteilung, die trotz Allem Gesagten, sich darüber nicht
ausläfst, ob in der vorliegenden Theorie auch nicht die Ahnung,
ein Schimmer, ein Kern einer möglichen Wahrheit
enthalten ist, werde ich freilich als gerecht gegen die Sache
und mich selbst nicht anerkennen können. Doch „es ist eine
alte Geschichte"

Sankt Moriz im Engadin, März 1900.

Julius Pikler.

Berichtigungen.

Im ganzen Abschnitt 29 ist statt Flimmerbewegung zu setzen: Ent-
    leerungsbewegung.
S. 76, Z. 22 ist das Wort Bewegungsstöfse zu streichen;
S. 77, Z. 13 ist statt additionelle zu setzen: mehrfache.
S. 221, Z. 41 lies statt blos kontinuirlicher: blos kontiguirlicher

Inhalt.

Abschnitt	Einleitung.	Seite
1. — 3.	Das Problem	1 — 8

Erster Teil.
Der neuro-extraneurale Bewegungsverlauf . . .   9 — 144

4. — 5.	Das Prinzip der rückwirkenden Arbeit	11 — 17
6.	Nähere Bestimmung des Problems	17 — 19
7. — 25.	Die Theorie im Allgemeinen	19 — 50
26. — 33.	Unmittelbar zweckmäfsige Handlungen	50 — 59
34. — 54.	Endzweckmäfsige Handlungen	59 — 92
54.	Das Denken	92 — 106
55.	Verhältnis der obigen Theorie zur Assoziationslehre	106 — 108
56.	Das Wollen	108 — 110
57. — 58.	Zwecklose und zweckwidrige Bewegungen	110 — 112
59. — 62.	Zweckwidrige Vorstellungen	112 — 116
63.	Formulirung des Grundgesetzes	117
64. — 65.	Höhere Auswahl	118 — 120
66. — 71.	Die Langeweile	120 — 127
72. — 74.	Einübung, Gewöhnung und Erfahrung	127 — 137
75.	Zusammenfassung	137 — 143

Wesentliche Zusätze . . . . 145 — 254.

I. Die Identität des Sitzes und die teilweise Identität des Bewegungskorrelativs aller Bewufstseinszustände. (Zugleich ein Grundrifs der analytisch-subjektiven Physiologie, welcher die obige physiologische Theorie bestätigt.) . . . . 145 — 176

II. Die Gleichgiltigkeit alles substantiellen Bewufstseinsinhaltes für das psychische Leben und die eine einzige neuro-psychische Grundthatsache. (Eine analytisch-psychologische Abhandlung, welche die obige physiologische Theorie bestätigt.) . . . . 177 — 207

Seite

III. Der Widerstand der neuralen Bewegung gegen ihre Aenderung und das Wesen der Aufmerksamkeit . . . . 208 — 213

IV. Rückblick auf die extraneuralen Bewegungen. (Modifizirung der Theorie für den Fall der Irrtümlichkeit gewisser oben gemachter Annahmen) . . . . . . 214 — 217

V. Theorie eines experimentellen Forschers (L. Hermann's) . . . . 218 — 226

VI. Die nähere Natur der neuralen Bewegungen. (Eine Hypothese, welche allen obigen Begriffen konkreteren Gehalt gibt) . . . . 227 — 249

Nachschrift. Einige Worte über G. F. Stout's „Analytic Psychology" und W. James' „Principles of Psychology" 250 — 254

Einleitung.

Das Problem.

1.

Als allgemeine und fundamentale Thatsache alles neuralen und psychischen Lebens, welche allen seinen Erscheinungen zu Grunde liegt, betrachtet die heutige physiologische Psychologie die Thatsache, daſs Reize, welche auf die afferenten Nervenendigungen einwirken, im Nervensystem Bewegung hervorrufen und daſs dann diese zu sichtbarer Bewegung von Muskeln und anderer ähnlicher Organe (Sekretionsbewegung der Drüsen, Zusammenziehung oder Erschlaffung der Blutgefäſse) führt.

Darüber aber, warum verschiedene Reize verschiedene Muskelbewegungen, gewisse Reize eben gewisse Muskelbewegungen hervorrufen, warum z. B. ein seitlich auf das Auge fallender Lichteindruck von den zahlreichen möglichen Muskelbewegungen unbedingt oder meistens eben ein Hinwenden der Augen hervorruft (wo doch der Augennerv durch die Centralmasse des Nervensystems und die ableitenden Nerven auch mit allen anderen Muskeln verbunden ist und Lichteindrücke erfahrungsgemäſs auch diese in Bewegung setzen können und je nach ihrer verschiedenen speziellen Natur auch verschiedene dieser anderen Muskeln thatsächlich zur Bewegung bringen), gibt die physiologische Psychologie heute keinen Aufschluſs.

Zwar werden verschiedene Prinzipien der Erklärung angewendet, doch sind sie alle insgesammt ungenügend.

Das beste von allen besteht in dem Satze, daſs die Bewegung von den afferenten Nervenendigungen bis zu den kontraktilen Gebilden in der Richtung des geringsten Widerstandes verläuft. Doch wird es keineswegs erklärt, warum für die von verschiedenen Reizen verursachte Bewegung der geringste Widerstand in der Richtung verschiedener Muskeln liegt.

Ein anderes Erklärungsprinzip ist das der Gewöhnung oder Einübung. Dieses lautet: Wenn ein Reiz einmal gewisse Muskelbewegungen ausgelöst hat (in gewisse Bahnen abgeleitet wurde), so erhält er die Tendenz ein anderesmal eben dieselben Muskelbewegungen auszulösen (dieselben Bahnen zu betreten). Dieses Prinzip erklärt aber nicht, warum ein gewisser Reiz überhaupt **beginnt** gewisse Muskelbewegungen auszulösen.

Ein drittes Prinzip bezieht sich ausschliefslich auf die höheren Handlungsweisen, welche durch Bewufstsein vermittelt werden. Es lautet: Erfahrung lehrt, dafs gewisse Muskelbewegungen zu gewissen Resultaten führen, gewisse Empfindungen wachrufen, Dinge beschaffen, Freuden sichern, Schmerzen beseitigen; wenn also diese Resultate gewünscht werden, werden jene Handlungsweisen ausgeführt. Dieses Prinzip läfst, ebenso wie das früher angeführte, die Frage ungelöst, wie denn die ersten von Erfahrung nicht geleiteten Verschiedenheiten der Muskelbewegungen zustande kamen, welche erst Erfahrungen, Verknüpfung von gewissen Muskelbewegungen mit gewissen Resultaten ermöglichten. Dann leidet diese Erklärung an dem weiteren Fehler, dafs Erfahrung keine naturwissenschaftlich zulässige Ursache, keine **vera causa** ist, welche Bewegung erklären könnte; eine solche ist nur Bewegung. Auch läfst diese Erklärung die Frage offen, warum denn überhaupt gewisse Empfindungen (freudige) gewünscht, andere (schmerzliche) gescheut werden. Sie läfst eben das tiefste und allgemeinste Gesetz der Bewegung unerklärt, und dies ist ihr gröfster Fehler.

Endlich gibt es noch eine Theorie, nach welcher im Anfang der Entwicklung des Nervensystems alle Reize eine diffuse Entladung im ganzen Körper, eine Bewegung der ganzen Muskulatur hervorriefen und dafs sich aus dieser allgemeinen Diffusion später gewisse Muskelbewegungen differenzirten. Warum dies aber geschah und warum später gewisse Muskeln eben auf gewisse Reize reagiren, wird nicht erklärt.

Aufser diesen Erklärungsversuchen ist noch das Bestreben vorhanden, die Verknüpfung gewisser Reize mit gewissen Bewegungen aus der anatomischen Struktur des Nervensystems abzuleiten. Es wird nämlich festzustellen gesucht, dafs gewisse sensorische Nerven mit gewissen motorischen in einer spezielleren Verbindung stehen als mit den übrigen, und es wird angestrebt die Folge gewisser Bewegungen auf gewisse Reize daraus zu erklären. Doch ist es bisher ganz und gar nicht gelungen solche speziellere Verbindungen ausfindig zu machen und darum muſs diese Erklärungsweise bisher als vollkommen erfolglos gekennzeichnet werden.

Dies sind, so scheint es mir, alle gangbaren Erklärungsversuche. Daraus ergibt sich, daſs das Grundproblem alles neuralen und psychischen Lebens, warum gewisse Reize eben gewisse Muskelbewegungen hervorrufen, bis heute ganz ungelöst ist. Dies kommt in manchen Systemen der Psychologie ganz klar zum Ausdruck. Andere Systeme der Psychologie gleiten über diese fundamentalste Lücke stillschweigend hinweg und begnügen sich mit einer Erklärung der zusammengesetzten Muskelbewegungen aus einfachen mittelst des Prinzips der Erfahrung. Solange aber dieses erste und Grundproblem nicht gelöst wird, ist alle Physiologie und Psychologie des neuro-psychischen Lebens, wie viel sie auch in der Feststellung der Natur der einzelnen Empfindungen und in der Erklärung der höheren Handlungsweisen aus einfacher Muskelbewegung erreiche, bodenlos.

2.

Wie die physiologische Psychologie in allem neuralen und psychischen Leben eine allgemeine, fundamentale Thatsache des neuro-muskularen Bewegungsverlaufes, so hat auch die eigentliche Psychologie i. e. S. eine allgemeine, fundamentale Thatsache des Bewuſstseinsverlaufes festgestellt. Sie lautet: Bewuſstseinszustände erwecken andere Bewuſstseinszustände; so Empfindungen und Wahrnehmungen Vorstellungen, Vorstellungen andere Vorstellungen u. s. w.

Ebenso aber wie die heutige physiologische Psychologie nicht erklärt, warum verschiedene Reize erfahrungsgemäſs verschiedene Muskelbewegungen auslösen, vermag die heutige Bewuſstseins-Psychologie nicht zu erklären, warum gewisse Bewuſstseinszustände eben gewisse andere Bewuſstseinszustände erwecken.

Zwar gibt es für dieses Grundproblem ein sehr allgemein angenommenes Lösungsprinzip in den sogenannten Gesetzen der Assoziation. Diese Gesetze, bei verschiedenen Autoren verschieden formulirt, gehen alle dahin, daſs wenn eine Empfindungsmasse stattgefunden hat, ein Teil derselben die Vorstellungen der anderen Teile erwecke, sich mit ihnen ergänze, und so den vorhergegangenen Totalbewuſstseinszuständen ähnliche hervorrufe.

Dieses Gesetz der Assoziation wird heute zwar allgemein als den Thatsachen ziemlich entsprechend anerkannt, doch wird ebenso allgemein anerkannt, daſs es den Thatsachen des Bewuſstseinsverlaufes nicht vollkommen entspreche, daſs es nicht vollkommen wahr sei, daſs es zur Erklärung des Bewuſstseinsverlaufes nicht hinreiche. Es wird allgemein anerkannt, daſs von Bewuſstseinszuständen nicht alle Vorstellungen hervorgerufen werden, welche nach jenem Gesetze der Assoziation erweckt werden sollten, sondern daſs eine gewisse Auswahl stattfindet, ein Erwecken gewisser Vorstellungen, ein Fallenlassen anderer, und daſs dies nicht nach einer quantitativen Spezialisirung des Assoziationsgesetzes geschieht, als würden die Vorstellungen derjenigen Empfindungen erweckt werden, welche am häufigsten mit jenen Bewuſstseinszuständen verbunden waren, sondern daſs jene Auswahl nach einem anderen Prinzip geschieht. So erweckt eine schmerzliche Empfindung, welche wir stets bei heiterem Himmel und zusammen mit der Empfindung des heiteren Himmels hatten, nicht die Vorstellung des heiteren Himmels; hingegen erweckt jede schmerzliche Empfindung zu allererst Vorstellungen vom Aufhören derselben, auch wenn wir früher Schmerzen hatten, die lange nicht aufhörten, oder Schmerzen haben, die nie aufhören, solange wir überhaupt unser bewuſst sind. Die Empfindung von Schmerz und die Vorstellung vom Aufhören desselben ist eine höchst untrennbare Assoziation, obwohl auf Schmerzempfindungen das Aufhören derselben nicht ausnahmslos in unserer Erfahrung folgt und in keinem Stadium der Entwickelung der Rasse ausnahmslos folgte. Ebenso erweckt die Vorstellung eines Mannes nicht die Vorstellung seines Ringes, obwohl wir diesen jedesmal an seinem Finger sahen; die Vorstellung eines Hauses erweckt nicht die Vorstellung der davorstehenden Gaslampe.

Der Verlauf des Denkens, die Einreihung von Bewuſstseinszuständen unter Begriffe folgt unzweifelhaft nicht rein dem Gesetze der Assoziation. Ebenso erklärt dieses Gesetz andere niedrigere Arten des Bewuſstseinsverlaufes nicht, warum wir z. B. bei Anblick einer Blume, die wir unzähligemale im Garten,

einmal aber im Knopfloch eines Herrn gesehen haben, nie die
Vorstellung des Gartens, stets aber die Vorstellung des Herrn
haben — was den Gesetzen der Assoziation widerspricht.

Daſs der Verlauf des Bewuſstseins nicht dem Assoziations-
gesetze sondern einem anderen Prinzip der Auswahl entspricht,
wird, wie gesagt, heute allgemein anerkannt. Doch noch mehr,
als das, nämlich, daſs selbst die Aufeinanderfolge der primären
Empfindungen einem Prinzip der Auswahl gehorcht, welches Aufmerksamkeit genannt wird, daſs erst dieses Prinzip bestimmt,
welche Reize überhaupt Bewuſstseinszustände hervorrufen und
sich daher mit anderen Bewuſstseinszuständen zu assoziiren und
mit diesen Erfahrung zu bilden vermögen. Die Aufmerksamkeit
selbst aber wird nicht etwa blos durch vorhergegangene Assoziationen bestimmt, sondern folgt anderen Gesetzen. So sind
wir, wenn wir in den Anblick eines Gegenstandes versunken
sind, für Töne —, wenn wir über ein Problem nachdenken, für
alle Eindrücke relativ unempfänglich, und diese können sich daher nicht mit jenen Bewuſstseinszuständen assoziiren.

Es wurde nun in neuester Zeit versucht, die Gesetze dieser
Auswahl festzustellen, doch wird von dem gröſsten Teil der
Psychologen kein Versuch bisher als ganz gelungen anerkannt.
Dies ist auch unsere Meinung, wobei wir es aber für ein groſses Ver-
dienst halten, daſs das Vorhandensein und die Wichtigkeit dieser
Auswahl festgestellt und die Auffindung ihrer Gesetze so eifrig
und unleugbar mit teilweisem Erfolg angestrebt wurde.

Uebrigens muſs ausgesprochen werden, daſs es unmöglich
ist, das Prinzip jener Auswahl festzustellen ohne Auffindung des
Prinzips, welches die Folge gewisser Muskelbewegungen auf
gewisse Reize erklärt, da ja die Aufmerksamkeit für äuſsere
Reize erst mittelst Muskelbewegungen zustande kommt.

3.

Ich wage nun meinerseits einen Versuch zur Lösung dieser
beiden Grundprobleme der physiologischen und subjektiven
Psychologie der Beurteilung des Lesers zu unterbreiten. Ich
versuche ein Gesetz festzustellen, welches sowohl den Bewuſstseins-
wie den Bewegungsverlauf bestimmt. Beide, denn dieses Gesetz kann einerseits psychologisch, auf das Bewuſstsein bezüglich formulirt werden, andererseits aber auch physisch-materiell

als ein mechanisches Gesetz der Verknüpfung von Reizen mit neuralen und Muskelbewegungen.

In den nächsten Abschnitten will ich nur den Bewegungsverlauf, d. h. die mechanisch-materielle Seite dieses vorzutragenden Gesetzes in Betracht ziehen und dann erst den Bewuſstseinsverlauf d. h. die subjektiv-psychologische Seite desselben behandeln. Und bevor ich das festzustellende Gesetz entwickeln würde, halte ich es für angezeigt, erst das Prinzip darzulegen, welches zu demselben führt.

Erster Teil.

Das Grundgesetz des neuro-extraneuralen Bewegungsverlaufes.

4.

Die oberflächlichste, alltägliche Beobachtung des Bewegungsverlaufes belehrt uns über eine Gesetzmäfsigkeit desselben,
darüber nämlich, dafs unsere Bewegungen im Grofsen und
Ganzen zweckmäfsig, d. h. solche sind, die Schmerzen beseitigen, Freuden schaffen, unsere Bedürfnisse befriedigen, das
Leben erhalten. Diese offenkundige, empirische Gesetzmäfsigkeit
wird aber heute bei der Forschung nach den tiefsten, mechanischen Gesetzen des Bewegungsverlaufes von der physiologischen
Psychologie nicht verwertet; sie wird kaum einer Konstatirung
gewürdigt.

Der Grund dieser Vernachlässigung läfst sich leicht einsehen.
Denn diese Gesetzmäfsigkeit besitzt zwar vom praktischen Gesichtspunkte, vom Gesichtspunkte unseres Wohls und Wehe aus
betrachtet, allerhöchste Wichtigkeit, doch will es scheinen, dafs
dieser Gesichtspunkt ganz unwissenschaftlich, dem wissenschaftlichen entgegengesetzt sei, hat doch die Wissenschaft ihre
gröfsten Fortschritte auf allen Gebieten augenscheinlich infolge
der Abstreifung jener praktischen Betrachtungsweise der Erscheinung und auf Grund praktisch ganz irrelevanter Begriffs-
bildungen und Einteilungen gemacht. Auch mufs es auf den
ersten Blick so scheinen, als würde zwischen jener alltäglichen
Gesetzmäfsigkeit und den durch die Wissenschaft festzustellenden
elementaren Gesetzen der Verknüpfung zwischen Reizen und
Bewegungen gar kein Zusammenhang sein. Wie sollte, so mufs
es auf den ersten Blick erscheinen, die Thatsache, dafs die Erweiterung der Pupille im Dunkeln behufs Wahrnehmung der
Dinge zweckmäfsig ist, die mechanische Ursache andeuten,
welche bewirkt, dafs die Abnahme des Lichtes eben jene Bewegung hervorruft? Allerdings wird jeder wirklich wissen-

schaftliche Denker das Zustandekommen zweckmäfsiger Bewegungen natürlichen Ursachen zuschreiben und es in letzter Reihe auf elementare Gesetze der Bewegung zurückführbar denken. Doch wird ihm der Mechanismus, welcher die Zweckmäfsigkeit der Bewegungen sichert, gewifs als so komplizirt erscheinen, dafs derselbe mit den primären, elementaren Gesetzen des neuro-muskularen Bewegungsverlaufes nichts gemein hat. Er wird als Ursache jener Zweckmäfsigkeit vielleicht die Entstehung günstiger Variationen und die natürliche Auslese bezeichnen, doch wird ihm die Einkleidung dieser Ursache, oder ähnlicher, in mechanische Formeln als eine erst in sehr ferner Zukunft lösbare Aufgabe erscheinen.

Der Verfasser dieser Zeilen nun ist entgegengesetzter Meinung, und die entgegengesetzte Annahme war das Prinzip, welches ihn zu dem darzulegenden Lösungsversuche des neuro-psychischen Grundproblems führte. Ich glaube, dafs jener empirischen, offenkundigen Gesetzmäfsigkeit der Bewegungen aller Lebewesen, welche in ihrer Zweckmäfsigkeit besteht und welche von den sogenannten Reflexbewegungen bis zu den verwickeltesten Handlungen die verschiedensten Arten der Bewegungen charakterisirt, ein allgemeines, einfaches mechanisches Gesetz des neuro-muskularen Bewegungsverlaufes zu Grunde liegen mufs. Und während die heutige physiologische Psychologie nach einem von der Zweckmäfsigkeit unabhängigen Gesetze der Folge spezieller Bewegungen auf spezielle Reize sucht und voraussetzt, dafs die zweckmäfsige Auswahl unter diesen Bewegungen im Laufe der Entwicklung erst später auf eine verwickelte Weise hinzukam, glaube ich, dafs jenes aufzufindende, der Zweckmäfsigkeit entsprechende, mechanische Gesetz **das primäre** Gesetz ist, welches die spezielle Folge gewisser Bewegungen auf gewisse Reize vom Anfang an beherrschte, und dafs es **kein anderes** Gesetz dieser speziellen Folge gibt. Wir sehen, dafs der Charakter der Zweckmäfsigkeit schon in den Bewegungen der niedrigsten Protisten vorhanden ist; ich behaupte nun, dafs dem, was wir in alltäglicher Sprache Zweckmäfsigkeit dieser Bewegungen nennen, ein einfaches, mechanisches Verhältnis entspricht, welches eben diese Bewegungen hervorruft, und dafs **kein anderes**, auf die Struktur des Wesens oder des beginnenden Nervensystems bezügliche oder wie sonst immer lautende Gesetz die Auslösung der Bewegungen bestimmt.

5.

In welcher Richtung müssen wir nun das mechanische Korrelativ der Zweckmäfsigkeit suchen?

Jede Bewegung, welche von irgend einem Reiz hervorgerufen wird, und sei sie die geringste, ein Stirnrunzeln z. B., wirkt wieder von aufsen, afferent, sensorisch auf das Nervensystem zurück. Jede Bewegung ist rückwirkend in Bezug auf das Nervensystem. Und die Arbeit, in welcher die auf einen Reiz erfolgende Ausführung einer Bewegung besteht, wird nicht nur durch die Masse und die Bewegung der betroffenen Organe gemessen, sondern auch durch diese rückwirkende Arbeit. Dafs diese, mit anderen Worten: der innere neurale Widerstand gegen die afferente, sensorische Rückwirkung der Bewegung auf das Nervensystem eine reale Thatsache ist, ergibt sich aus folgenden Erwägungen. Stellen wir uns vor, dafs wir mit tiefem Interesse beim Lesen sind, dafs also die Kräfte unseres Nervensystems entschieden jene neuralen Bewegungen aufrechterhalten, welche dem Lesen entsprechen, und denken wir uns, dafs ein Reiz, z. B. ein Ruf hinter unserem Rücken, uns veranlafst, die Augen von der Lektüre wegzuwenden. Es ist in diesem Falle klar, dafs die Arbeit, welche die Reizung zu verrichten hat, indem sie diese Bewegung hervorruft, nicht nur durch die Gröfse dieser extraneuralen Bewegung gemessen wird, sondern auch durch den Widerstand, welchen die schon vorhandene sensorische und ideatorische neurale Bewegung ihrer eigenen Aenderung durch die afferenten, sensorischen Rückwirkung der Augenbewegung entgegensetzt. Diese Aenderung der Bewegung in den sensorischen Nerven und in der Centralmasse des Nervensystems ist mit der Bewegung der Augenmuskeln unzertrennlich verbunden, und sie repräsentirt eine sehr grofse mechanische Arbeit, denn die frühere sensorische und ideatorische neurale Bewegung des Lesens war nicht etwas zufälliges, sie wurde von Kräften des Nervensystems herbeigeführt und unterhalten, welche, jeden anderen Bewegungszustand des Nervensystems ändernd, eben diese Bewegungen des Lesens forderten. Diesem Widerstand entspricht subjektiv der Widerwille, den wir gegen die Unterbrechung fühlen und infolge dessen wir dem Rufe möglicherweise nicht folgen. Es handelt sich hier nicht von dem Widerstande des Nervensystems gegen

die Versetzung in den Bewegungszustand, der jene geringfügige
äußere Bewegung hervorruft, sondern entschieden von dem
Widerstande gegen die neurale Rückwirkung jener Bewegung;
bei einer weniger interessanten Lektüre bewegen sich unsere Augen
ebenso wie bei einer interessanteren und doch ist der Widerwille
gegen die Aenderung der Bewegung im ersteren Falle geringer als
im letzteren. Während wir bestrebt sind eine abschüssige Ebene
nicht hinunterzugleiten, erfährt die drückende Bewegung der
Füße auf die Ebene einen solchen Widerstand nicht; ihre
Wirkung ist der neuralen Bewegung, welche jenem Bestreben
entspricht, gleich gerichtet, sie unterstützt dieselbe. Wie gesagt,
übt aber jede, auch die geringfügigste, extraneurale Bewegung
eine afferente Rückwirkung auf das Nervensystem und dadurch
auf den ganzen Körper aus; eine Rückwirkung, welche von der
extraneuralen Bewegung unzertrennlich ist und mit ihr ein
Ganzes bildet. Denn jede extraneurale Bewegung erregt wieder
Prozesse in den sensorischen Nerven und in der Centralmasse
des Nervensystems; und sie verändert dadurch auch die vegetative
Lebensbewegung, den Blutumlauf, die Verdauung, die Herz-
thätigkeit, und diese Rückwirkungen beginnen gleich bei Beginn
der Bewegung. Die mechanische Arbeit, die in ihnen steckt, ist
oft unvergleichlich größer, als die, welche die sie initiirende
extraneurale Bewegung repräsentirt. Eine so geringfügige Bewegung, wie das Schließen der Augen, hat gleich bei ihrem Beginn einen ungeheuren mechanischen Widerstand zu besiegen,
indem sie gleich bei ihrem Beginn das Gesichtsfeld, den Anblick
der Geliebten, der zu essenden Speise u. s. w. aufzuheben anfängt, sie hat gegen die gewaltigen neuralen Kräfte anzukämpfen, welche zur sexuellen Thätigkeit, zur Ernährung u. s. w.
treiben und uns zwingen, die Augen offen auf den betreffenden
Gegenstand zu richten. Ebenso hat das Zurückziehen der kalten
Füße vom warmen Ofen einen Totalwiderstand zu besiegen, in
dem die mechanische Arbeit, welche in der bloßen Muskelbewegung liegt, verschwindend klein ist.

Ich glaube nun, daß wir bei der naturwissenschaftlichen,
mechanischen Erklärung der Thatsache, daß ein gewisser
Reiz eine gewisse Muskelbewegung hervorbringt, diese rückwirkende Arbeit der Bewegung, ihr Verhältnis zu den
augenblicklich stattfindenden inneren neuralen Bewegungen, ihre
Einwirkung auf dieselben als höchst wesentlich in Betracht

ziehen müssen. Dies hat die physiologische Psychologie bisher
unglücklicherweise stets unterlassen, und ich glaube, dafs dieser
Umstand es ist, welcher sie in der Auffindung der Gesetze des
neuromuskularen Bewegungsverlaufes zu gänzlicher Erfolglosig-
keit verdammte.

In ihren Forschungen, in ihren Experimenten über die Ursachen, welche die Auslösung einer Bewegung bestimmen, hat
die physiologische Psychologie bisher nur den Bewegungsverlauf verfolgt, welcher von gewissen sensorischen Nervenenden
durch die Centralmasse des Nervensystems zu gewissen motorischen Nerven und durch dieselben zu extraneuralen Organen
führt, nicht aber als ein damit im lebenden Körper untrennbares
Element, auch die neurale Bewegung, welche in Folge jener
extraneuralen Bewegung wieder in den sensorischen Nerven
hervorgerufen wird, während doch, wie wir sahen, der Widerstand
gegen diesen Teil des Bewegungsverlaufes unbedingt ein grofser
Faktor dessen ist, ob eine extraneurale Bewegung zustandekomme oder nicht. Obwohl es doch ganz offenbar ist, dafs wir
unsere durch Bewufstsein vermittelten, vernünftigen Handlungen
auf Grund der Kenntnis von ihren Wirkungen auswählen,
hat die physiologische Psychologie beim Studium der einfachen
zweckmäfsigen, sogen. Reflexbewegungen die ihnen eigentümlichen Rückwirkungen ganz aufser acht gelassen, als hätten sie
gar keinen Einflufs auf die Auslösung der Bewegung.

Nach aller bisherigen physiologischen Psychologie zeigt
Fig. 1 das Schema alles neuro-psychischen Lebens, wobei S
(Sensatio) den Einfallspunkt des Reizes, C die Centralmasse des

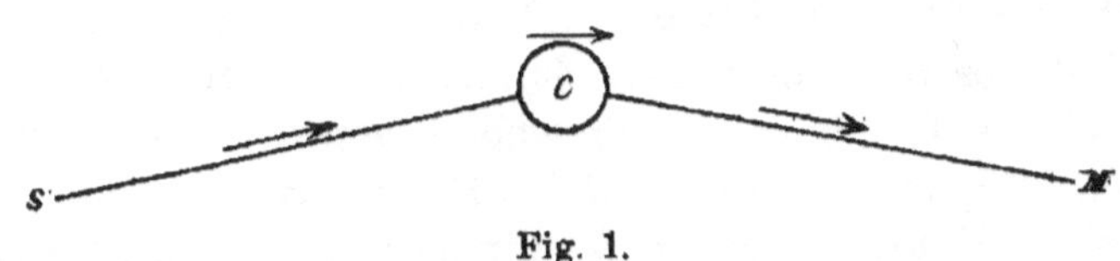

Fig. 1.

Nervensystems, M die in Bewegung versetzten Muskeln bedeutet.
Nach unserer Meinung zeigt Fig. 2 das Schema alles neuro-

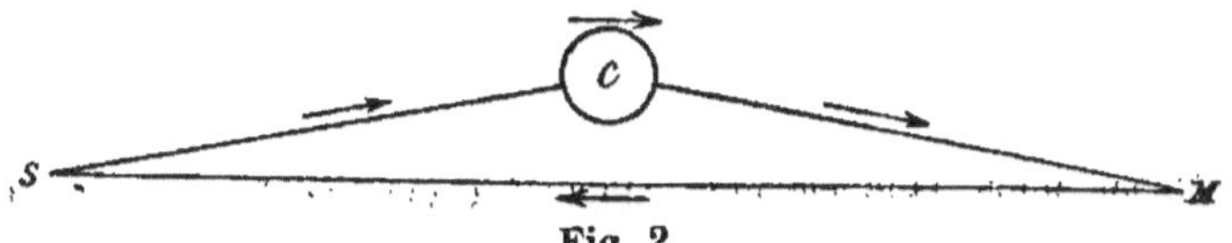

Fig. 2.

psychischen Lebens an, wobei die Linie MS die Rückwirkung der Muskelbewegung auf das Nervensystem bezeichnet.[1]

Seitdem die physiologische Psychologie den Begriff des Reflexbogens entdeckt hat, brütet sie hartnäckig über denselben, oder besser gesagt, sie brütet über die verschiedenen entdeckten Reflexbögen, die im Laufe des Lebens zum Vorschein kommen, und sie will ergründen, warum ein gewisser sensorischer Nerv mit einem gewissen motorischen Nerven einen solchen Bogen bildet. Sie sucht eine speziellere strukturelle Verbindung gewisser sensorischer Nervenelemente mit gewissen motorischen aufzufinden, eine engere Verbindung von Neuronen mit gewissen anderen Neuronen als mit den übrigen; vergebens, die emsigste histologische Arbeit am Laboratoriumtische will die Sache nicht aufklären, der Reflexbogen spricht und enträtselt sein Geheimnis nicht. Die ausdauerndste anatomisch-histologische Beobachtung der ganzen schematischen Struktur in Fig. 3 sagt nichts darüber

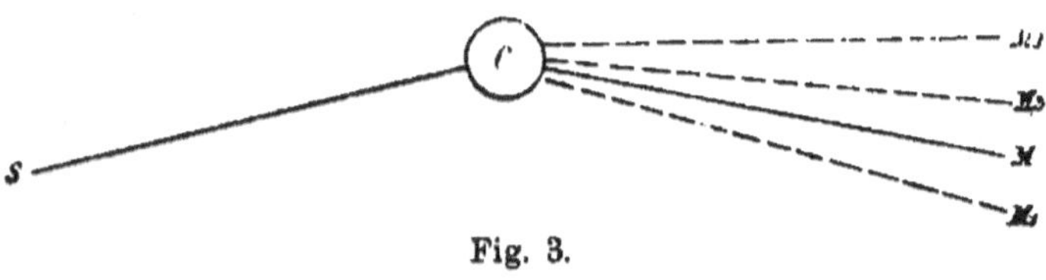

Fig. 3.

aus, warum der Reflexbogen von S nach M und nicht nach M_1, M_2 oder M_3 führt. Nach unserer Ansicht kann die fleifsigste Beobachtung des Reflexbogens und aller Reflexbögen insgesammt das Geheimnis nicht enthüllen, denn das Geheimnis liegt in der aufserhalb des Bogens sich befindenden, von der physiologischen Psychologie ignorirten Linie MS. Darin, dafs die Bewegung des Muskels M (Fig. 4) auf die Empfindung oder Reizeinwirkung S zurückwirkt, die Bewegungen der Muskeln M_1, M_2 und M_3 hingegen andere durch die Linien S_1, S_2, S_3 symbolisirte Rückwirkungen auf das Nervensystem ausüben, liegt die mechanische Erklärung dessen, dafs der Reiz S den Muskel M in Bewegung

---

[1] Ueber einen naheliegenden Einwurf gegen Fig 2 und 4 s. u. die Anmerkung zu Abschn. 17.

setzt. Auch der vielgequälte enthauptete Frosch zeigt dies an, wenn er, am rechtseitigen Beine festgehalten, die Säure von

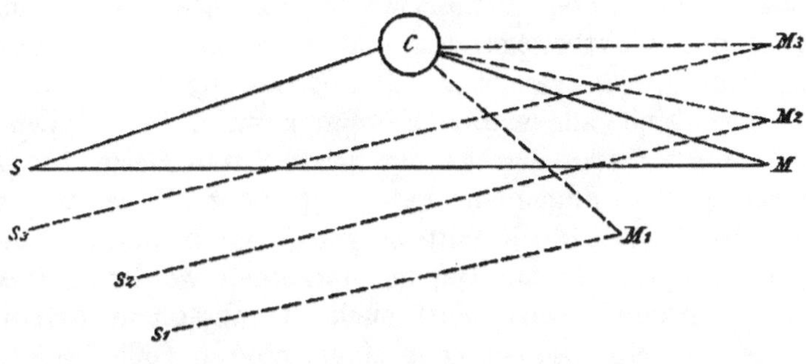

Fig. 4.

der rechten Seite des Rumpfes mit dem linken Beine abstreift, wenn es ihm also nur daran gelegen zu sein scheint, daſs die zweckmäſsige Rückwirkung zustande komme, und wenn er erst durch Strychnin in seinen normalen neuralen Kräften verwirrt aufhört zweckmäſsig rückwirkende Bewegungen auszuführen und sich mit austobenden begnügt. Doch seine stumme Rede wird nicht verstanden. Sie sagt aus: Das Schema alles neuro-psychologischen Lebens ist nicht ein Bogen, sondern ein Kreis. Erst durch diese kreisförmige Rückwirkung der Bewegung entsteht statt blos austobender Bewegung ein neuro-psychisches Leben. Und damit dieses Leben begriffen werde, muſs statt nach einem Gesetze des neuro-muskularen Bewegungsverlaufes, wie es die heutige Physiologie sucht, nach einem Gesetze des neuro-muskular-neuralen Bewegungsverlaufes geforscht werden. Dies ist das Prinzip, welches wir befolgen, und es soll von uns das neuro-muskular-neurale Prinzip oder das Prinzip der Rückwirkung oder der rückwirkenden Arbeit genannt werden.

6.

Bevor wir aber mit Hilfe dieses Prinzips die Lösung unseres Problems versuchten, ist es erwünscht die zu erklärenden erfahrungsgemäſsen Thatsachen des Bewegungsverlaufes selbst genauer ins Auge zu fassen.

Unser Problem besteht in der Frage, warum gewisse Reize eben zu gewissen Bewegungen führen, wobei wir unter den, verschiedenen Reizen eigentümlichen, Bewegungen so die einfachsten, sogenannten Reflexbewegungen, wie die zusammengesetzteren Instinktbewegungen und auch die zusammengesetztesten Handlungen verstehen. Die Erfahrung lehrt nun, daſs jeder Reiz eine allgemeine Bewegung in allen Teilen des Körpers hervorruft. Betreffs der schwächsten Reize, bei deren Einwirkung diese allgemeine Bewegung nicht fühlbar und sichtbar ist, ist dieselbe doch mittelst geeigneter Apparate von verschiedenen Forschern zur Genüge dargethan worden. Hinsichtlich der stärkeren Reize lehrt auch die alltägliche Erfahrung, daſs dieselben eine Bewegung in einem groſsen Teile des Körpers und bei genügender Stärke im ganzen Körper hervorrufen; daſs diese allgemeine Bewegung bei sehr verschiedenen Reizen sehr ähnlich und also der Qualität der letzteren sehr wenig angepaſst ist; daſs endlich in dieser allgemeinen Bewegung ein zweckmäſsiger Charakter nicht zu erkennen ist und sie daher höchstwahrscheinlich als unnütz bezeichnet werden kann. Endlich zeigt auch die Erfahrung, daſs starke, schmerzliche Einwirkungen nicht nur unnütze, sondern offenbar schädliche Bewegungen — Beben, Herzklopfen, Durchfall, Ohnmacht u. s. w., u. s. w. — hervorrufen und daſs in solchen Fällen eben die zweckmäſsigen Bewegungen oft ausbleiben.

Wie lautet nun angesichts dieser Thatsachen der allgemeinen Bewegung unser Problem? Worin besteht, wenn alle Reize eine allgemeine, ziemlich ähnliche, höchstens nur der Stärke der Einwirkung angepaſste Bewegung erzeugen, die spezielle Folge gewisser Bewegungen auf gewisse Reize? Die Antwort auf diese Frage lautet folgendermaſsen.

Während die schwächsten Reize nur eine sehr schwache, für die gewöhnliche Beobachtung unmerkliche, allgemeine Bewegung erzeugen, lösen auch sie — wenn sie daran durch die Einwirkung anderer Reize nicht verhindert werden — eine starke, deutlich sichtbare, entschiedene, spezielle und zweckmäſsige Bewegung gewisser Muskeln aus. So folgt auf einen wie schwachen Lichtreiz immer — der nur eine latente allgemeine Innervation im Gefolge hat — eine Bewegung der Pupille, der Augenmuskeln, der Linse; so folgen auf ein wie schwaches Geräusch immer Bewegungen des Aufhorchens u. s. w. Auch bei den niedrigsten

Tieren ist im Gefolge eines schwachen Reizes nur eine lokale
Bewegung sichtbar und der Reiz muſs anhaltend sein oder verstärkt werden, damit eine allgemeinere Kontraktion eintrete. Es
findet daher schon bei den schwächsten Reizen innerhalb einer
schwachen allgemeinen Bewegung eine s t ä r k e r e, zweckmäſsige,
spezielle Bewegung statt und diese zu erklären ist unsere Aufgabe. Bei stärkeren Einwirkungen, welche eine allgemeine unnütze Bewegung hervorrufen, fehlt nie eine sofortige spezielle,
zweckmäſsige Bewegung (wenn eine solche überhaupt möglich ist),
welche sich durch ihre Qualität deutlich von der, vielen Reizen
gemeinsamen, allgemeinen Bewegung unterscheidet. Auch diese
zu erklären gehört zu unserem Vorhaben. Des weiteren wissen
wir, daſs auch in betreff der unnützen Bewegungen eine
Spezialisation nach der Qualität des Reizes vorhanden ist und
auch diese soll erklärt werden. Endlich kann als negative Seite
unseres Problems die Frage bezeichnet werden, warum bei starken,
schmerzlichen Reizen zweckwidrige Bewegungen auftreten und
die zweckmäſsigen oft ausbleiben.

Diese Beschreibung der erfahrungsgemäſsen Thatsachen des
Bewegungsverlaufes ist keineswegs ausführlich und in derselben
sind sogar sehr wichtige Details verschwiegen worden. So zeigt
es sich schon z. B. bei sehr oberflächlicher und noch deutlicher
bei eingehender Beobachtung, daſs die Bewegungen bei lustbetonten Einwirkungen in einem gewissen Sinne eben entgegengesetzt verlaufen wie bei schmerzlichen. Doch wollen wir diese,
übrigens sehr wichtigen, Details erst im Zusammenhang mit
unserer Theorie derselben besprechen. Hier genügt die obige
Beschreibung.

7.

Wir b e g i n n e n nun unseren Lösungsversuch. Wir gehen
von der Annahme aus, daſs die von welchen Reizen immer erweckte Bewegungsenergie unterschiedlos allen Teilen des Körpers
zuströmt. Dazu berechtigen uns die im vorigen Abschnitt dargelegten Thatsachen und dazu würde uns auch in Ermangelung
derselben der Umstand berechtigen, daſs bisher keine spezielle
Verknüpfung gewisser sensorischer Nerven mit gewissen motorischen festgestellt ist.

Wir fragen nun zunächst: Können wir uns Ursachen vorstellen, welche bewirken, daſs bei einer solchen gleichmäſsigen

Zuströmung von Bewegungsenergie gewisse bewegliche, kontraktile
Gebilde stärker in Bewegung geraten als andere? Solche Ursachen ausfindig zu machen ist nicht schwer. Als solche könnte
die verschiedene Masse verschiedener Bewegungsorgane, wie
auch ihre verschiedene Entfernung von dem Erzeugungsorte
der Energie, der Centralmasse des Nervensystems bezeichnet
werden. Und vielleicht auch andere. Doch ist es gewiſs, daſs
es nicht solche in den beweglichen Organen als Lasten liegenden
Eigenschaften sind, welche jene Auswahl bestimmen, da ja ein
erfahrungsgemäſser Charakterzug jener Auswahl die Zweckmäſsigkeit unabhängig von solchen Umständen ist. Wir wollen
eben deshalb von diesen äuſseren Umständen absehen und der
Einfachheit halber alle beweglichen Organe als an und für sich
gleich schwer beweglich betrachten.

Bietet nun unser Prinzip der rückwirkenden Arbeit
eine Erklärung jener Auswahl? So scheint es uns. Wie wir
wissen, besagt jenes Prinzip folgendes: Jede Muskelbewegung
(jede auſserhalb des Nervensystems stattfindende Bewegung) erzeugt wieder im Nervensystem eine Bewegung, und die Arbeit,
in welcher eine Muskelbewegung besteht, wird nicht nur durch
die Bewegungsgröſse des äuſseren Organes, sondern auch durch
diese intraneurale Rückwirkung gemessen.

Gesetzt nun, daſs, während die durch einen Reiz erweckte
Bewegungsenergie allen Organen zuströmt, im Nervensystem eine
gewisse Bewegung vor sich geht — gesetzt, daſs schon die beginnende Bewegung der Organe eine Rückwirkung auf die im
Nervensystem stattfindende Bewegung ausübt — gesetzt, daſs
unter den Organen solche sind, deren Rückwirkung jener
neuralen Bewegung gleich gerichtet ist, dieselbe unterstützt,
andere, deren Rückwirkung jener neuralen Bewegung im geringen Maſse widerstreitet, und endlich solche, deren Rückwirkung jener neuralen Bewegung in bedeutendem Maſse widerstreitet: so werden die ersteren Organe in betreff des Zustandekommens ihrer Bewegung einen Vorzug über die zweiten, die
zweiten über die dritten genieſsen — die ersteren werden früher
in stärkere Bewegung geraten, als die zweiten, diese früher, als
die dritten — und wenn der Reiz schwach ist und rasch aufhören sollte, werden überhaupt blos die ersteren, oder blos die
ersten zwei Klassen in sichtbare Bewegung geraten, während die
den anderen zugeführte Energie nur molekulare Bewegungen

hervorrufen wird. Kurz zusammengefaſst: der verschiedene neurale Widerstand gegen die Rückwirkung verschiedener Organe bestimmt die bevorzugende Auswahl der Bewegung gewisser Organe gegenüber der Bewegung anderer.

Dieses Ergebnis setzt übrigens nicht unbedingt voraus, daſs die von einem Reiz erweckte Energie allen Organen zuströmt. Möge sie auch nur einer geringeren Zahl derselben zuströmen, jedenfalls bleibt es wahr, daſs unter diesen diejenigen Organe, deren Rückwirkung der augenblicklichen neuralen Bewegung gleichgerichtet, bezw. in geringem Maſse entgegengerichtet ist, den soeben gekennzeichneten Vorzug genieſsen werden. — Auch muſs zu Obigem hinzugefügt werden, daſs in jedem einzelnen Organe die demselben zugeführte Energie von den dem Organe eigentümlichen Bewegungen leichter diejenigen auslösen wird, deren Rückwirkung der schon vorhandenen neuralen Bewegung gleichgerichtet, oder in geringem Maſse entgegengerichtet ist, als diejenige Bewegungsarten, deren Rückwirkung derselben in groſsem Maſse widerstreiten. Aus dem Prinzip der rückwirkenden Arbeit folgt die Bevorzugung gewisser spezieller Bewegungen gewisser Organe gegenüber allen anderen Bewegungen dieser und anderer Organe.

Hier nun ist der primitive Keim einer Theorie der Spezialisirung der Bewegung. Vorderhand muſs es noch als ganz problematisch erscheinen, wie auf diesem Wege die verschiedenen Erscheinungen dieser Spezialisirung erklärt werden könnten. Besonders muſs dies darum als sehr fraglich erscheinen, da die stärksten Rückwirkungen der äuſseren Bewegungen erst nach vollkommener Ausführung derselben eintreten und daher jene Theorie, soweit sie bisher dargestellt ist, scheinbar höchstens das Festhalten und Fallenlassen gewisser schon ausgeführter Bewegungen, nicht aber ihr früheres und stärkeres, bezw. späteres und schwächeres Zustandekommen erklären kann. Dennoch halten wir an unserer Behauptung fest, daſs dies der Keim einer Erklärung aller Spezialisirung der äuſseren Bewegung ist und hoffen dies des weiteren darthun zu können.

Vorläufig wollen wir schon diesen Keim durch folgende zwei Erwägungen der Geduld des Lesers empfehlen. Erstens birgt dieser Keim offenbar ein Prinzip, das wir biegsam nennen können, das nämlich nicht die starre Folge gewisser Bewegungen in gewissen Fällen fordert, das also solche Erscheinungen erklären kann, wie daſs ein enthaupteter Frosch, wenn er an gewissen zweckmäſsigen Bewegungen verhindert ist, andere ausführt, oder daſs ein Mensch gewisse ganz ungewohnte Bewegungen vollzieht, sobald dieselben ihm als zweckmäſsig erscheinen. Jener Keim birgt ein Prinzip, welches im Gegensatz zu der Annahme starrer struktureller Verbindungen oder bestimmter abgeschliffener Bahnen mehr dem Begriffe der zweckmäſsigen Auswahl zu entsprechen scheint. Zweitens scheint die Dreiteilung der Bewegungen in den neuralen Bewegungen gleich gerichtete (dieselben unterstützende), ihnen wenig und bedeutend widerstreitende mit der empirischen Dreiteilung der Bewegungen in zweckmäſsige, unnütze und zweckwidrige übereinzustimmen und es erklärlich zu machen, daſs bei gröſserer Stärke eines Reizes trotz des Widerstandes des Nervensystems auch die letzteren zwei Klassen entstehen.

8.

Auch wollen wir, bevor wir diesen Keim weiter entwickeln, schon in Bezug auf diesen selbst darlegen, in welchem Verhältnis derselbe zu den zur Erklärung der Spezialisirung der Bewegung von Anderen angewandten, gangbaren und im 1. Abschnitt angeführten Prinzipien steht.

Wir sagten dort, das beste gangbare Prinzip sei unseres Erachtens dasjenige, daſs die Bewegung in der Richtung des geringsten Widerstandes erfolge. Wir setzten aber an dieser Theorie aus, daſs sie nicht erkläre, warum eben gewisse Bewegungen einen geringeren Widerstand als andere bieten. In der intraneuralen Rückwirkung der Bewegungen glauben wir nun eine Erklärung hierfür gegeben zu haben.

Wir gedachten einer zweiten Theorie, nach welcher die Spezialisirung aus einer diffusen, allgemeinen Entladung sich herausdifferenzire, ohne daſs die Richtung dieser Differenziation erklärt würde. Auch wir nehmen diese diffuse, allgemeine Innervation an, geben aber eine Erklärung dieser Differenziation.

Wir erwähnten der Theorie, nach welcher die höheren Handlungen infolge von Erfahrung erlernt würden. Dies kann gewiſs nicht bezweifelt werden, doch bemängelten wir an dieser Theorie, daſs sie keine naturwissenschaftliche, mechanische Deutung von „Erfahrung" gibt und daſs sie nicht erklärt, warum

die Erfahrung der freudigen, bezw. schmerzlichen Wirkungen
der Bewegungen für die Auswahl derselben ausschlaggebend
seien. Sollte sich nun herausstellen, daſs diese Wirkungen in
den unterstützenden, bezw. widerstreitenden Rückwirkungen auf
die vorhandene neurale Bewegung bestehen, so sind die Mängel
dieser Theorie beseitigt. Meistens wird als mechanisches Korrelativ der „Erfahrung" die „Gangbarmachung" oder „Ab-
stimmung" gewisser Bahnen durch Wiederholung der Bewegungen
bezeichnet. Es ist aber offenbar, daſs nicht die Wiederholung,
daſs vielmehr schon die einmalige Erfahrung der freudigen,
bezw. schmerzlichen Wirkung einer Bewegung ausschlaggebend
ist. Dieser Thatsache kann nur unsere Theorie gerecht werden.

So scheint das Prinzip der Rückwirkung die Schwierigkeiten
aller gangbaren Erklärungsversuche aufheben zu können.

9.

Doch schreiten wir zur Entwicklung des von uns vorgelegten
Keimes einer Theorie.

„Findet", so könnte gefragt werden, „während die von einem
Reiz erzeugte Bewegungsenergie allen Organen des Körpers zuströmt, im Nervensystem immer eine Bewegung statt (die nach
unserer Ansicht mittelst ihres Widerstandes die Auswahl der
äuſseren Bewegungen bestimmen würde)?" Daran kann nun
nicht gezweifelt werden. Wohl ist es möglich, daſs alle unsere
übrigen Ausführungen falsch seien; soviel aber ist gewiſs. Solange im Organismus eine Spur von Leben vorhanden ist, solange
der Mensch einen Atemzug thut, müssen im Nervensystem sich
diejenigen Bewegungen vollziehen, welche jene extraneuralen
Lebensbewegungen auslösen.

„Doch können wir von den während einer Reizung verlaufenden neuralen Bewegungen heute etwas Näheres aussagen,
um darauf eine Theorie der Bewegungsspezialisation aufbauen zu
können?" so könnte der Frager fortfahren. Und ferner: „Tritt
nicht bei verschiedenen Gelegenheiten derselbe Reiz zu sehr verschiedenen Reizen und daher die von ihm erzeugte neurale Bewegung zu sehr verschiedenen Bewegungen hinzu, und wie wäre
es hierbei zu erklären, daſs derselbe Reiz bei verschiedenen
Gelegenheiten immer ähnliche spezielle äuſsere Bewegungen hervorruft?" Auf diese Fragen antworten wir folgendermaſsen.
Wir können über die, während einer Reizung stattfindenden,

neuralen Bewegungen etwas sehr Bestimmtes aussprechen; auch sind nicht nur die in verschiedenen Fällen derselben Reizung vor sich gehenden neuralen Bewegungen nicht verschieden, sondern die im Nervensystem ablaufenden Bewegungen haben selbst bei den verschiedensten Reizungen immer denselben Charakter. Wie wagen wir trotz des stets wechselnden Bewußtseins dies zu behaupten?

Möge der Organismus in welchen Umständen immer sich befinden, möge der Mensch in strengste Arbeit vertieft sein oder der Ruhe pflegen, möge er schwimmend, in höchster Aufregung gegen den Wassertod kämpfen, oder der himmlischen Musik Mozart's lauschen, möge er auf der Bühne das Schauspiel verfolgen, oder auf dem Operationstische angegürtet liegen, schlafe oder wache er — solange das Leben, das vegetative Leben vorhanden ist, jenes Leben, dessen Vorsichgehen so die gemeine Sprache, wie die Wissenschaft als Dasein von Leben und dessen Aufhören sie als Tod bezeichnet, während alle anderen Bewegungen neben diesem als zum Begriff des Lebens unwesentlich betrachtet werden; solange das Herz schlägt, das Blut kreist, frische Luft eingeatmet und schlechte verausgabt wird; solange dieses tiefe, stumme, allem Bewußtsein vorangehende Leben nicht aufhört — müssen auch im Nervensystem unbedingt jene Bewegungen vor sich gehen, welche jene außerneuralen Bewegungen auslösen. Anders ausgedrückt: mögen die auf den Körper in einem Zeitpunkte einwirkenden Ursachen jenes Leben wie immer beeinträchtigen, mögen die auf das Nervensystem einwirkenden Reize welche neurale Bewegungen immer verursachen, **immer** muß — wenn und solange die Beeinträchtigung das Leben überhaupt nicht aufhebt, und bevor noch eine zweckmäßige Hilfsbewegung eintritt — die nach der Beeinträchtigung resultirende Bewegung, **die Bewegungsresultante** des Nervensystems auf (und nicht gegen) den Fortlauf jenes Lebens gerichtet sein, sie muß von derselben Richtung (und nicht gegen die) sein, welche die neuralen Bewegungen ohne jene Beeinträchtigung hätten.

Dies ist nun jenes Bestimmte, welches wir über die im Nervensystem stattfindenden Bewegungen auf Grund der wahrnehmbaren Bewegungen des Organismus aussagen können, und darum können wir behaupten, daß die im Nervensystem stattfindenden Bewegungen im ganzen Laufe und unter allen

Umständen des Lebens und trotz allem Wechsel der Reize und des Bewufstseins stets denselben Charakter besitzen. Es ist leicht das physische Korrelativ der mannigfaltigen Bewufstseinszustände als verschiedenartige und verschieden grofse Störungen, Förderungen und Restituirungen jener steten neuralen Bewegung aufzufassen und dabei zu begreifen, dafs die Bewegungsresultante des Nervensystems während dieser Störungen, Förderungen und Restituirungen immer gleich gerichtet ist. Und dies scheint erhoffen zu lassen, dafs sich unsere Theorie sehr einfach wird gestalten können. Denn offenbar kann in jedem Falle für die weiteren Wirkungen des Nervensystems nur diese Resultante ausschlaggebend sein. Wir können das Leben durch den Lauf eines Flusses symbolisiren. Dieses Symbol empfiehlt sich aus verschiedenen Gründen, besonders auch, weil im Flusse ebenso wie in den lebenden Körpern immer wechselnder Stoff dieselben Bewegungen ausführt. Die Bewegungsresultante eines Flusses bleibt nun, solange er nicht vollkommen gestaut, oder sogar zurückgetrieben wird, immer dieselbe — mögen verschiedene Einwirkungen und Widerstände welche Kräuselungen oder Hemmungen immer erzeugen — und seinen weiteren Lauf und seine äufseren Wirkungen nach den Kräuselungen und Hemmungen bestimmt immer diese Resultante.

Wir werden diese während des Lebens in ihrer Richtung nie, nur in ihrer Gröfse wechselnde Bewegungsresultante des Nervensystems im folgenden als die stete Bewegung oder Bewegungsresultante des Nervensystems bezeichnen im Gegensatze zu allen anderen, temporären, neuralen Bewegungen, welche auf die Gröfse derselben einwirken. Es gilt nun noch auszusprechen, dafs diese stete Bewegung des Nevensystems und die dadurch erzeugte stete Lebensbewegung des Organismus durch Einwirkung gewisser steter Reize unterhalten wird. Dieselben sind, soweit wir sie heute kennen, die mechanischen und chemischen Eigenschaften des Mediums (beim Menschen der Luft), die chemische Eigenschaft der im Körper befindlichen Nahrung, welche dort, solange das Leben anhalten soll, nie fehlen darf, die äufsere Wärme, welche, solange das Leben dauert, immer einen gewissen minimalen Grad besitzen mufs und eventuell durch Obdach, Heizung, Kleidung, Bettkleidung künstlich stetig erhalten wird, und die Gravitation. Diese Reize wechseln zwar alle insgesammt — die Gravitation mit eingeschlossen — in ihrer Stärke (und verursachen dadurch eine Aenderung der Gröfse der steten neuralen Bewegungsresultante), ihre Einwirkung mufs aber immer in einem gewissen Grade vorhanden sein, damit das Leben nicht aufhöre.

10.

Betrachten wir nun die temporären neuralen Bewegungen, welche temporären Reizen entspringen und welche gleichfalls die Gröfse der steten neuralen Bewegungsresultante verändern. Der in der heutigen Psychologie geschulte Leser wird sich unter diesem Titel vielleicht nur der durch äufsere temporäre — Tast-, Licht-, Schall- u. s. w. — Reize hervorgerufenen neuralen Bewegungen erinnern. Doch gibt es auch andere von absoluter Wichtigkeit, diejenigen, die durch innere, im Körper lagernde, autochthone Reize hervorgerufen werden. Und in richtiger Systematik müssen nach den steten Bewegungen diese, nicht jene ersteren, von aufsen hervorgerufenen, Gegenstand der Betrachtung sein.

Diese, aus inneren Reizen entspringenden temporären Bewegungen zerfallen in zwei Klassen: erstens in abnorme, wie die aus Abnützung, Erkrankung u. dgl. stammenden Gröfsenänderungen der steten Bewegungsresultante, zweitens in normale, welche aus der Periodizität des steten vegetativen Lebens selbst sich ergeben. Nachdem wir die ersteren erwähnt haben, wollen wir sie jetzt beiseite lassen und uns ganz der Betrachtung der letzteren widmen.

Zu diesen gehören vor allem diejenigen temporären neuralen Bewegungen, deren wahrgenommene Wirkungen wir als Wachsein, bezw. als Schlaf bezeichnen. Dafs diese Zustände durch gewisse neurale Bewegungen, Bewegungszustände verursacht werden, ergibt sich schon aus der Thatsache, dafs die beiden Zustände sich durch eine Verschiedenheit des Bewufstseins und der Bewegungen der Muskeln und anderer Organe bei Einwirkung derselben Reize unterscheiden. Dafs diese neuralen Bewegungen Folgen innerer Reize sind, geht daraus hervor, dafs beide Zustände, Schlaf wie Wachsein, bei Einwirkung derselben äufseren Reize möglich sind und dafs Wachsein gewifs ohne Einwirkung aller und jeder äufseren temporären Reize möglich ist. Unsere ersten Gedanken nach dem Aufwachen beziehen sich gewöhnlich nicht auf die uns umgebenden Gegenstände. Und wir beginnen das Wachsein mit streckenden und reckenden Bewegungen, welche augenscheinlich nicht durch äufsere Reize verursacht werden, ebenso wie auch die Tiere niederster Ordnung wahrnehmbare Bewegungen auch augenscheinlich unabhängig von äufseren Reizungen machen.

Diese temporären, neuralen Bewegungen des Wachseins und des Schlafes sind nun offenbar von absoluter Wichtigkeit für die Erklärung des neuro-psychischen Lebens. Die ganze Psychologie, jedenfalls die heutige, kann gewissermafsen als die Lehre von den Wirkungen der **äufseren** temporären Reize bezeichnet werden, während die Physiologie — mit Ausschlufs der physiologischen Psychologie — mehr die Lehre von den Wirkungen der steten und der **inneren** temporären Reize ist. Dieselben äufseren temporären Reize haben nun himmelweit verschiedene Wirkungen im Gefolge je nachdem sie den Organismus im wachenden oder schlafenden Zustande treffen. **Die von den äufseren temporären Reizen hervorgerufenen neuralen Bewegungen treten eben stets zu schon vorhandenen neuralen Bewegungen hinzu und die in ihrem Gefolge sich einstellenden Wirkungen können ohne Berücksichtigung dieser schon vorhandenen (physiologischen) Bewegungen nie und nimmer erklärt werden.**

Zu dem Gesagten mufs noch hinzugefügt werden, dafs die temporären neuralen Bewegungen inneren Ursprungs, die sich als **Frische** und **Müdigkeit** kundgeben, höchstwahrscheinlich ähnlicher Natur sind wie jene, welche das Wachsein und den Schlaf bedingen.

Eine andere Verschiedenheit des neuralen Bewegungszustandes bedeuten diejenigen, gleichfalls inneren Reizen entspringenden, temporären neuralen Bewegungen, deren wir durch die Gefühle des **Hungers** und **Durstes**, bezw. des **Sattseins** gewahr werden.

Endlich eine dritte Klasse temporärer neuraler Bewegungen inneren Ursprunges sind diejenigen, die zu temporären **Sekretionen** (fester, flüssiger und gasförmiger Stoffe) führen.

Wir kennen die physische (mechanische, chemische) Natur der inneren Reize, welche diese Bewegungen verursachen, nicht in dem Sinne, wie wir die physische Natur der äufseren Reize (Schallstöfse der Luft, Lichtstöfse, lösbare Stoffe u. s. w.) kennen.

Wir sind aber gewifs zur Annahme berechtigt, dafs die neuralen
Bewegungen des Wachseins im Gegensatz zu denen des Schlafes
durch das Vorhandensein einer gröfseren Menge derselben
neuralen Bewegungsenergie verursacht werden, die dazu dient,
das Bewufstsein im Gange zu halten und die temporären, wie
auch die steten äufseren Bewegungen der Muskeln und der
anderen Organe zu betreiben. Diese Annahme findet ihre Begründung in der Thatsache, dafs der wache Zustand im Vergleich zum Zustande des Schlafes durch. die Stetigkeit, Fülle
und Lebhaftigkeit des Bewufstseins und durch eine gröfsere Beweglichkeit bei Einwirkung derselben Reize charakterisirt wird
und dafs dem Bedürfnis nach Schlaf eine Abnahme in diesen
Beziehungen vorangeht. Diese Annahme findet aber ihre Rechtfertigung auch darin, dafs im wachen Zustand das Bedürfnis
nach Zerstreuung und Bewegung, also nach Verausgabung von
Energie, nie fehlt.

Mit Rücksicht hierauf können wir die temporären inneren
Reize, zwar nicht nach ihrer physischen Natur, sondern mit
Bezug auf die extraneuralen Bewegungen, die sie gewöhnlich
auslösen, in Ausgabe- oder vastatorische, in Herstellungs-
oder restitutorische und in Ausscheidungs- oder sekretorische Reize einteilen. Zu den ersteren gehören diejenigen,
die uns wach erhalten, und uns zur Arbeit, zum Spiel, zu ihret-
halber selbst ausgeführten Bewegungen, auf die Suche nach
ästhetischen und sexuellen Genüssen treiben; in die zweite
Klasse diejenigen, die uns zum Einschlafen, zum Ausruhen und
zur Ernährung veranlassen; in die dritte diejenigen, die die
Ausscheidungen zum Leben unbrauchbarer Stoffe im Gefolge
haben. Das Einwirken dieser Reize ist dasselbe, was die gemeine Sprache Bedürfnisse nennt, indem sie als solche Hunger,
Durst, das Bedürfnis nach Beschäftigung (Zerstreuung) und nach
Schlaf und Ruhe, nach Liebe (sexuelles Bedürfnis), die verschiedenen Ausscheidebedürfnisse und endlich das Bedürfnis
nach Wärme (Kleidung, Obdach) bezeichnet. Nach dem ge-
meinen Bewufstsein, nach der alltäglichen Erfahrung bestimmen — wenn wir voraussetzen, dafs Luft und Raum stets
vorhanden und nicht Gegenstände der Sorge und des Denkens
sind, und wenn wir das Bedürfnis nach Licht teils zum
Bedürfnis nach Zerstreuung rechnen, teils Licht blos als
Mittel zur Befriedigung von Bedürfnissen betrachten, obwohl es

gewifs auch direkt ein physiologisches Bedürfnis bildet — diese Bedürfnisse die Richtung alles psychischen Lebens, des Denkens und des Handelns, und unsere Auswahl der äufseren Eindrücke. Dieselbe Bedeutung haben aber auch die (im Eingange dieses Abschnittes erwähnten) abnormen Reize und neuralen Bewegungen, die Abnützungen und Erkrankungen des Körpers. Nebst den eben erwähnten Bedürfnissen ist auch noch die Furcht vor Erkrankung und Tod, der Wunsch, dafs das Leben überhaupt nicht aufhöre, für all unser Denken und Handeln bestimmend. Wohl drängen äufsere Reize auch ungesucht, ungewollt und ungewählt auf unser Nervensystem ein, doch bezieht sich nach der alltäglichen Auffassung all' unser psychisches Leben, all' unser Denken, Sinnen, Trachten und Handeln nur darauf, dafs nur solche äufsere Eindrücke uns treffen, die mit jenen unseren inneren Bedürfnissen übereinstimmen. In wissenschaftliche Sprache eingekleidet heifst dies: Die neurale Bewegungsresultante, welche durch das Einwirken äufserer Reize auf (nie fehlende) innere neurale Bewegungen zustande kommt, ist in ihrer Richtung stets durch das Ueberwiegen gewisser innerer neuraler Bewegungen bestimmt, welche die äufseren Reize stets antreffen.

11.

Wie wir oben sagten, folgen in richtiger Systematik auf die steten neuralen Bewegungen zuerst die temporären neuralen Bewegungen inneren Ursprunges und dann erst, in dritter Reihe, die durch äufsere temporäre Reize verursachten neuralen Bewegungen. Dies findet seine Begründung darin, dafs die ersteren aus [den steten neuralen Bewegungen selbst, unabhängig von anderen dazukommenden Agentien, entstehen. Eine Aufzählung und eingehende Beschreibung der äufseren temporären Reize ist nicht nötig, da diese aus den Werken der heutigen Psychologie zur Genüge bekannt sind.

12.

Es mufs aber schon hier ausgesprochen werden, dafs die heutige Psychologie, die physiologische ebenso wie die subjektive, der steten neuralen Bewegungen und der temporären inneren

Ursprunges beinahe ganz vergifst. Es ist geboten dies durch eine Detailirung klar festzustellen.

Dafs im Nervensystem ununterbrochen diejenigen neuralen Bewegungen stattfinden, welche unabhängig von allen temporär-psychischen Ereignissen das vegetative Leben, die vegetativen Lebensbewegungen in Betrieb erhalten, wird von der heutigen Psychologie ganz aufser Acht gelassen. Es werden vielmehr die Einwirkungen der äufseren temporären Reize so behandelt, als würden dieselben in einem Nervensystem Bewegungen hervor-rufen, in welchem von dieser Einwirkung abgesehen keine Lebensbewegungen, oder höchstens blos solche stattfänden, welche dem Vorhandensein von Erinnerungen (Vorstellungen, Gedanken) entsprechen.

Dafs das Wachsein durch einen von der Einwirkung aller äufseren Reize unabhängigen, speziellen Bewegungszustand des Nervensystems verursacht wird, kommt in der heutigen Psychologie auch nicht klar zum Ausdruck. Auch wird es nur von wenigen Psychologen (so z. B. BAIN, PREYER) ausgesprochen, dafs äufsere Bewegungen des Wachseins schon durch diese neu-ralen Bewegungen, ohne Zuthun irgend welcher temporärer äufserer Reize, erzeugt werden.

Hunger, Durst werden häufig nicht in der Lehre von den alles psychische Leben — Denken und Handeln — initiirenden Empfindungen und blos nebenbei erwähnt.

Der sekretorischen Bedürfnisse wird in der Psychologie ge-wöhnlich gar nicht gedacht.

Wir können all diese Versäumnisse der heutigen Psychologie auch in dem Ausspruche zusammenfassen, dafs dieselbe, und merkwürdigerweise nicht nur die subjektive, sondern auch die physiologische, das körperliche, physische Leben und die That-sache, dafs das psychische mit demselben im Zusammenhange und eine Episode desselben ist, beinahe ganz aufser Acht ge-lassen hat. Nicht als ob es heute irgend einen Psychologen gäbe, der diese Thatsache nicht wüfste; sie wird blos in der Psychologie nicht genügend vor Augen gehalten und verwertet. Nicht als ob irgend ein Psycholog heute einen vom materiellen Leben unabhängigen Geist und rein geistige Prozesse annähme; es wird nur ein Nervensystem oder Teile desselben ange-nommen, welche mit dem vegetativen Leben nichts zu thun haben und äufsere Sinneseindrücke von demselben unabhängig annehmen und verwerten. Ueberraschend wie diese Anschauungsweise einerseits ist, ist sie doch andererseits erklärlich. Sie ist überraschend, wenn wir sie mit unserer heutigen Auffassung vom Leben zusammenhalten; sie ist erklärlich, wenn wir bedenken, wie gering die Zeit ist, die uns von den Generationen trennt, welche das psychische Leben einem von allem Materiellen unabhängigen Geiste zuschrieben. Die heutige Betrachtungsweise des Nervensystems ist dieser spiritualistischen Anschauungsweise noch sehr verwandt. Ja, es zeigt sich sogar, eben im Zusammenhange mit einem bedeutenden Fortschritte der heutigen Psychologie, ein Rückschritt zu jener spiritualistischen und unwissenschaftlichen, die stete Korrelativität zwischen Bewuſstseins- und physischem Leben auſser Acht lassenden Anschauungsweise. Es ist ein groſser Fortschritt der neueren Psychologie erkannt zu haben, daſs das psychische Leben nicht — wie es die ältere assoziative, besonders die englische Psychologie annahm — darin besteht, daſs äuſsere Eindrücke, Empfindungen auf ein passives Subjekt einhageln, und daſs das Denken nicht durch eine bloſse Aufeinanderwirkung, durch bloſse Verbindungen und gegenseitige Hemmungen jener Eindrücke zustandekommt, daſs vielmehr jene Eindrücke immer schon eine aktive, auswählende, verbindende und hemmende Persönlichkeit vorfinden. Worin aber das Wesen dieser aktiven Persönlichkeit bestehe, ist bis heute nicht klargestellt. Sie wird eher meistens transzendent, als ein jenseits der Erscheinungen liegendes Agens sui generis angesehen. Wir glauben nun, daſs diese aktive Persönlichkeit, dieses aktive Subjekt nichts anderes ist, als die steten, von allen und jeden temporären Eindrücken unabhängigen und im Wechsel aller temporären Erlebnisse sich in ihrer Richtung gleichbleibenden, von den steten Reizen betriebenen, vegetativen Lebensbewegungen, und daſs diese auswählen, verbinden, hemmen und die Richtung des Denkens und Handelns bestimmen, und daſs es darum ein Grundfehler der heutigen Psychologie ist, dieser steten neuralen Bewegungen ganz vergessen und die psychische Wichtigkeit der temporären neuralen Bewegungen inneren Ursprunges nicht gehörig gewürdigt zu haben. In dieser Beziehung ist die alltägliche Auffassung des Denkens und Handelns (Abschn. 10, Ende) weiser.

Dies soll durch die weitere Ausführung unserer Theorie klargestellt werden.

13.

Es könnte zur Rechtfertigung der heutigen Psychologie vielleicht von Jemandem die Einsprache erhoben werden, daſs die steten neuralen Bewegungen und auch die temporären inneren Ursprunges in a n d e r e n Teilen des Nervensystems stattfinden, als die durch die äuſseren temporären Reize hervorgebrachten neuralen Bewegungen, und daſs also die letzteren von jenen unabhängig behandelt werden können. Ist diese Einsprache richtig, so ist durch dieselbe auch unsere Theorie gerichtet. Denn wir nehmen ja eine im Nervensystem als Ganzem vor sich gehende stete Bewegung an. Die Unrichtigkeit jener Einsprache ist aber nach unserer Meinung ganz zweifellos.

Denn kann es gedacht werden, daſs die von allen temporären Einflüssen unabhängige stete Lebensbewegung in irgend einem Teile des Nervensystems nicht ununterbrochen vor sich gehe, daſs in irgend einem Teile des Nervensystems eine von temporärer Reizung unabhängige Lebensbewegung fehle und eine zum Leben gehörige Bewegung erst mit einer solchen Reizung beginne? Gewiſs nicht. Den wachen Zustand begleitet ununterbrochen und von allen temporären Reizen unabhängig das Bewuſstsein des Daseins und die Empfindung der Innehabung aller Teile des Körpers, und dieses Bewuſstsein setzt eine Bewegung in allen Teilen des Nervensystems, selbst in den afferenten Nerven voraus.

Hunger, Durst und sekretorische Bedürfnisse werden empfunden, und beeinflussen sofort unser Denken und Handeln; sie müssen daher Bewegungen im ganzen Nervensystem sein.

Jede temporäre Bewuſstseinsänderung ruft — wie wir oben (Abschnitt 6) ausführten und wie durch Apparate genau bewiesen wurde — eine Bewegung im ganzen Organismus hervor. Auch dies bezeugt, daſs jede neurale Bewegung eine Bewegung des ganzen Nervensystems, ein über das ganze Nervensystem sich ergieſsender Bewegungsstrom oder eine solche Bewegungswelle ist.

Jene Einsprache ist daher nichtig und wir sind vollauf berechtigt aus der wahrnehmbaren, steten, sich in ihrer Richtung immer gleichen, Lebensbewegung auf eine stete, sich in ihrer Richtung gleiche neurale Bewegung oder Bewegungsresultante zu schlieſsen. Der Begriff einer solchen ist allerdings nicht von

einer solchen Klarheit, wie sie eine exakte Mechanik des Nervensystems, die heute noch unmöglich ist, für ihre Begriffe zu
fordern hätte. Dennoch ist dieser Begriff berechtigt; er kann
eine Thatsache ausdrücken und für weitere Folgerungen fruchtbar sein. Ebenso ist der Begriff der steten Bewegung oder Bewegungsresultante eines Flusses berechtigt; er entspricht einer
Thatsache und ist für weitere, höchst praktische Folgerungen
fruchtbar, obwohl die Bewegung eines Flusses in seinen verschiedenen Teilen höchst verschieden ist, die verschiedensten
Hemmungen und Beschleunigungen erfährt und von den verschiedensten Wellen gekreuzt wird. Ebenso ist der Begriff der
steten Bewegung oder Bewegungsresultante eines Fuhrwerkes
ein berechtigter, eine Thatsache ausdrückender und praktisch
höchst fruchtbarer Begriff, obgleich dieselbe mit jeder Steigung
und Senkung, ja mit jeder geringsten Unebenheit des Weges,
also fortwährend, Veränderungen erfährt und von den verschiedensten Schwingungen des Fahrzeuges gekreuzt wird. Und
ebenso ist endlich die stete Bewegung einer im Betriebe sich
befindenden komplizirten Maschine ein gerechtfertigter, eine
Thatsache aussprechender, und praktisch höchst fruchtbarer Begriff, wenn auch diese Bewegung infolge Verschiedenheit der
Oelung, Zerrungen der Riemen, verschiedener äufserer Eingriffe
fortwährend die verschiedensten Veränderungen erfährt.

14.

Doch wir kehren nach diesen teils kritischen, teils ab-
wehrenden Abweichungen zur weiteren Entwicklung unserer
Theorie zurück. Diese weitere Entwicklung besteht zunächst
in einer Verbindung des Prinzips der Rückwirkung mit dem
Prinzip der steten neuralen Bewegung. Jenes erstere Prinzip
besagt, wie wir wissen (Abschnitt 7), dafs, bei gleichmäfsiger Innervation aller Teile des Organismus infolge der Einwirkung eines
Reizes, diejenigen Bewegungen stärker und vor allen anderen
Bewegungen auftreten werden, deren neurale Rückwirkung auf
das Nervensystem der inneren neuralen Bewegung gleich gerichtet ist, diese unterstützt, während diejenigen in ihrer Ausführung zurückbleiben werden, die entgegengesetzten Sinnes sind
und in dem Mafse, in dem dies der Fall ist. Das zweite Prinzip
besagt, dafs die Bewegungsresultante des Nervensystems, solange
das Leben anhält, stets eine solche ist, welche die steten, vege-

tativen Lebensprozesse, das Leben im engeren Sinne erhält. Es
folgt nun aus der Zusammenwirkung dieser beiden Prinzipien,
dafs jeder Reiz mit besonderer Stärke und vor allen anderen
solche Bewegungen erzeugen wird, welche die Erhaltung des
Lebens, die stete vegetative Lebensbewegung unterstützen, derselben gleich gerichtet sind. Dies ist also eine Folge davon, dafs der Reiz die immer stattfindende vegetative neurale Lebensbewegung nicht aufhebt, sondern höchstens nur beeinträchtigt; hebt er sie auf, so ist das
Leben zu Ende und es tritt keine zweckmäfsige Reaktion mehr
ein. Die Thatsache, dafs ein Reiz eine zweckmäfsige Bewegung
auslöst, setzt also keine spezielle Struktur voraus, infolge deren
die Bewegung von gewissen sensorischen Nervenelementen leichter,
in gröfserem Mafse, oder sogar ausschliefslich zu gewissen Organen geführt würde; sie ist eine blofse funktionelle Erscheinung
inmitten der allgemeinen Leitung der Energie zu allen Organen.

15.

Hier haben wir nun eine einfache mechanische Erklärung
der Zweckmäfsigkeit der temporären Bewegungen organischer
Wesen, wie wir sie in Aussicht stellten. Wir fragen nun: In
welchem Mafse ist diese Erklärung fundamental, d. h. bis zu
welchen Anfängen erklärt sie die Entstehung solcher Bewegungen?
welche Art von Bewegung setzt sie schon als vorhanden voraus?
Antwort: Sie ist nicht an eine spezielle, etwa höhere, oder die
menschliche, Organisationsform gebunden, ja sie fordert nicht
einmal das Vorhandensein eines Nervensystems. Sie setzt blos
voraus, dafs, unabhängig von wechselnden, temporären Einwirkungen, die steten, sich ziemlich gleich bleibenden Bewegungen des Universums in einem gewissen Stoffe, dem organischen irgend eine, wie immer geartete, stete, sich ziemlich
gleich bleibende Bewegung unterhalten, die von jenen Einwirkungen nicht aufgehoben wird. Ist dies der Fall, und erwecken in dem organischen Stoffe (infolge in demselben ent-
haltener unaufgebrauchter Energie) temporäre Einwirkungen
Bewegungsimpulse in allen Richtungen, so werden diese Bewegungsimpulse in der Richtung, in welcher sie jener steten
Bewegung gleich gerichtet sind, unbedingt leichter Bewegung
hervorbringen, als in den Richtungen, welche jener steten Be-

wegung entgegengesetzt sind. In einem Stoffklumpen, welcher
in assimilirbaren Stoff eingebettet, einerseits solchen fortwährend
assimilirt und den assimilirten Stoff andererseits fortwährend
dissimilirt, werden alle temporären Einwirkungen am leichtesten
und stärksten solche Bewegungen hervorrufen, welche jener
assimilativen und dissimilativen Thätigkeit gleich gerichtet sind.
Alle Beeinträchtigungen jener steten Stoffwechselbewegungen
werden — um später Darzulegendes zu antizipiren — am
leichtesten und stärksten solche Bewegungen hervorrufen —
wenn solche überhaupt möglich sind —, durch welche jene Beeinträchtigungen aufgehoben werden; alle Einwirkungen, welche
jene stete Bewegung unterstützen, werden am leichtesten und
stärksten solche Bewegungen hervorrufen — wenn solche überhaupt möglich sind —, durch welche jene Einwirkungen noch
verstärkt werden. Unsere Theorie erklärt also, wenn sie überhaupt wahr ist, die Zweckmäfsigkeit der temporären Bewegungen
von den allerersten temporären Bewegungen angefangen, und
sie setzt nicht die Entstehung blos einzelner günstiger Variationen und den Prozefs der natürlichen Auslese voraus. Ja,
unsere Theorie führt sogar zu dem Schlusse, dafs das Vorhandensein der einfachsten steten vegetativen Lebensbewegung
primitivsten organischen Stoffes eine Kraft bildete, welche auch
das Zustandekommen jener komplizirten Struktur der steten,
vegetativen Lebensbewegung selbst erleichterte, die die höheren
Organismen charakterisirt. Das Vorhandensein einer einfachsten
steten Lebensbewegung war schon an und für sich eine Kraft,
welche dahin wirken mufste, dafs alle anderen und späteren
Bewegungen und strukturellen Komplikationen leichter in der
Richtung der Begünstigung jener ersten Bewegung, als in anderer entstanden. Natürlich setzt dies voraus, dafs die temporären Einwirkungen nicht immer solche waren, die jene stete
Bewegung sogleich vernichteten oder einen günstigen Ablauf der
Bewegung gar nicht zustande kommen liefsen. Jene Kraft
allein vermag die Vervollkommnung der organischen Wesen
nicht zu erklären; diese setzt vielmehr solche umgebende Kräfte
voraus, die sie ermöglichten. Aber auch den ungünstigsten Einwirkungen gegenüber war jene stete Lebensbewegung eine wider-
stehende Kraft.

16.

Die Wahrheit des im vorigen Abschnitte Gesagten wird uns klarer werden durch die Erkenntnis dessen, dafs die schon vorhandene Bewegung nicht nur in lebenden Wesen, sondern in jedem Stoffe es bestimmt, was für Bewegungen durch neue Einwirkungen hervorgebracht werden.

Die beste Analogie im Reiche anorganischer Systeme für das Verhalten lebender Wesen scheint mir auch hier ein Flufs zu liefern. Denken wir uns, dafs dem Ablauf eines solchen ein Hindernis, z. B. ein Damm, sich entgegenstellt. Der Flufs wird nun gegen denselben anprallen, doch werden dann auch starke Bewegungsimpulse des Flusses in Richtungen entstehen, in welchen früher keine oder keine so starke stattfanden, aufwärts, gegen den Lauf desselben und gegen die Ufer gerichtete. Der Flufs wird aber auch von den Ufern zurückgetrieben werden. Denken wir uns jedoch, dafs es eine Stelle des Ufers gibt, deren Bestürmung einen Angriff auch gegen den Damm bedeutet (infolge der Konstruktion desselben, weil derselbe z. B. dort befestigt ist), so dafs der gegen diesen Punkt gerichtete Bewegungsimpuls seine Arbeit mit der der ursprünglichen Bewegung verbindet, und wir sehen ein, dafs die gegen diesen Punkt gerichtete Bewegung leichter und rascher fortschreiten kann als die nach anderen Punkten des Ufers gerichteten Bewegungen und zuletzt zu einem Durchbruch des Dammes zu verhelfen vermag.

Dies ist eine spezielle Analogie für die Auswahl der temporären Bewegungen lebender Wesen, wenn unsere Theorie wahr ist. Doch bietet, wie gesagt, aller und jeder anorganische Stoff ähnliche Erscheinungen dar. So wird z. B. eine auf einen Körper gerichtete Stofskraft bei einem zu grofsen Verhältnis der Mafse jenes Körpers zu dieser Kraft keine Fortbewegung des Körpers bewirken; die durch die Kraft demselben mitgeteilte Bewegung wird rasch ihre Richtung wechseln und zu in allen Richtungen sich verbreitender Bewegung, Wärme, Schall u. s. w. werden. Besitzt jedoch der Körper schon eine Bewegung von genügender Gröfse in der Richtung der Kraft, so wird diese eine Zeit lang Bewegung in derselben Richtung hervorrufen, sie wird die Bewegung des Körpers beschleunigen oder ihn zur Bewegung verhelfen, wenn seine bisherige Bewegung noch nicht imstande

.war, ihn aus der Ruhe zu bringen. Die in dem Körper schon vorhandene Bewegung bestimmt daher, in welchen Richtungen eine hinzukommende neue Bewegung Wirkungen ausübe. So wird Wärme den Wasserteilchen, welche schon einen gewissen Grad Wärme besitzen, jene Art von Fortbewegung ermöglichen, welche wir Verdampfung nennen; Wasserteilchen hingegen, welche einen geringeren Grad von Wärme innehaben, wird die-.selbe Wärme jene Art von Bewegung verleihen, welche wir eine Steigerung der Wärme nennen. So wird das Hinzukommen periodischer Stöfse einen Körper, der schon Bewegungen von .demselben Rhythmus besitzt, in Schwingungen versetzen, während bei Mangel solcher ursprünglicher Bewegung dieselben periodischen Stöfse rasch in andere Bewegung übergehen werden. Ebenso wird das Verfahren, welches den Magnetismus eines schon magnetischen Körpers verstärkt, in einem anderen, welcher Magnetismus nicht besitzt, gar keine magnetische Kraft, sondern Bewegungen anderer Art (Wärme u. s. w.) erzeugen. Es herrscht also in der ganzen Natur das Gesetz, dafs die schon vorhandenen Bewegungen darüber mitbestimmen, was für Resultate neue Ein-wirkungen hervorbringen, darüber, wie lange Zeit und durch .wie grofsen Raum eine Bewegung ihre Richtung behält, darüber, ob Bewegungsimpulse sich „verwirklichen", eine dauernde Wirkung in ihrer ursprünglichen Richtung hervorbringen können .oder nicht. Es herrscht also in der ganzen Natur jene Zweck-mäfsigkeit zu Gunsten der schon vorhandenen Bewegungen, dafs .diese neu hinzukommende Bewegungen derselben Richtung länger in derselben Richtung erhalten und daher ihre dauernden und sichtbaren Wirkungen in dieser Richtung ermöglichen, .während Bewegungen anderer Richtung diese rasch wechseln und eine solche Wirkung nicht ausüben. Diese zweckmäfsige .Auswahl und Begünstigung seitens der schon vorhandenen Be-wegung ist eine einfache Folge jener Eigenschaft der Körper, die wir auch ihre Trägheit nennen, und dies gilt nach unserer Theorie auch von der Auswahl der Bewegungen lebender Wesen.

Irren wir hierin nicht, so liefs sich hiermit die Zweck-mäfsigkeit der temporären Bewegungen lebender Wesen auf eine allgemeine Gesetzmäfsigkeit der Natur zurückführen. Es wäre gewifs eine genauere Formulirung dieser Gesetzmäfsigkeit er-wünscht, als die wir soeben gegeben haben. Es scheint uns aber, dafs eine solche bei unseren bisherigen Begriffen über Mitteilung, Summirung, Hemmung und Ablenkung von Bewegung noch nicht möglich ist.

Herbert Spencer basirt seine Theorie der Entwicklung des Nervensystems und des Bewufstseins zu gröfstem Teil auf jene allgemeine Gesetzmäfsigkeit der Natur, dafs „wenn Bewegung in einer Richtung stattgefunden hat, dies den Widerstand für eine andermalige Bewegung in derselben Richtung vermindert". Die von uns oben dargelegte Gesetzmäfsigkeit der Natur, in der wir den letzten Grund für die Auswahl der temporären Bewegungen lebender Wesen sehen, mufs von diesem Spencer'schen Satze unterschieden werden. Sie besagt, dafs, wenn in einer Richtung Bewegung stattfindet, dies ein Grund ist, dafs eine neue Einwirkung durch eine längere Zeit und durch einen längeren Raum Bewegung in derselben Richtung hervorruft, als dies sonst der Fall wäre. Der Satz Herbert Spencer's kann nur den Konservatismus des Nervensystems und des geistigen Lebens, nicht aber die Anfänge und die Entwicklung desselben, die Entstehung neuer Gedanken und Bewegungen erklären, während die Gesetzmäfsigkeit der Natur, auf die wir hinwiesen, es erklärt, dafs vom Anfang an temporäre Einwirkungen vor allen anderen und mit besonderer Stärke die schon bestehende stete Lebensbewegung unterstützende neue Bewegungen hervorriefen und auch später immer neue Bewegungen solcher Natur hervorrufen. In der That weist Spencer behufs Erklärung der ersten zweckmäfsigen temporären Bewegungen auf andere Ursachen, einen Unterschied in der „Menge von Kraft oder Bewegung" in verschiedenen Teilen des Körpers und der daraus stammenden Spannung hin[1], zur Erklärung der Entwicklung aber auf die Veränderungen in der Umgebung, auf die Entwicklung des Universums hin.[2]

Wir werden später (im zweiten Teil unserer Arbeit) diese Erklärungen als unzutreffend erkennen.

17.

Nachdem wir in den letzten zwei Abschnitten bestrebt waren, die allgemeine Gültigkeit unserer Theorie für alle temporären Bewegungen lebender Wesen, von den primitivsten angefangen,

---

[1] S. unter anderem Pr. of Psychology, 2. ed., § 228.
[2] Pr. of Biology, §§ 143—170.

und ihren Einklang mit einem allgemeinen Bewegungsgesetze der Natur zu beweisen, wollen wir nun zum weiteren Aufbau dieser noch höchst unfertigen Theorie zurückkehren. Wir knüpfen hierbei an Abschnitt 14 an und bitten den Leser, diesen nochmals durchlesen zu wollen.

Wir kamen dort zu dem Ergebnis, daſs jeder Reiz, infolge des Prinzips der rückwirkenden Arbeit, d. h. infolge des Widerstandes der steten neuralen Bewegungsresultante, vor allen anderen Bewegungen und mit besonderer Stärke solche Bewegungen erzeugen wird, welche der steten neuralen Bewegungsresultante gleich gerichtet sind, dieselbe unterstützen. Es könnte nun gefragt werden: „Folgt nicht aus diesem Ergebnis, daſs alle Reize dieselben Bewegungen erzeugen müssen, da doch, so will es scheinen, dieselbe stete Bewegungsresultante immer durch dieselben Bewegungen wird unterstützt werden können?“ Und weiters: „Kann eben darum unsere Theorie das uns beschäftigende Problem lösen, warum verschiedene Reize verschiedene, gewisse Reize eben gewisse Bewegungen hervorrufen?“ Wir beantworten die erste dieser Fragen verneinend, die zweite bejahend.

Erzeugt ein temporärer Reiz seiner Natur und dem Bewegungszustande des Nervensystems zufolge, in welchem er es trifft, solche neurale Bewegungen, welche die stete Bewegungsresultante beeinträchtigen, so wird eine solche Bewegung diese unterstützen, welche die Einwirkung jenes Reizes beseitigt, und es wird daher vor allen anderen Bewegungen und mit besonderer Stärke eine solche Bewegung ausgelöst werden, wenn eine solche überhaupt möglich ist. Erzeugt aber ein temporärer Reiz seiner Natur und dem augenblicklichen Bewegungszustande des Nervensystems zufolge solche neurale Bewegungen, welche die stete neurale Bewegungsresultante unterstützen (indem sie gehemmt war, oder auch ohne dies, da eine Verstärkung derselben noch möglich ist), so wird eine solche Bewegung die stete Bewegungsresultante am besten unterstützen, welche die Einwirkung dieses Reizes noch bis zu einem Grade verstärkt, und es wird daher vor allen anderen Bewegungen eine solche ausgelöst werden, wenn eine solche überhaupt möglich ist.[1] Entsteht aber im ersteren Fall eine beseitigende Bewegung

---

[1] Eben darum zogen wir in Abschn. 5, Fig. 2 und 4, die Linie, welche

und wird dadurch die Einwirkung des beeinträchtigenden Reizes aufgehoben, so werden auch keine weiteren temporären Bewegungen entstehen; der Bewegungsprozeſs erreicht seinen Abschluſs. War der Reiz schwach, d. i. ein solcher, der nur wenig Bewegungsenergie erzeugte, so werden daher gar keine anderen Bewegungen, als die zweckmäſsige, die beseitigende, entstehen; war er aber stark und erzeugte er sofort, gleichzeitig mit der beseitigenden Bewegung, auch zwecklose Bewegungen, so werden doch diese nach der Vollführung der zweckmäſsigen Bewegung sofort aufhören. Im zweiten Falle aber, wo die zweckmäſsige Bewegung eine reizverstärkende ist, werden bei genügender Reizstärke die etwaigen Austobungsbewegungen weiterdauern.

18.

Schon die oberflächlichste Beobachtung der zweckmäſsigen temporären Bewegungen lebender Wesen lehrt, daſs diese insgesammt darauf ausgehen, die Einwirkung gewisser, die stete Lebensbewegung beeinträchtigender Reize, wie äuſserer Eindrücke, des Hungers, des Durstes, der Kälte, des Wachseins bei Müdigkeit u. s. w. zu b e s e i t i g e n, die Einwirkung anderer, die stete Lebensbewegung unterstützender Reize, äuſserer Eindrücke und innerer Bewegungen zu v e r s t ä r k e n, und daſs die spezielle Verknüpfung gewisser Bewegungen mit gewissen Reizen auf d i e s e r Grundlage beruht und nicht einem von dieser Grundlage u n a b h ä n g i g e n mechanischen Gesetze folgt. So werden z. B. im Laufe der Vervollkommnung weniger wirksame B e s e i t i g u n g s - oder V e r s t ä r k u n g s arten zu Gunsten wirksamerer aufgelassen. Dies nun ist mit unserer Theorie in vollem Einklange.

Es ist sehr zu verwundern, daſs die systematischen Darstellungen der Psychologie es nicht immer als fundamentalen Lehrsatz aussprechen, daſs alle zweckmäſsigen temporären Bewegungen der lebenden Wesen Beseitigungen lebensbeeinträchtigender und Verstärkungen lebensfördernder Reizwirkungen sind und nach diesen ihrer Wirkung gemäſs ausgewählt werden. Doch dies ist nicht nur ein überraschendes, sondern auch ein schäd-

---

die Rückwirkung der von einem Reiz thatsächlich ausgelösten Muskelbewegung bezeichnen sollte, von M zu S, dem Punkte, in welchem der Reiz auf das Nervensystem einwirkt, und nicht zu einem beliebigen Punkte im Sensorium.

liches Versäumnifs. Denn schon diese Verallgemeinerung macht
es offenbar, dafs jene, aller Auswahl von Bewegungen gemeinsame, beseitigende, bezw. verstärkende Wirkung auf irgend eine
Weise eine mechanische Ursache der Auslösung dieser so verschiedenen speziellen Bewegungen sein mufs, oder doch ein
Ausdruck derselben, und dafs diese allgemeine beseitigende, bezw.
verstärkende Wirkung ein gleiches Verhältnis jener Bewegungen
zu einer und derselben Kraft (der steten, im Wechsel aller
temporären Einflüsse bestehenden, vegetativen Lebensbewegung)
ausdrücken mufs.

Die heutige physiologische Psychologie schreibt die zweckmäfsigen Bewegungen ebenso wie die unnützen oder zweckwidrigen, wie z. B. die Reflexkrämpfe eines mit Strychnin ver-
gifteten Frosches, oder die Bewegungen eines vom Körper losge-
lösten und durch direkte Reizung des motorischen Nerven erregten
Muskels, einfach der Kraftentfaltung zu, welche die Reizung hervorruft und der Strömung dieser Kraft zu den bewegten Muskeln. Sie
thut dies, obwohl „geordnete Reflexe nur selten und schwierig durch
direkte Reizung der Nervenstämme“ und in der Regel nur durch
„ein ausgebreitetes Tastbild“[1] hervorgerufen werden. Doch kann
es wohl gedacht werden, dafs jener einfache Prozefs allein in einem
Falle, in dem Falle lebensfördernder Reize, merkwürdigerweise
just eine solche Bewegung und Koordination von Bewegungen
hervorrufe, welche die Reizeinwirkung stärken, in dem anderen,
in dem Falle lebensbeeinträchtigender Reize just solche Bewegungen, welche die Reizeinwirkung beseitigen? Wie wäre es
möglich im Bereiche dieses einfachen Prozesses zu erklären, dafs
ich bei einer mäfsigen Wärme des Ofens nähernde, bei einigen
Graden mehr entfernende Bewegungen der Hände ausführe?
Kann wohl innerhalb der blofsen Energie abgebenden und leitenden Struktur eine solche Einrichtung gedacht werden, durch
welche infolge der geringen Steigerung der Hitze eben eine solche
Veränderung der Bewegung zustande kommt, die jene entgegengesetzte Rückwirkung auf die Reizeinwirkung ausübt und bei
derselben Steigerung der Hitze nur betreffs dieser Rückwirkung
immer dieselbe bleibt, während es möglich ist, dafs ich die Hände
nach oben oder rechts oder links vom Ofen entferne?[2] Liegt

---

[1] HERMANN, Lehrb. d. Physiologie, 9. Aufl., S. 398.
[2] SPENCER will an verschiedenen Stellen seiner Principles of

es nicht nahe, statt dessen vorauszusetzen, daſs jene Reizung
und Kraftleitung noch nicht endgültig bestimme, welche Bewegungen ausgelöst werden sollen und daſs jene zweckmäſsige
Wirkung d a s V e r h ä l t n i s der Bewegungsantriebe verschiedener
Organe und der verschiedenen Bewegungsantriebe desselben Organes z u e i n e r z w e i t e n K r a f t bedeute, welche die Auslösung
der Bewegung kontrollirt, sie weiter bestimmt? Müssen wir nicht
unbedingt zu diesem Ergebnisse kommen, wenn wir in Betracht
ziehen, daſs im Laufe der Entwicklung dieselbe Steigerung der
Hitze statt einer entfernenden Bewegung andere und zwar so
verschiedene Bewegungen, wie ein Auslöschen des Feuers durch
Wasser, ein Zuschrauben der Luftheizung, ein Oeffnen der
Fenster, die Konstruktion eines neuen Ofens u. s. w. hervorrufen
kann? In all diesen Fällen ist ja die sensorische Reizung dieselbe, und doch kommt nicht die frühere entfernende Bewegung
zustande, welche angeblich durch die neurale Leitungsstructur
gegeben ist. Es ist gewiſs, daſs es in allen diesen Fällen psychisch
die Kenntnis der abkühlenden Wirkung dieser Bewegungen ist,
was die Auslösung derselben bestimmt, und es ist gewiſs, daſs
der Vorstellung der Verminderung der Hitze und der Vorstellung
der damit verbundenen Lust in all' diesen Fällen immer ein und
derselbe neurale Prozeſs entspricht. Dieser Prozeſs kann nicht
mit den speziellen Leitungen von Energie identisch sein, welche
diese speziellen Handlungen sichern; er muſs ein von diesen un-
abhängiger, zweiter neuraler Prozeſs sein. Wenn ich schon im
Begriff bin, die Schraube der Luftheizung umzudrehen, also diese
Art von neuraler Energieleitung schon begonnen hat, und ich
mich dessen erinnere, daſs infolge der Konstruktion dieses Ofens
das Zuschrauben nichts nützt, d. h. die Hitze nicht vermindert
wird, so stelle ich diese Bewegung sofort ein. Ist es nun nicht
dem wissenschaftlichen Sinne widersprechend, die zweckmäſsige
Auswahl der einfachen, sogen. Reflexbewegungen der bloſsen

Psychology die zweckmäſsige Differenzirung der Bewegung im Laufe
der Entwicklung blos durch die verschiedene S t ä r k e der Reize erklären,
indem er als zur Nahrung dienende Gegenstände kleine, als Feinde grofse
Gegenstände auftreten läſst. Doch ist erstens diese Identifikation von
Nützlich und Klein und Schädlich und Grofs nicht den Thatsachen entsprechend, und zweitens kann eine Verschiedenheit der Reizstärke wohl
die Verschiedenheit der Bewegungen an Gröfse und Stärke, nicht aber ohne
weiteres ihre zweckmäſsige Aenderung erklären.

Richtung der Leitung der neuralen Energie („zu gewissen
Centren"), der von den sensorischen Nerven zu den Muskeln
führenden Struktur zuzuschreiben und nicht einem sensorischen
Prozesse, welcher dem ideativen Prozesse der Kenntnis der
Wirkung bei höheren Handlungen entspricht?

Lust- und unlustbetonte Empfindungen rufen in verschiedenen
Organen die verschiedenartigsten Bewegungen hervor, welche
die Einwirkung des Reizes verstärken bezw. beseitigen. Ein
schmerzlicher Lichtgrad hat das S c h l i e f s e n der Augenlider,
ein schmerzlicher Wärmegrad eine L o k o m o t i o n des Sich-Ent-
fernens, ein unlustbetonter Geschmack das A u s s t o f s e n des
betreffenden Körpers aus dem Ernährungskanal zur Folge.
Ist es nun wissenschaftlich, sich die Sache so vorzustellen,
dafs die gleiche Erscheinung der Aufeinanderfolge von Schmerz
und Beseitigung in all diesen verschiedenen Fällen nicht
das Ergebnis des gleichen mechanischen Verhältnisses ist,
sondern dafs es in all diesen Fällen in der speziellen Verbindung
gewisser sensorischer Nerven mit gewissen motorischen Nerven-
centren gelegen ist, dafs in diesen verschiedenen speziellen Fällen
die betreffenden Bewegungen ausgelöst werden, der gleiche beseitigende Charakterzug der Bewegung aber etwas zufällig Da-
hinzukommendes sei?

Wohl wird zur Erklärung dieser wunderbaren Uebereinstimmung oft die natürliche Auslese herbeigezogen. Es wird
(z. B. von SPENCER[1]) angenommen, dafs die spezielle Reflexstruktur,
die von gewissen sensorischen Nerven zu gewissen Muskeln führt,
sich erst roh ausbildete, so dafs im Anfang die Bewegung gewisser Muskeln auf die Einwirkung gewisser Reize folgte, ohne dafs
immer die zweckmäfsige Bewegungsart dieser Muskeln gesichert
gewesen wäre; dafs bei manchen Individuen diese Struktur so
variirte, dafs bei schädlichen Einwirkungen auf jene sensorischen
Nerven die betreffende beseitigende, bei nützlichen die verstärkende Bewegung erfolgte; dafs die Individuen, bei denen dies
nicht der Fall war, mit weniger oder ohne Nachkommen zugrunde
gingen. Doch näher besehen kann diese Erklärung nicht ernst
genommen werden. Denn was für merkwürdige Variation hätte
wohl die sein müssen, infolge der auf schmerzlich rauhe, harte,

---

[1] Pr. of Ps., 2. ed., § 233. Vgl. auch JODL, L e h r b. d. Ps. 423. —
ZIEHEN, L e i t f a d e n d. phys. Ps. 6, 7.

heiſse, kalte Tastempfindungen immer dieselbe zurückziehende
Bewegung erfolgt? Und merkwürdigerweise variirten nach dieser
Theorie in denselben Individuen ohne gemeinsame
Ursache alle Organe, alle sensomotorischen Strukturen so, daſs sie zu der ihnen eigentümlichen zweckmäſsigen Anpassung der Bewegung fähig wurden. Es blieben im Wettbewerbe
nicht Individuen zurück, die mit den Gliedern zweckmäſsig, mit
den Augen unzweckmäſsig auf Reize antworten. Ist es nicht
klar, daſs es eine einzige Kraft sein muſs, die die zweckmäſsige
Bewegung in allen Organen sichert? Wohl kann es eine Variation gegeben haben, aber eine allgemeine, daſs gewisse Individuen
eine gröſsere Energiemenge besaſsen, so daſs sie zu kräftigeren
Bewegungen fähig waren, oder daſs ihre vegetative Lebensbewegung stärker war, so daſs sie durch dieselben Reize, durch
welche die anderer Wesen anfgehoben wurde, nicht zum Still-
stehen gezwungen war; die allgemeine Tendenz zur Zweckmäſsigkeit der Bewegungen kann aber als Folge spezieller Variationen nie und nimmer erklärt werden.

19.

Die oberflächlichste Beobachtung lehrt auch, daſs es die
schmerzlichen (unlustbetonten) Reize sind, welche Beseitigungsbewegungen, und daſs es die freudigen (lustbetonten) Reize sind,
welche Verstärkungsbewegungen hervorrufen. Ist nun unsere
Theorie richtig, so folgt aus dieser Thatsache der Schluſs, daſs
schmerzlich oder unlustbetont diejenigen Reize sind, welche solche
neurale Bewegungen erzeugen, welche die stete neurale Bewegungsresultante beeinträchtigen, d. h. mit anderen Worten, diejenigen Reize, welche einen Widerstreit in der neuralen Bewegung erzeugen (und erst dann zu weiterer neuraler und mus-
kularer Bewegung führen, da ja•auch bei diametralstem Widerstreit der Bewegungen laut dem Satze von der Erhaltung der
Bewegung die Menge der Bewegung keinen Augenblick aufhört
oder abnimmt, sondern nur abgelenkt wird), daſs freudig oder
lustbetont hingegen diejenigen Reize sind, welche solche neurale
Bewegungen erzeugen, welche der schon vorhandenen steten
neuralen Bewegungsresultante gleichgerichtet sind, und daher die
neurale Bewegung ohne Widerstreit vermehren, oder daſs sie
wenigstens insoferne lustbetont sind, als sie dies thun.

20.

Auch diese Folgerung wird durch die alltägliche Erfahrung
bekräftigt, welche einerseits lehrend, daſs es die das Leben beeinträchtigenden bezw. unterstützenden, andererseits, daſs es die
schmerzlichen bezw. freudigen Reize sind, welche Beseitigungs-
bezw. Verstärkungsbewegungen auslösen, auch zeigt, daſs die
schmerzlichen Reize das Leben, die stete Lebensbewegung beeinträchtigen, die freudigen dieselbe fördern.

Für die Richtigkeit dieser Folgerung zeugen auch subtilere
Beobachtungen, welche lehren, daſs mit jedem Lustgefühl das
Gefühl der Freiheit, der Kraft und der gesteigerten Fähigkeit
zu allen Lebensfunktionen einhergeht, während jedes Unlustgefühl von dem Gefühle der Hemmung, der Schwäche und der
verhältnismäſsigen Untauglichkeit zu allen Lebensfunktionen begleitet wird. Auch erweckt jedes Lustgefühl den interessanten
geistigen Zustand, daſs wir Zweifeln weniger unterworfen, daſs
wir davon, woran wir glauben, stärker überzeugt sind, als zu anderen Zeiten, während unlustbetonte Eindrücke Zweifel und
Wankelmut in uns erregen. Diese subjektiven Zustände sind
nun mit gröſster Wahrscheinlichkeit Begleiterscheinungen der
Stärke bezw. der Hemmung neuraler Bewegung.

Zwar folgen auch auf schmerzliche Eindrücke kräftige Ent-
schlüsse und Bewegungen, doch scheinen diese blos sekundäre
Bewegungserscheinungen zu sein, Folgen der Bewegung, welche
nach dem Widerstreit und der Ablenkung der Bewegung sich
einstellen. Diese sekundären subjektiven Zustände scheinen auch
sofort mit einer Verminderung des Unlustgefühls, mit dem Eintritt eines relativen Lustgefühls verbunden zu sein.

21.

Diese Theorie der neuralen Natur der Lust- bezw. Unlustgefühle wird auch durch Untersuchungen experimenteller Forscher,
wie LANGE, LEHMANN, FÉRÉ u. a. bekräftigt.[1]

---

[1] LANGE, Ueber Gemütsbewegungen.
LEHMANN, Die Hauptgesetze des menschlichen Gefühls-
lebens.
FÉRÉ, Sensation et mouvement.

22.

Zu einem mit unserer Theorie übereinstimmenden Ergebnisse gelangte auf deduktivem Wege HERBERT SPENCER.

Seine zweifelsohne richtige Deduktion[1] kann auf folgende Weise kurz zusammengefaßt werden: Alle Lebewesen suchen Lust und meiden Unlust. Wäre nun die Lust dem Leben schädlich und die Unlust dem Leben förderlich, so müßte infolge dieses Verhaltens der Organismen alles Leben rasch aufhören. Die im Großen und Ganzen stattfindende Erhaltung des Lebens kann nur eine Folge der Thatsache sein, daß Lust das Leben fördert, Unlust es beeinträchtigt.

Auch wir sind zu unserer Theorie, daß Lustgefühle subjektive Begleiterscheinungen der Steigerung, Unlustgefühle der Hemmung der steten neuralen Bewegungsresultante sind, auf deduktivem Wege gelangt. Doch wünschen wir darauf aufmerksam zu machen, daß unsere Deduktion von jener SPENCER's höchst verschieden ist. Die letztere ist eine rein biologische, die unserige eines jeden biologischen Elementes bare, rein mechanische. Denn sie lautet, um sie auf das kürzeste zu wiederholen: Inmitten der allgemeinen Innervation, welche jeder Reiz erzeugt, muß jeder Reiz mit besonderer Stärke und vor allen anderen diejenigen Bewegungen auslösen, deren Rückwirkung auf das Nervensystem der augenblicklichen neuralen Bewegung gleichgerichtet ist. Die neurale Bewegung ist stets eine solche, die das Leben (im eigentlichen engeren Sinne, d. h. die vegetative Lebensbewegung) erhält. Lustbetonte Empfindungen rufen mit besonderer Stärke und vor allen anderen solche Bewegung hervor, welche die Lustempfindung steigern, unlustbetonte solche, welche die Empfindung aufheben, wenn solche Bewegungen überhaupt möglich sind. Daher muß das Korrelativ lustbetonter Empfindungen eine der steten neuralen Bewegung gleichgerichtete, unlustbetonter Empfindungen eine derselben widerstreitende Bewegung sein.

23.

Es könnte scheinen, als würde unsere Theorie der Lust und der Unlust gar nichts anderes besagen, als die soeben mitgeteilte

---

[1] **Principles of Psychology, 2. ed., Vol. I, S. 272—288.**

Schlufsfolgerung SPENCER's. Doch ist dem nicht so. Eben infolge unserer von allen biologischen Erwägungen freien, rein mechanischen Spekulation gelangten wir thatsächlich zu einem Ergebnis, welches zwar mit jener Schlufsfolgerung übereinstimmend, doch aber von derselben grundverschieden ist.

Nachdem SPENCER festgestellt hat, dafs Freuden Begleiterscheinungen von lebensfördernden, Schmerzen von lebensbeeinträchtigenden Zuständen sind, sieht er richtig ein, dafs dies noch nichts über das n e u r a l e Korrelativ und die p s y c h o - l o g i s c h e Natur der Gefühle aussagt. Er wirft daher die Frage auf[1]: „Was ist das innere, psychologische Wesen von Lust und Unlust?" Merkwürdigerweise verzichtet dieser sonst so kühne Denker auf eine Beantwortung dieser Frage. „Diese Frage", so fährt er fort, „scheint unbeantwortbar zu sein und wird sich auch vielleicht [endgültig] als solche erweisen".[2] Dies ist nun eine höchst merkwürdige Stellungnahme, denn da all unser Denken und Handeln von Schmerzen und Freuden geleitet wird, so ist eine auch nur dürftig zufriedenstellende Psychologie ohne Einsicht in die psychologische Natur der Gefühle ganz unmöglich. Wir werden auch sehen, dafs SPENCER's ganze Psychologie wegen dieser fundamentalen Lücke zusammenbricht.

Wir sind nun zu einem ganz deutlichen Ergebnis über die n e u r a l e Natur der Lust und Unlust gelangt. Denn unser Ergebnis lautet nicht so, dafs Lust und Unlust Begleiterscheinungen lebensförderlicher, bezw. beeinträchtigender Zustände sind, sondern es bezieht sich direkt auf neurale Vorgänge, indem es aussagt, dafs Unlust die subjektive Begleiterscheinung von der steten neuralen Bewegungsresultante widerstreitenden, zuwiderlaufenden, dieselbe hemmenden, Lust die subjektive Begleiterscheinung von derselben gleichgerichteten neuralen Bewegungen ist. Da es ganz aufser Acht gelassen werden kann, dafs während des Lebens im Nervensystem immer eine gleich gerichtete Resultante der Bewegung vorhanden ist, so kann dieses Ergebnis noch einfacher formulirt werden. Unlust ist das Gefühl, welches das

---

[1] Op. c. p. 236. — Vgl. auch LEHMANN op. c. p. 151.

[2] Meines Wissens gibt es in SPENCER's Werken nur noch e i n e Stelle, wo er sich zur Beantwortung einer Frage für unfähig erklärt. Es ist dies die Frage, warum Organe durch Uebung wachsen. (P r i n c. o f B i o l o g y, Vol. I, p. 190.)

Eintreten oder Wachsen eines Widerstreites in der neuralen
Bewegung, Lust ist das Gefühl, welches die Steigerung der neuralen Bewegung (nach vorausgegangener Hemmung oder auch
ohne eine solche) begleitet. Ein Widerstreit in der Bewegung
und eine Steigerung derselben aber ist ein ziemlich klarer mecha-
nischer Begriff.

24.

Es ist oft die Theorie aufgestellt worden, als wäre Lust die
Folge einer mäfsigen, Unlust hingegen das Ergebnis einer über
ein gewisses Mafs hinaus gehenden Reizung des Nervensystems,
oder gewisser Teile desselben. Wir halten diese Theorie für unrichtig. Wir glauben nicht, dafs das Lustgefühl, welches die Stille
nach Verlassen eines geräuschvollen Ortes, welcher das Ausruhen
nach ermüdender Bewegung, die möglichst volle Abwesenheit
aller temporären Eindrücke nach vollbrachter Tagesarbeit und
bei eintretender Sehnsucht nach dem Schlafe begleitet, richtigerweise einer mäfsigen Reizung zugeschrieben werden könnte. Es
ist nach unserer Ansicht hier das Aufhören der betreffenden
Reizungen, das wohlthut, und zwar, weil dadurch die Beeinträchtigung der von den inneren Kräften des Nervensystems
angestrebten restituirenden Bewegungen vermindert, bezw. aufgehoben wird.

Es wurde auch häufig die Ansicht ausgesprochen, dafs Unlust stets mit einer zu geringen oder zu grofsen, Lust mit einer
mittleren Bethätigung von Organen und neuralen Reizung ein-
hergehe. Auch diese Theorie scheint uns das Wesentliche nicht
zu treffen, denn es ist schwer einzusehen, dafs das wesentliche
physische Korrelativ des auf das ganze Gemeinbefinden sich
erstreckenden Hungergefühls eine zu geringe oder zu grofse
Bethätigung von Organen oder eine zu grofse oder zu geringe
neurale Bewegung sei, während das lustbetonte Gefühl des Sattseins eine mittlere Gröfse wäre.

Wir können übrigens hier nicht auf eine gründliche Kritik
dieser Theorien eingehen, obwohl eine solche vielleicht nicht
uninteressant wäre. Wir wollen blos einen Mangel dieser
Theorien hervorheben. Die erste Aufgabe einer Theorie der
Gefühle ist nach unserer Ansicht die Erklärung dessen, warum
Lust gesucht, Unlust gemieden wird, und in der Lösung dieser
Aufgabe liegt die Probe ihrer Richtigkeit. In dieser Beziehung

leisten aber die beiden angeführten Theorien gar nichts. Die
Annahme hingegen, daſs Unlust die Folge von Reizen sei,
welche eine Bewegung verursachen, die der schon vorhandenen
neuralen Bewegung widerstreitet, daſs Lust die Folge von Reizen
sei, welche eine der schon vorhandenen neuralen Bewegung
gleichgerichtete Bewegung erzeugen, scheint vollauf zu erklären,
warum äuſsere Bewegungen und (wie wir sehen werden) Gedanken entstehen, die das Aufhören von Unlust, die Sicherung
von Lust herbeiführen.

Jene Theorien sagen nichts darüber, warum bei einem gewissen Maſse der Reizung das Verhalten des Organismus just
in das Entgegengesetzte umschlägt. Die Verschiedenheit des
Maſses — wenn es überhaupt darauf ankommt — muſs irgendwie näher bestimmt werden können, als wie es mit den Worten
„gering, mäſsig, zu stark“ geschieht, da doch mit jener Verschiedenheit eine gerade entgegengesetzte Wirkung verbunden
sein soll. Und wie kann es wohl mechanisch anders begriffen
werden, daſs ein in Bewegung begriffenes System eine Klasse
der verschiedensten Einwirkungen auf die verschiedenste Weise
von sich fernhält, eine andere einverleibt, als daſs alle Einwirkungen jener Klasse im Widerstreit, diese im Einklang mit
der schon vorhandenen Bewegung sind?

25.

Doch wie verhalten sich die unbetonten Bewuſstseinszustände,
die Einwirkungen gefühlsneutraler Reize zu der steten neuralen
Bewegungsresultante?, so könnte gefragt werden, und zwar besonders von jenen, die (wie z. B. ZIEHEN[1]) der Ansicht sind,
daſs wir eine groſse Anzahl solcher Bewuſstseinszustände besitzen. Unsere Antwort auf diese Frage ist, daſs es k e i n e n
e i n z i g e n unbetonten Bewuſstseinszustand gebe und daſs der
dieser Behauptung widersprechende Schein nur daher komme,
daſs wir auf die Gefühlsbetonung unserer Bewuſstseinszustände
n i c h t a u f m e r k e n (ein Begriff, dessen Analyse hier noch nicht
gegeben werden kann), wenn dieselbe schwach ist und wenn wir

---

[1] L e i t f a d e n d e r p h y s i o l o g. P s y c h o l o g i e, S. 82, 83. — ZIEHEN's
Aeuſserung ist aber etwas unbestimmt. Erst spricht er nur vom Mangel
deutlicher, später von dem jeglicher Betonung.

mit den mittelbaren Wirkungen jener Bewufstseinszustände auf andere gröfsere Freuden und Schmerzen beschäftigt sind und wir uns darum um die schwache Betonung der Mittel nicht kümmern. Der Mangel an Aufmerksamkeit unterdrückt das Bewufstsein der verschiedensten schwachen Bewufstseinselemente und so auch schwache Lust oder Unlust. So beachten wir nicht, wenn wir am Schreibtisch in Arbeit vertieft sitzen, die angenehme Glätte des Federstieles, das angenehme Gefühl des Sitzens, die angenehme Kühle des Zimmers, die schöne weifse Farbe des Papiers, die schöne Form der Buchstabenreihen vor uns u. s. w. Wollen wir aber die Gefühlsbetonung solcher schwach betonter Bewufstseinszustände feststellen, richten wir unsere Aufmerksamkeit auf dieselbe, oder auch ist unsere Aufmerksamkeit sonst nicht abgelenkt, so erscheint diese Betonung in jedem Falle in unserem Bewufstsein. Dies ist die Ursache dessen, dafs wir, wenn wir von unserer Arbeit „ausspannen" und uns der Ruhe und Beschaulichkeit hingeben, Schönheit in allen Dingen finden, nicht nur in grünen Wäldern, in weifsschimmernden Firnen und in Riesenfelsen, sondern auch in Wüstenflächen, in Wolkenzügen, in dem Kriechen eines Insektes, in den Bewegungen eines Pferdes, in der grauen Rinde eines Baumstammes, im grünen Rasen, im glatten Kieswege, im Geräusch der Eisenbahnwagen, im Quaken der Frösche, u. s. w. Dies ist auch die Ursache dessen, dafs ein Geist, der weniger auf praktischnützliche Anwendung von Mitteln zu Zwecken als auf Beobachtung von Schönheit angelegt ist, ein künstlerischer Geist, wie z. B. der Ruskin's, die Schönheit überall leichter auffindet als entgegengesetzt geartete Menschen. Die scheinbare Gefühlsneutralität gewisser Bewufstseinszustände ist daher eine komplizirte psychische Thatsache, welcher materiell die Thatsache entspricht (und soviel können wir hier doch vom Wesen der Aufmerksamkeit aussprechen), dafs die neuromuskulare Bewegung auf gewisse grosse Unterstützungen, Aufhebung grofser Beeinträchtigungen der steten neuralen Bewegungsresultante ausgeht, und dafs gegenüber dieser Bewegung Reize, welche kleinere Unterstützungen und Beeinträchtigungen der steten neuralen Bewegungsresultante bilden, nicht ganz jene neuralen Bewegungen hervorbringen, welche sie sonst bewirken.

26.

Nachdem wir so, auf Grund der von ihnen erzeugten Bewegungen, die neurale Natur der Gefühle festzustellen bestrebt waren, gelangen wir nun in der Entwicklung unserer Theorie zu einem Punkte von allerhöchster Wichtigkeit, ohne zufriedenstellende Erledigung dessen dieselbe fürwahr in nichts zusammenbrechen würde. Wir machten gleich bei den ersten Anfängen der Theorie darauf aufmerksam, daſs eine sehr groſse Anzahl der zweckmäſsigen Bewegungen lebender Wesen ihre zweckmäſsige Wirkung, um deretwillen die Bewegungen ausgeführt werden, erst n a c h ihrer vollkommenen Ausführung ausübt. Selbst bei einer so einfachen Bewegung wie Kratzen einer juckenden Hautstelle ist dies der Fall. Desgleichen bei allen Bewegungen oder Handlungen, welche in der Zuhilfenahme äuſserer Gegenstände bestehen. Ebenso übt eine groſse Anzahl von Bewegungen ihre zweckwidrige Wirkung, um deretwegen die Bewegungen zurückgehalten werden, erst nach gänzlicher Vollendung der Bewegung aus. So verursacht die brennende Kerze erst Schmerz, wenn sie schon berührt wird, dennoch versucht das durch Erfahrung belehrte Kind nicht die Bewegung bis zu ihrem schmerzlichen Endpunkte. Unsere Theorie, s o - w e i t s i e b i s h e r d a r g e l e g t i s t , setzt aber voraus, daſs während der allgemeinen Innervation (Abschnitt 6), der Strömung von Energie zu allen Organen, schon die beginnende Innervation gewisser Organe eine zweckmäſsige Wirkung, eine der steten neuralen Bewegungsresultante gleichgerichtete Arbeit ausübe, während die Innervation der übrigen Organe der steten neuralen Bewegungsresultante widerstreite und in derselben auf Widerstand stoſse (Abschnitt 7). Hat nun unsere Theorie, das Prinzip der Rückwirkung, auch für die Bewegungen Gültigkeit, die ihre zweckmäſsige Wirkung erst nach vollkommener Ausführung ausüben, oder müssen wir die Theorie in betreff dieser aufgeben und eine andere Erklärung derselben suchen, da doch die bestehende Psychologie keine genügende Erklärung derselben gibt? Die erstere Alternative scheint für den ersten Augenblick ganz ausgeschlossen zu sein. Und doch glauben wir, daſs dies nicht der Fall ist und daſs unsere Theorie weiter entwickelt auch für jene Bewegungen genügt, welche ihre zweckmäſsige Wirkung erst nach gänzlicher Ausführung ausüben.

4*

27.

Bevor wir uns aber anschicken dies zu beweisen, wollen wir noch vorerst feststellen, dafs es gewifs eine Anzahl von Bewegungen lebender Wesen gibt, die ihre zweckmäfsige Wirkung schon bei beginnender Innervation auszuüben anfangen, und dafs es ebenso zweckwidrige Rückwirkungen gibt, die schon bei beginnender Innervation zustandekommen; dafs also schon während der allgemeinen Innervation ein solcher Unterschied im Verhältnis der Rückwirkung zur steten vegetativen Bewegungsresultante möglich ist, infolgedessen gewisse Bewegungen vor anderen ausgeführt werden, und dafs also für die Auswahl gewisser Bewegungen unsere Theorie o h n e w e i t e r e s gilt. Wir wollen dies in den nächsten Abschnitten durch Beispiele erläutern, um dann in Abschnitt 33 d e n a l l g e m e i n e n C h a r a k t e r jener schon bei beginnender Innervation zweckmäfsigen Bewegungen und der schon bei beginnender Innervation stattfindenden zweckwidrigen Rückwirkungen festzustellen.

28.

Denken wir uns eine Seeanemone, die ruhig und ungestört, in günstigsten Verhältnissen ihr durch das Wasser, die geeignete Temperatur, das geeignete Licht, die assimilirte Nahrung ermöglichtes vegetatives Leben lebt. Denken wir uns, dafs auf einmal ein Tentakel dieses Wesens durch einen zur Nahrung nicht geeigneten Körper berührt wird, der durch seine feste Struktur, die das Wasser fernhält, durch seine Temperatur, vielleicht auch seine Undurchsichtigkeit u. s. w. das vegetative Leben dieses Tentakels oder des ganzen Körpers beeinträchtigt. Erfahrungsgemäfs wird das Wesen dieses Tentakel allein oder jedenfalls vor der Bewegung anderer Körperteile zurückziehen. Wie erklären wir diese Thatsache? Denken wir uns, dafs infolge dieser Berührung Bewegungsenergie sich zu allen Teilen des Körpers ergiefst, welche nach einer gewissen Zeit, nach einer genügenden Summirung von Impulsen eine Bewegung in welchem Teile des Körpers immer bewirken würde. Schon der nach den ersten Impulsen beginnende Bewegungsantrieb all dieser Körperteile übt eine von aufsen nach innen gehende, eine sensorische oder quasi-sensorische Rückwirkung aus. Diese

Rückwirkung steht aber bei dem berührten Teile in einem anderen Verhältnis zur noch vorhandenen normalen vegetativen Bewegung als bei allen anderen. Will nämlich die Bewegung in welchem Körperteile immer, mit Ausnahme des berührten, beginnen, so entstehen dadurch solche weitere sensorische oder quasi-sensorische Veränderungen, welche der noch vorhandenen normalen vegetativen Bewegung widerstreiten. Denn wären diese Rückwirkungen dem vegetativen Leben förderlich, so hätte das Wesen spontan, ohne äußere Berührung, solche Bewegungen gemacht, nicht in Ruhe verharrt. Gewiß übt auch der Bewegungsantrieb des berührten Tentakels solche, der noch vorhandenen normalen vegetativen Bewegung widerstreitende Rückwirkungen aus. Ein Teil seiner Rückwirkungen ist aber ganz gewiß nicht solcher, der ungestörten vegetativen Bewegung widerstreitender Natur, sondern unterstützt vielmehr die noch vorhandene normale vegetative Bewegung und verhilft sie zu einem Anwachsen. Kaum beginnt infolge der Bewegungen dieses Tentakels die Berührung zwischen dem lebenden Wesen und dem fremden Körper sich zu lockern, so daß Wasser und Licht zwischen die beiden Körper eintreten kann, oder die Abnormität der Temperatur sich vermindert, so wird die vegetative Thätigkeit kräftiger. Genau an Stelle der Rückwirkung, welche bei der Bewegung eines anderen Tentakels in der noch vorhandenen normalen Bewegungsresultante auf Widerstand trifft, fehlt hier der Widerstand. Und auf demselben afferenten, sensorischen Wege, auf welchem die Bewegung des berührten Körperteiles sonst eine die vegetative Bewegung beeinträchtigende Wirkung ausüben würde, übt sie jetzt, wo dieser sensorische Weg in einer abnormen Reizung ist, eine der vegetativen Bewegung gleichgerichtete Rückwirkung aus. In demselben Zeitpunkte daher, in welchem, und nach derselben Anzahl von Impulsen, nach welchen die anderen Körperteile noch nicht oder nur schwach in Bewegung geraten, gerät dieser Körperteil schon in eine starke Bewegung und zwar in eine zurückziehende, denn aus dem oben festgestellten Grunde werden die ihn treffenden Impulse eine zurückziehende Bewegung hervorrufen, während sie in den Richtungen zu allen anderen Bewegungsarten noch auf Widerstand stoßen. Durch diese zurückziehende Bewegung hört aber die Reizeinwirkung auf. War der Reiz schwach, so tritt erfahrungsgemäs keine andere Bewegung als die des berührten Tentakels ein. War hingegen der Reiz stark, wie bei einer derben Berührung mehrerer Tentakeln, so folgt dem Zurückziehen der berührten Tentakel noch eine Bewegung des ganzen Körpers nach. Dies findet seine Erklärung darin, daſs in diesem Falle eine so groſse Menge von Energie frei gemacht wurde, welche auch der steten vegetativen Bewegungsresultante in gröſserem Maſse widerstreitende Bewegungen durchsetzt.

29.

Die Anwendbarkeit unserer Theorie in ihrer bisherigen Entwicklung auf dieses Beispiel beruht darauf, daſs in demselben von einer solchen Bewegung die Rede ist, deren zweckmäſsige Rückwirkung nicht erst beim Ankommen der Bewegung an einen Endpunkt, sondern gleich bei ihrem noch unsichtbaren Beginn anfängt. Darum kann schon die beginnende Innervation die zweckmäſsige Wirkung ausüben. Gibt es nun bei höheren Wesen auch solche einfache zweckmäſsige Bewegungen? Gewiſs.

Nehmen wir z. B. die Flimmerbewegung des Respirationskanales, welche sich in Räuspern oder Husten kundgibt. Stellen wir uns einen Mann vor, der nach vollbrachter Tagesarbeit und eingenommenem Abendmahl ruhig träumend in seinem Lehnstuhle sitzt. Die ganze extra-vegetative neurale Bewegung in ihm besteht vielleicht in nicht mehr als daſs er an seine fernen Geliebten denkt — nebenbei gesagt (wie wir später ausführen werden), auch eine neurale Bewegung, die die stete vegetative neurale Bewegungsresultante unterstützt, eine Hemmung derselben möglichst aufhebt, und der Leser wird sich keine, der Erfahrung entsprechende Träumerei vorstellen können, welche nicht von dieser Richtung wäre. (Siehe aber unten Abschnitt 59—62.) Denken wir uns nun, daſs ein Schleimflöckchen sich auf die Stimmbänder des Mannes legt. Warum wird der Mann sich räuspern? Die Ablagerung des Schleimes erzeugt in seinem Nervensystem eine neue Art von Bewegung, wie dies dadurch bewiesen wird, daſs er dieselbe unangenehm fühlt. Diese Bewegung ergieſst sich in alle Teile des Körpers, was zu groſsem Teile experimentell bewiesen werden kann und auch dadurch bezeugt wird, daſs wenn der Schleim nicht rasch entfernt wird, thatsächlich eine Bewegung im ganzen Körper eintritt: Stampfen mit den Füſsen, Händeringen, Her- und Hinlaufen, Angstschweiſs u. s. w. Warum macht nun der Mann eben die Be-

wegung des Räusperns, und warum hebt er nicht Arm oder
Bein, warum öffnet und wendet er nicht die Augen, warum
verläfst er nicht seinen Sitz, oder warum kommt eine allgemeine Erregung des Körpers dem Räuspern nicht zuvor?
Jene, das Atmen verhindernde Ablagerung bewirkt eine Beeinträchtigung der steten neuralen Bewegungsresultante; alle Bewegungen aufser dem Räuspern hätten afferente neurale Rückwirkungen im Gefolge, welche weitere Beeinträchtigungen desselben neuralen Bewegungszustandes bilden, den die Kräfte des
Universums soeben in so entschiedener Weise aufrecht erhielten.
Das Aufstehen vom Sitze, die Bewegung der Augen u. s. w., und
schon die Innervirung dieser Bewegungen, übt afferente neurale
Rückwirkungen auf das vegetative Leben aus, welche der Wirkung
der neuralen Kräfte, welche den Zustand der Ruhe hervorbrachten
und aufrecht erhielten, widerstreiten; sie stören die Verdauung, erwecken eine kräftigere Bewegung des Herzens, als der Totalität des
vorhandenen, von äufseren Reizen nicht gestörten Nervenzustandes
entspricht. Würde dem Bedürfnis des Körpers, seiner vegetativen Lebensbewegung eine solche temporäre, kräftigere Bewegung entsprechen, so hätte sich der Mann eben nicht hingesetzt,
sondern er ginge spazieren. Die beginnende Bewegung des
Respirationskanals hat gewifs zum Teil auch solche der vegetativen Bewegung widerstreitende Rückwirkungen. Die direkteste
und stärkste Rückwirkung desselben auf die vegetative Bewegung ist aber eine dieselbe unterstützende. Während die Bewegung der Augen eine gewaltige, spezielle sensorische Rückwirkung (Sehen verschiedener Objekte) hervorruft, welche der
Ruhe stark widerstreitet, ist die spezielle und stärkste Rückwirkung der Flimmerbewegung des Respirationskanals der vegetativen Bewegung und den steten, normalen neuralen Kräften
gleichgerichtet, indem sie das normale Atmen hervorbringt.
Kaum treffen den Respirationskanal einige Bewegungsimpulse,
kaum beginnt er in Bewegung zu geraten und der Schleim sich
zu heben, so beginnt er auch schon diese, den inneren neuralen
Kräften gleichgerichtete, Rückwirkung. Der Respirationskanal
wird daher früher, nach weniger Bewegungsimpulsen, zu dieser
Bewegung gelangen, als andere Körperteile in eine Bewegung,
deren Rückwirkung in ihrer Totalität auf mehr Widerstand trifft.
Dieselbe Respirationsbewegung, welche bei Störung der Ruhe
durch andere Reize nicht eintritt, weil sie in diesem Falle eine

weitere Störung des durch die inneren neuralen Kräfte angestrebten Ruhezustandes bilden würde, tritt jetzt ein, weil sie bei der Veränderung des neuralen Zustandes durch die Einwirkung des Schleimflockens der Wirkung dieser Kräfte gleichgerichtet ist. Solche Bewegungen anderer Körperteile, deren totale Rückwirkung in der steten normalen Bewegungsresultante auf nicht mehr Widerstand stöfst als die Flimmerbewegung des Respirationskanals, können gleichzeitig mit dieser ausgelöst werden. Vermag aber die Flimmerbewegung des Respirationskanals nicht sofort den Schleim zu entfernen, so wird durch die Reizeinwirkung eine gröfsere Energiemenge freigemacht und es kommen auch Bewegungen zustande, welche der steten neuralen Bewegungsresultante in gröfserem Mafse widerstreiten, als die Flimmerbewegung des Respirationskanals.

30.

Denken wir uns denselben Mann statt der Ruhe pflegend mit eifriger Feldarbeit beschäftigt, welche dazu dienen soll, dafs sein Hunger gestillt werde, oder dafs sein Kind ein Kleid erhalte, oder blos, dafs er sich zerstreue, d. h., dafs sein Ueberschufs an neuraler Energie, welcher durch das vegetative Leben selbst nicht verbraucht wird, verbraucht werde. Auch in diesem Falle ist die extra-vegetative neurale Bewegung der vegetativen gleichgerichtet, dieselbe unterstützend, ihre Hemmung wegräumend, und der Leser wird sich keine andere, der Erfahrung gemäfse, vorstellen können, die dies nicht wäre. Die neurale Bewegung ist möglichst günstig für die stete neurale Bewegungsresultante eingestellt. Setzt sich dem Manne in diesem Zustande eine Schleimflocke auf die Stimmbänder, so wird er aus demselben Grunde sich räuspern und nicht die Bewegung der Hände, Beine u. s. w. ändern, wie im Zustande der Ruhe. All diese Bewegungen, diese Störungen der Arbeit sind Beeinträchtigungen der Aussicht auf Sättigung, auf väterliche Freude, der körperlichen Uebung; sie sind Beeinträchtigungen der vorhandenen neuralen Bewegung und haben gegen dieselbe anzukämpfen. Die Bewegung des Respirationskanales aber ist der steten neuralen Bewegungsresultante und den sie unterstützenden extra-vegetativen Bewegungen gleichgerichtet.

31.

Es schiene nun angezeigt, eine erschöpfende Liste aller jener Bewegungen zu geben, die ihre zweckmäfsige Wirkung noch vor ihrer gänzlichen Ausführung, schon bei beginnender Innervation ausüben. Doch dünkt es uns vernünftiger, uns dieser Arbeit vorläufig nicht zu unterziehen. Denn solch eine Einzeluntersuchung wäre verfrüht, so lange unsere Theorie, so lange unser Prinzip der rückwirkenden Arbeit die Prüfung der fachmännischen Kritik nicht überstanden hat. Sollte eine solche das Prinzip für richtig gelten lassen, so könnte dieselbe an unserer Ausführung desselben doch so vieles auszusetzen haben, dafs jene Spezialuntersuchung sich als überflüssig herausstellen könnte. Wir wollen aber doch einige solche Bewegungen aufzählen. Solche sind alles Auflassen von schmerzlichen, zweckwidrigen Bewegungen, das Niederlassen zum Zwecke des Ausruhens, Fortbewegungen von schmerzlichen Reizen, anderesteils aber gleitende Tastbewegungen zur Verstärkung angenehmer oder interessanter Tastempfindungen, das Schliefsen der Augenlider, die Verengung und Erweiterung der Pupille, die Akkomodationsbewegung der Linse, das Verändern der Atmungsbewegungen u. s. w.

32.

Zweifelsohne ist auch die Auffassung berechtigt, dafs ein Teil jener inneren zweckmäfsigen vegetativen Bewegungen, welche die stete Lebensresultante unterstützen, ihre Hemmungen beseitigen, so z. B. die Erweiterung und Verengerung der Blutgefäfse, seine zweckmäfsige Wirkunge gleichfalls schon bei anfangender Innervation auszuüben beginnt.

33.

Durch die obigen Beispiele und Aufzählungen wollten wir folgende Sätze veranschaulichen: e r s t e n s dafs alle solche Bewegungen, deren zweckmäfsige Wirkung nicht von der Ankunft der Bewegung an einen Endpunkt abhängt, sondern im Laufe der ganzen Bewegung stattfindet, diese Wirkung schon vor Beginn der sichtbaren Bewegung, während der latenten Innervation auszuüben anfangen; z w e i t e n s dafs alle Bewegungen, insoferne

sie nicht eine der steten vegetativen Bewegungsresultante gleichgerichtete, zweckmäfsige afferente Rückwirkung ausüben,
immer eine der steten vegetativen Bewegungsresultante entgegengerichtete, unzweckmäfsige afferente Rückwirkung besitzen, indem sie jenen Zustand der zweckmäfsigen, den inneren Kräften
des Nervensystems entsprechenden relativen Ruhe (von temporären Bewegungen) oder der zweckmäfsigen Beschäftigung stören,
in welchem das Nervensystem sich stets befindet; drittens
dafs diese nie fehlende, zweckwidrige Rückwirkung gleichfalls
noch vor dem sichtbaren Beginn der betreffenden Bewegungen,
während ihrer noch latenten Innervation, beginnt.

Von diesen drei Behauptungen kann die zweite wohl nicht
bezweifelt werden, auch die erste wird hoffentlich als annehmbar
erscheinen, viel weniger aber vielleicht die dritte. Doch näher
betrachtet gewinnt auch diese an Wahrscheinlichkeit. Ist es
nicht höchstwahrscheinlich, dafs schon während der begonnenen
Innervation, vor Beginn der sichtbaren Ausführung der Bewegung, infolge der noch molekularen Bewegung der betreffenden
Organe eine Störung in den von den betreffenden Organen nach
innen führenden sensorischen, neuralen Bewegungen (der bisher
stattgefundenen Ruhe oder der nützlichen oder angenehmen
Einstellung derselben) stattfindet und dafs der dieser Störung
entgegenstehende Widerstand noch vor der sichtbaren Ausführung der Bewegung einen Widerstand gegen die Bewegung
bildet? Wir wissen, dafs bei einer heftigen und anhaltenden
Reizeinwirkung eine allgemeine wahrnehmbare Bewegung aller
oder der meisten Körperteile erfolgt. Diese wird insoferne, als
sie nicht angenehm ist, als unangenehme Störung der Ruhe
oder der zweckmäfsigen Beschäftigung gefühlt werden. Ist dieselbe Reizeinwirkung schwächer, so wird eine schwächere allgemeine Bewegung erfolgen. Ist sie ganz schwach, so wird sichtbar nur die zweckmäfsige Bewegung eintreten. Doch wir können
uns die Veränderung der ausgelösten Bewegung bei dieser Abschwächung des Reizes wohl nicht anders denken, als dafs auf
einem gewissen Punkte der Abschwächung, nebst dem Organe,
welches die zweckmäfsige Bewegung ausführt, den anderen
Organen gleichfalls noch Energie zugeführt wird, diese aber
nicht genügt, dieselben in Bewegung zu setzen. Wird wohl auf
diesem Punkt nicht auch von sensorischer Störung etwas vor-

handen sein, die Unsicherheit des Sehens beim Auge, die Störung des sicheren Ruhegefühles bei den Gliedern u. s. w.?

Es wird vielleicht gesagt werden, dafs in diesem Falle ein deutlicher Antrieb zu diesen Bewegungen und die beginnende Unannehmlichkeit derselben gefühlt werden müfste. Doch ist dem ganz gewifs nicht so. Wir vermeiden ganz gewifs fortwährend Bewegungen infolge von Vorstellungen ihrer unangenehmen und unzweckmäfsigen Wirkungen, ohne diesen Bewufstseinsprozefs wahrzunehmen; so z. B. bei der Auswahl der besten Lage beim Sitzen u. s. w.

Wenn wir dies in Betracht ziehen, so kommen wir sogar zu dem Ergebnisse, dafs es zum Zurückbleiben der übrigen Bewegungen hinter der zweckmäfsigen im Wettbewerb gar nicht nötig ist, dafs die störenden sensorischen Wirkungen der ersteren schon vor der sichtbaren Ausführung derselben beginnen, sondern dafs schon die Vorstellung der in ihrem Gefolge einzutretenden sensorischen Störung eine neurale Störung repräsentirt, die selbst einen genügenden hemmenden Widerstand erfahren kann, und dafs diese Vorstellung stattfinden kann, ohne deutlich im Bewufstsein aufzutreten.

34.

Wir schicken uns nun an zu beweisen, dafs solche zweckmäfsige Bewegungen, die ihre zweckmäfsige Wirkung erst nach gänzlicher Vollendung ausüben, von temporären Reizen gleichfalls darum mit besonderer Stärke und vor allen anderen Bewegungen ausgelöst werden, weil jene Bewegungen gleich bei beginnender Innervation die schon vorhandene neurale Bewegung, d. h. die stete neurale Bewegungsresultante unterstützen. Als Beispiel einer solchen Bewegung möge gelten die zusammengesetzte Handlung, welche aus einem Gange in die Apotheke, dem Verlangen und endlich dem Aufsetzen eines Pflasters besteht, welches einen Schmerz am Finger lindert. Die Behauptung nun, dafs diese zusammengesetzte Bewegung darum entsteht, weil schon die Innervation des allerersten Teiles derselben die Beeinträchtigung der steten Bewegungsresultante durch den Fingerschmerz vermindert, erscheint im ersten Augenblick als ganz thöricht. Und doch glauben wir, dies beweisen zu können, und zwar schon von der allerersten Ansetzbewegung des Fufses

beim Gange, bezw. ihrer Innervation, und eben darin sehen wir
die mechanische Ursache des Zustandekommens jener Bewegung.
Und das gleiche behaupten wir von jedem späteren Teilelemente
derselben.

35.

Wenn eine solche endzweckmäfsige (diesen Namen wollen
wir gebrauchen) Bewegung durch Bewufstsein vermittelt wird,
so besteht dieses im Bewufstsein, in der Vorstellung dessen, dafs
diese Bewegung auf eine gewisse mittelbare Weise zweckmäfsig
sein würde; und wir werden in den nächsten Abschnitten nur
von durch Bewufstsein vermittelten und erst später von unbewufsten endzweckmäfsigen Bewegungen sprechen. Ein Element
dieses Bewufstseinszustandes ist also die Vorstellung der Bewegung und zwar von ihrem Anfange bis zu ihrem Ende. Eine
Wirkung schon der beginnenden Innervation des allerersten
Teiles der Bewegung besteht nun darin, dafs sie die Vorstellung
jenes Teiles der Bewegung zu „verwirklichen" beginnt. Dies
ist eine Wirkung, welche schon mit beginnender Innervation
eintritt. Diese „Verwirklichung" ist vor allem blos ein sub-
jektiver Begriff, das Folgen eines primären Bewufstseinszustandes
auf eine Vorstellung. Wir behaupten aber und hoffen zu beweisen, dafs diese Wirkung neural eine Unterstützung der steten
neuralen Bewegungsresultante bedeutet und dafs die betreffende
Bewegung wegen dieser ihrer Rückwirkung mit besonderer
Stärke und vor allen anderen Bewegungen zustandekommt.
Ebenso „verwirklicht" jede spätere Phase der Bewegung (z. B.
das Verlangen des Medikamentes in der Apotheke) gleich bei
beginnender Innervation die Vorstellung dieser Phase der Bewegung und wir behaupten von jeder einzelnen Phase, dafs sie
eintritt, weil das neurale Korrelativ dieser Verwirklichung eine
der vorhandenen steten Bewegungsresultante gleichgerichtete
neurale Bewegung ist.

Doch nicht nur dies behaupten wir und hoffen wir zu beweisen,
sondern auch, dafs die Vorstellung jener Bewegung und ihrer
Zweckmäfsigkeit sich darum einstellt, und zwar vor allen anderen äufseren Bewegungen und allen anderen Vorstellungen,
weil ihr neurales Bewegungskorrelativ eine der steten neuralen
Bewegungsresultante gleichgerichtete Bewegung ist. Hier wenden
wir also das Prinzip der Rückwirkung, welches wir bisher nur

auf extraneurale Bewegungen anwendeten, auch auf intraneurale
Bewegungen an.

Wir behaupten, daſs jede Phase der intra- und extraneuralen
Bewegung, welche bis zur endzweckmäfsigen Wirkung eintritt,
darum eintritt, weil schon ihre beginnende Innervation der bestehenden neuralen Bewegungsresultante gleichgerichtet ist.

36.

Die Vorstellung, welche solchen endzweckmäfsigen Bewegungen vorangeht, nämlich, daſs eine solche Bewegung eine
gewisse zweckmäfsige Wirkung haben würde, und daſs auch
jeder Teil derselben eine gewisse Wirkung ausüben würde, ist
bekanntlich Folge von Erfahrung, nämlich von Erfahrung in
früheren Fällen, wo solche Bewegungen sich nicht in erster
Reihe, vor allen anderen Bewegungen, einstellten, wo die Verknüpfung dieser Bewegungen mit dem betreffenden Reize noch
nicht ausgebildet, noch nicht gesichert war. Daſs sich nun bei
diesen Gelegenheiten diese Bewegungen auf diese unsichere Weise,
„zufällig“ einstellten, war nicht eine Folge davon, daſs sie der
steten neuralen Bewegungsresultante gleichgerichtet waren; erklärt ja doch das Prinzip der Rückwirkung blos, daſs zweckmäfsige Bewegungen sich sofort, vor allen anderen Bewegungen
einstellen. Das „zufällige“, nicht sofortige Eintreten jener Bewegungen, ihr Auftreten nach verschiedenen anderen, unnützen
und selbst zweckwidrigen Bewegungen war einfach die Folge
davon, daſs temporäre Reize überhaupt neben den steten Bewegungen des Organismus temporäre Bewegungen erzeugen, und
daſs diese sich bei längerer Einwirkung des Reizes verändern,
kompliziren und infolge Summirung dieser Einwirkung die Skala
von geringen und einfachen Bewegungen zu gröfseren und
komplizirteren durchlaufen. Beweglichkeit, die Nützlichkeit gewisser Bewegungen, die im allgemeinen, direkten Innervations-
plane liegen, das Vorhandensein nützlicher Aufsendinge und deren
Verwendbarkeit durch jene Bewegungen sind die alleinigen Bedingungen jenes ungewissen Auftretens. Hingegen setzt dieses
keine spezielleren Gesetze der Bewegung voraus. Jene Thatsachen müssen allerdings gegeben sein. Ohne extravegetative
Bewegungsenergie, ohne zweckmäfsige Rückwirkung mancher
der Bewegungen, ohne Zweckmäfsigkeit der Aufsennatur wären

keine zweckmäfsigen Bewegungen möglich. Böte die Natur
Wesen, deren naheliegende Nahrung knapp geworden ist, nicht
Nahrung in gröfserer Entfernung, böte die Natur nicht Möglichkeit der Produktion von Nahrung, so wären diesbezügliche
zweckmäfsige Bewegungen ausgeschlossen. Andererseits ist durch
die Beweglichkeit und das Vorhandensein nützlicher Aufsendinge
selbst das Berühren, Ergreifen, Zuhilfenehmen solcher äufserer
Gegenstände und die Einwirkung auf dieselben ermöglicht.
G e s i c h e r t ist das Zustandekommen zweckmäfsiger Bewegungen
dadurch nicht. Doch darin entspricht unsere Erklärung des
Zustandekommens dieser Bewegungen den Thatsachen. Denn
die lebenden Wesen und selbst die Menschen fanden bis heute
und finden auch heute nicht die Bewegungen, die zur Beseitigung
aller Schmerzen und zur ewigen Erhaltung des Lebens geeignet
sind. Doch erklärt die obige Erklärung es, dafs manche solche
Bewegungen gefunden wurden und werden.

Die Behauptung, dafs zweckmäfsige Bewegungen durch
diesen Prozefs gefunden wurden und werden, ist übrigens nicht
eine spekulative Annahme; sie wird durch die tägliche Erfahrung bekräftigt. Beim Eintreten neuer, unbekannter Reize,
Unlustgefühle, deren zweckmäfsige Behandlung noch nicht bekannt ist, sehen wir täglich das Eintreten von Unruhe, von verschiedenen unzweckmäfsigen Bewegungen, von Bewegungen auf's
Geradewohl, die dann endlich zur Auffindung der zweckmäfsigen
Bewegungen führen. So erlernen wir, wenn wir zum erstenmal
auf der Eisenbahn, dem Dampfschiffe oder dem Postwagen, wo
derselbe noch den Verkehr vermittelt, fahren, beim Antritt
unseres neuen Berufes, bei den ersten Bergbesteigungen u. s. w.,
erst langsam und nach manchen unnützen und sogar zweckwidrigen Bewegungen die Mittel, die unsere Bequemlichkeit
sichern; selbst die bequemste körperliche Lage wird erst so gefunden. So lernen wir bei neueingegangener Ehe, bei neu-
eingetretener Krankheit u. s. w., u. s. w. erst langsam und nach
manchen Fehlgriffen unser Leben zweckmäfsig einzurichten.
Darauf beruht die Unterweisung, dafs man bei Unwohlsein,
dessen Ursache und Wesen unbekannt ist, bei Langweile, bei
Weltschmerz, bei Nervosität das Verschiedenste versuchen müsse,
mehr Ruhe oder mehr Bewegung als bisher, mehr Einsamkeit
oder mehr Gesellschaft, Veränderung in der Nahrung, Reisen
oder Aufhören desselben, Ehe oder Trennung — etwas werde

helfen. Dieser Rat ist ganz gut begründet und ist die Wiederholung des grofsen Lehrkurses der Menschheit und der lebenden Wesen im allgemeinen.

37.

Doch wir müssen dieser Erklärung noch ein Detail hinzufügen, welches zwar nur eine Spezialanwendung derselben ist, infolge seiner ganz besonderen Wichtigkeit jedoch besonders hervorgehoben werden mufs. Es erlernen sich zweckmäfsige Bewegungen, die zur Beseitigung eines schmerzlichen, zur Verstärkung eines freudigen Reizes geeignet sind, nicht nur unter Einwirkung des betreffenden Reizes, sondern auch unter der Einwirkung eines anderen Reizes, der fast fortwährend in Wirkung ist. Wir wissen (Abschnitt 10), dafs, wenigstens im wachen Zustande, immer ein Ueberschufs von neuraler Bewegungsenergie vorhanden ist, über diejenige, die die geringste, stete, vegetative, Lebensbewegung erhält. Diese zeigt sich in den spielenden, untersuchenden, forschenden Bewegungen des Kindes, durch welche es seinen Körper und die Aufsenwelt kennen lernt; dieselbe zeigt sich in den mittelbar zwecklosen, spielenden Bewegungen der Erwachsenen, in ihrem Interesse für die verschiedensten Dinge, in ihren ästhetischen Begierden, welche ihre Kenntnis der Aufsenwelt erweitern. Dieselbe zeigt sich auch in den, ohne sichtliches Einwirken äufserer temporärer Reize eintretenden spontanen Bewegungen niedrigster Lebewesen. Werden diese Bewegungen verhindert, ist kein Anlafs zur Bethätigung der überschüssigen geistigen Energie vorhanden, so trit ein Unlustgefühl, in entgegengesetztem Falle ein Lustgefühl ein. Betrachten wir die Sache vom biologischen Standpunkte, so wird uns klar, dafs ein solcher Ueberschufs immer vorhanden und flüssig sein mufs, wenn die lebenden Wesen beim Eintritt wichtiger, gefährdender oder fördender, temporärer Reize Kraft zur gehörigen Bewegung haben sollen. Er ist der Reservefond des extravegetativen, temporären Lebens, und dieser Reservefond wird, wenn er nicht durch die Schicksale dieses Lebens beansprucht wird, in Bewegungen und dadurch im Erwerb von Kenntnissen verausgabt, welche später in den verschiedensten Umständen des Lebens zu statten kommen. Durch diese Bethätigung dieses Energieüberschusses erlernen die lebenden Wesen die Wirkungen ihrer Bewegungen, die Wirkungen der

Dinge der Aufsenwelt auf einander und auf ihren Körper kennen; so gelangen sie zur Ausführung und Erkenntnis solcher zweckmäfsiger Bewegungen, welche ihre zweckmäfsige Wirkung erst nach vollendeter Ausführung ausüben.

38.

Wenn wir aber in der ersten, unsicheren, „zufälligen" Entstehung endzweckmäfsiger Bewegungen dem Prinzip der Rückwirkung bisher keine Rolle zuschrieben, so ist dies eben nicht die genaue Wahrheit. Blicken wir in gewisse, bisher noch nicht erwähnte Einzelheiten unserer Erklärung des ersten Auftretens endzweckmäfsiger Bewegungen, so begegnen wir der Wirkung jenes Prinzips. Denn werden „zufällig" solche Bewegungen ausgeführt, welche den Schmerz vergröfsern oder demselben neue Schmerzen zufügen, oder die Lust verringern, so werden diese Bewegungen sofort aufgelassen werden. Dies aber ist, wie wir in Abschnitt 31 sahen, eine Folge des Prinzips der Rückwirkung. Infolge dieses Prinzips findet daher doch auch bis zur Auffindung der zweckmäfsigen Bewegung eine n e g a t i v e Auswahl, eine Verminderung der sich einstellenden schädlichen Bewegungen statt.

Die Assoziationspsychologie kann dieses Auflassen gewisser Bewegungen nicht erklären. Ihr (unklarer) Gedankengang lautet etwa wie folgt: „Unter der Einwirkung gewisser Reize stellen sich gewisse Bewegungen ein. Durch Wiederholung derselben Reize tritt eine immer stärkere Gewöhnung an diese Bewegungen ein." Warum nicht aber zweckwidrige Bewegungen sich wiederholen und angewöhnt werden, warum beim Eintreten zweckwidriger Bewegungen diese sofort zurückgezogen werden, warum also der ganze Bewegungs- und Gewöhnungsprozefs nicht eine unheilvolle Richtung einschlägt, wird nicht erklärt.

39.

Die Thatsache, dafs temporäre Reize solche neurale Bewegungen überhaupt hervorrufen können, welche von auf vorhergegangene Erlebnisse bezüglichen V o r s t e l l u n g e n begleitet werden, ist gleichfalls nicht eine Folge des Prinzips der Rückwirkung. Wir wollen diese Thatsache, diese Eigenschaft des Nervensystems, mit einem aus der Lehre vom Magnetismus ent-

nommenen Ausdrucke, die H y s t e r e s e des Nervensystems nennen.
Es wurde häufig versucht, diese materiell, mechanisch, physiologisch zu erklären. Es wird allgemein (und sicherlich mit Recht,
welches hauptsächlich durch den Uebergang hysteretischer Bewegungen in primäre bewiesen wird) angenommen, dafs die
hysteretischen neuralen Bewegungen den primären höchst ähnlich, nur schwächer und unvollkommener als diese sind. Auf
Grund dieser Annahme wird die Hysterese weiters so erklärt,
dafs nach primären neuralen Bewegungen das Nervensystem
nicht ganz in seinen früheren Zustand zurückkehrt, vielmehr
eine Modifikation behält, welche dasselbe befähigt, leicht wieder
dieselbe Bewegung zu vollführen. Es wurden manche Theorien
über die Natur dieser Modifikation aufgestellt.

40.

Es ist nicht unsere Absicht, diese Theorien zu vermehren,
wie wir auch bisher keine Annahmen über die nähere Natur
der neuralen Bewegungen machten. Wir stellen uns nicht zur
Aufgabe, zu erklären, wie und warum temporäre Reize hysteretische neurale Bewegung überhaupt erzeugen k ö n n e n oder
im a l l g e m e i n e n erzeugen. Diese Eigenschaft des Nervensystems ebenso annehmend, wie wir als weiter von uns nicht
zu erklärende Thatsache annehmen, dafs temporäre Reize Muskelbewegungen auslösen, ist es unsere Absicht zu erklären, warum
temporäre Reize eben in gewissen Fällen hysteretische Bewegungen, und warum sie eben gewisse hysteretische Bewegungen
(gewisse Vorstellungen) thatsächlich erzeugen. Wir behaupten
nämlich, dafs temporäre Reize in gewissen Fällen die Vorstellung
davon, dafs eine gewisse Bewegung zweckmäfsig sein würde,
d. h. die dieser Vorstellung entsprechende hysteretische neurale
Bewegung, vor allen anderen Bewegungen darum erzeugen, weil die
dieser Vorstellung entsprechende hysteretische neurale Bewegung
der steten neuralen Bewegungsresultante gleich gerichtet ist, sie
unterstützt.

Man könnte sich die Aufgabe sehr leicht machen, dies zu
beweisen. Man könnte einfach darauf hindeuten, dafs schon die
Vorstellung allein, dafs durch eine Bewegung ein Zweck erreich-
bar, ein Schmerz zu beseitigen, ein Wunsch erfüllbar sei, die
schmerzliche Betonung lindere, die den Schmerz, den Wunsch

begleitet; und man könnte mit Recht behaupten, dafs dies schon beweise, dafs die jener Vorstellung entsprechende hysteretische neurale Bewegung der steten Bewegungsresultante gleichgerichtet sei. Um nun des weiteren materiell zu erklären, warum dies der Fall sei, könnte man sich begnügen wollen, auf die von allen Psychologen geteilte Annahme hinzuweisen, dafs das neurale Bewegungskorrelativ einer Vorstellung die schwache und unvollkommene Wiederholung der neuralen Bewegung sei, welche den entsprechenden primären Bewufstseinszustand begleitet. Man könnte sagen, dafs in jener Vorstellung die Vorstellung der Erreichung des Zweckes, der Beseitigung des Schmerzes enthalten und dafs die dieser Vorstellung entsprechende neurale Bewegung wesentlich eine Wiederholung jener Bewegung sei, in der die thatsächliche Erreichung des Zweckes, das thatsächliche Aufhören des Schmerzes besteht.

Obwohl aber in diesem Gedankengange ein Teil der Wahrheit unzweifelhaft enthalten ist, wäre derselbe doch oberflächlich und eine ungenügende Erklärung des Zustandekommens jener Vorstellung. Denn es ist ja nicht einfach die Vorstellung des Aufhörens des Schmerzes, welche jene Linderung verursacht; die Vorstellung (die Erinnerung) z. B., dafs der Schmerz einmal in der Vergangenheit schon aufhörte, die fragende Vorstellung, ob er wohl aufhören würde, die wünschende, dafs er aufhören möchte, die bedingende, wenn er aufhören thäte, u. s. w., u. s. w., was es noch mehrere solche Färbungen der Vorstellung gibt, vermag jene Linderung nicht zu geben, obwohl alle diese gewifs irgendwie abgeschwächte Wiederholungen der primären neuralen Bewegung des Aufhörens sind. Jene Linderung bietet einzig die Vorstellung, dafs der Schmerz durch eine Bewegung thatsächlich aufgehoben werden kann, und es mufs erklärt werden, warum die dieser bestimmt gefärbten Vorstellung entsprechende neurale Bewegung den Schmerz lindert, und es mufs gezeigt werden, dafs speziell diese die stete neurale Bewegungsresultante, und zwar von allen möglichen innervirbaren Bewegungen am stärksten, unterstützt.

Dies wollen wir an einem Beispiele darlegen.[1]

---

[1] Eine wesentliche Ergänzung und Erläuterung der folgenden Abschnitte 41—54 bietet der Erste und Zweite Zusatz. Letzterer wird besonders den Ausdruck „zusammengesetzte Bewegung" näher erklären.

41.

Nehmen wir an, wir hätten ein brennend schmerzliches Geschwür am Finger. Kaum fühlen wir diesen Schmerz, so stellt sich sofort der Wunsch ein, dafs er aufhöre. Kein anderer Gedanke, keine spezielle, zweckmäfsig gerichtete Muskelbewegung kommt ihm zuvor, höchstens (besonders bei einem heftigeren Schmerze) nicht zweckmäfsig gerichtete Austobungsbewegungen, oder sie erscheinen gleichzeitig mit jenem Wunsche. Jener Wunsch ist auch früher da, als der spätere Gedanke, dafs eine Bewegung den Schmerz aufheben könnte; er ist die Bedingung davon, dafs sich das Denken dieser letzteren Vorstellung zuwende. Wir fragen nun: warum stellt sich jener Wunsch und die ihm entsprechende neurale Bewegung vor allen anderen neuralen und zweckmäfsigen extraneuralen Bewegungen ein? Wir stellen diese Frage zuvörderst auf folgende negative Weise: Warum stellen sich nicht 1. speziell diesem Schmerz entsprechende, nicht in dem allgemeinen Austobungssystem gelegene zweckmäfsige Muskelbewegungen, warum nicht 2. andere Gedanken oder Vorstellungen in erster Reihe ein?

42.

Auf die erstere dieser negativen Teilfragen ist folgendes die Antwort. Es gibt in jenem Zustande des Nervensystems, in welchem es beim Empfinden des Fingerschmerzes ist, keine Muskelbewegung, die schon bei beginnender Innervation den Schmerz lindern, die Beeinträchtigung der steten Resultante verringern würde, dieser letzteren gleichgerichtet wäre — wie es z. B. bei Berührung des brennenden Ofens der Fall ist, wo eine zurückziehende Bewegung gleich bei beginnender Innervation die Berührung und den Schmerz vermindert —, darum entsteht keine solche. Alle Muskelbewegungen wären nur neue Beeinträchtigungen der neuralen Bewegungsresultante, jenes Zustandes der Ruhe oder der zweckmäfsigen Beschäftigung, in welchem das Nervensystem vor Eintritt des Schmerzes war (vgl. oben Abschnitt 29, 30); dafs solche sich, besonders bei heftigem Schmerz, doch früher als der Wunsch, oder gleichzeitig mit ihm, einstellen, ist die Folge davon, dafs einzelne Muskelbewegungen möglicherweise einen geringeren Widerstand zu besiegen haben, als die jenem Wunsch entsprechende neurale Bewegung, und dafs die durch den grofsen Schmerz hervorgerufene -grofse Menge von Bewegungsenergie die Bewegung selbst gegen die vorhandene neurale Bewegungsresultante durchsetzt; doch keine Muskelbewegung ist der neuralen Bewegungsresultante gleich gerichtet.

Das gleiche gilt — um die zweite der gestellten negativen Teilfragen zu beantworten — auch von allen anderen hysteretischen neuralen Bewegungen, diejenige ausgenommen, die dem Wunsch des Aufhörens entspricht. Alle anderen hysteretischen neuralen Bewegungen wären nur weitere Beeinträchtigungen der steten neuralen Bewegungsresultante, jenes Zustandes der Ruhe oder der zweckmäfsigen Beschäftigung, in welchem das Nervensystem vor dem Auftreten des Schmerzes war. Mit Bezug auf die Lehren der Assoziationspsychologie könnte mit Recht gefragt werden: warum erweckt der brennende Schmerz nicht die Erinnerung an das Winterfeuer im Ofen, welches gleichfalls brennt, oder an einen Apfel, welcher nicht minder rund ist als das Geschwür (Assoziation per similitudinem), oder an einen Teller, welcher flach ist (A. per contrarium), oder an den Anzug, den wir zuletzt bei Gelegenheit eines ähnlichen Schmerzes an hatten (A. per contiguitatem) und den Wunsch, diese Gegenstände zu sehen, oder die Erinnerung an ein Musikstück und den Wunsch, dasselbe wieder zu hören, oder daran, dafs das Geschwür, wie alle Dinge, auch eine innere Seite hat (eine durch entgegengesetzte Erfahrung nie geschwächte „inseparable association“)?

Unsere Antwort auf diese Frage lautet: All diese hysteretischen neuralen Bewegungen wären nur weitere Störungen der noch vorhandenen steten neuralen Bewegungsresultante, des Zustandes der relativen Ruhe oder der zweckmäfsigen, der steten neuralen Bewegungsresultate gleich gerichteten Beschäftigung, in der sich das Nervensystem vor Eintritt des Fingerschmerzes befand (Abschn. 33), und können daher gegen diesen Bewegungszustand nicht aufkommen. Dies würde sich klar zeigen, wenn eine andere Person diese Vorstellungen im Gespräch heraufbeschwörte; wir würden dieses Gespräch nicht anhören wollen, weil es keinen Zweck hat und nur unsere Ruhe oder unsere nützliche oder angenehme Beschäftigung störte; ja wir würden den in diesem Gespräch enthaltenen Vorstellungen mit unserer Aufmerksamkeit vielleicht nicht folgen können, wenn wir gezwungen wären, es anzuhören.

43.

Wir fassen nun unsere Frage positiv: Warum stellt sich eben der Wunsch ein, dafs der Schmerz aufhöre? Die Antwort auf diese Frage ist folgende: Die schmerzliche neurale Bewegung, welche das Geschwür erzeugt, ist eine Beeinträchtigung der gesunden, normalen neuralen Bewegung, welche den Finger ernährt, erhält und uns jeden Augenblick davon benachrichtigt, dafs wir ihn gesund und schmerzlos besitzen. Doch obwohl die von dem Geschwür ausgehende Bewegung jene frühere Bewegung beeinträchtigt, hebt sie sie nicht ganz auf, es bleiben Kräfte zurück, welche die frühere Bewegung erhalten und gegen die Beeinträchtigung kämpfen. Die Vorstellung nun von dem Finger, wie er vorher war, der Wunsch, dafs er wieder so wäre, ist eine subjektive Begleiterscheinung der noch zurückgebliebenen normalen Bewegung; die auf früheren Erfahrungen von Aufhören beruhende wünschende Vorstellung, dafs der Schmerz aufhöre, bezw. die hysteretische neurale Bewegung, welche dieser Vorstellung entspricht, stellt sich ein, weil sie jener zurückgebliebenen normalen Bewegung gleichgerichtet ist, denn sie ist nichts anderes, als ein schwacher, unvollkommener Uebergang der zurückgebliebenen, beeinträchtigten, normalen Bewegung in einen Zustand etwas minderer Beeinträchtigung. Dafs dem so ist, erhellt aus folgenden Erwägungen. Wäre der Schmerz, die Beeinträchtigung sehr grofs, so würde das Bewufstsein, ja vielleicht das ganze Leben, alle neurale und andere Lebensbewegung ganz aufhören, oder es würde eine Verwirrung des Bewufstseins, oder ganz unsinnige Handlungen, wie Sich-in-den-Finger-beifsen, eine Umkehrung des Bewufstseins gegen die normale Bewegung sich einstellen.

Dafs die Vorstellung vom normalen Finger eine beeinträchtigte, unvollkommene Fortdauer oder Wiederholung der dem normalen Zustande des Fingers entsprechenden neuralen Bewegung sei, dafs die Vorstellung vom Aufhören des Schmerzes ein schwaches unvollkommenes Anwachsen dieser selben normalen Bewegung nach dem ersten Anprall und jedem Beeinträchtigungsstofse sei, stimmt mit allen unseren Begriffen überein, die wir uns über hysteretische neurale Bewegungen machen können. Doch dies müssen wir von allen Abarten, allen Färbungen dieser Vorstellungen annehmen, welche sämmtlich auf vorhergegangenen primären Erfahrungen vom normalen Finger und vom Aufhören eines Schmerzes oder eines Bewufstseinszustandes im allgemeinen beruhen. Was bedeutet aber jene Färbung der nach dem Schmerz auftretenden Vorstellung: möchte der Schmerz in der Zukunft aufhören! — möchte der Finger in der Zukunft wieder normal sein!? Wodurch unterscheidet sich diese auf die Zukunft bezügliche und wünschende Färbung von anderen, z. B. einer blofsen Erinnerung an ein Aufhören in der Vergangenheit, oder von dem Wunsche, dafs der Schmerz nicht aufhöre u. s. w.? Und warum tritt eben diese Färbung auf?

Wir können auf diese Fragen eine Antwort geben, welche uns einen ziemlich klaren Begriff der neuralen Bewegungsthatsachen gibt. Wir können hier nicht den Unterschied der auftretenden speziellen Färbung von allen anderen bekannten Färbungen geben, doch es wird genügen, das Verhältnis der ersteren zu einigen anderen anzudeuten.

Eine ganz imaginative Vorstellung vom Aufhören eines blos vorgestellten Schmerzes (z. B. „wenn mich der Finger schmerzte, so wollte ich, dafs er aufhörte“, oder: „ich wollte nicht, dafs mich der Finger schmerzte“) entstünde in dem Falle, wenn die primäre normale Bewegung gegen eine eingetretene, blos hysteretische, schwache, sehr unvollkommene Schmerzbewegung ankämpfen würde, denn die blofse Vorstellung eines Schmerzes ist ja eine solche; die Erinnerung, dafs der Schmerz einmal in der Vergangenheit aufhörte, entstünde, wenn eine hysteretische, schwache, unvollkommene Schmerzbewegung in einer später (Erster Zusatz) näher zu bezeichnenden Zusammensetzung mit anderen hysteretischen Bewegungen, aufträte, und die normale Bewegung gegen diese blos hysteretische Schmerzbewegung ankämpfen würde; u. s. w. bei anderen Färbungen der Vorstellung; die Vorstellung vom Aufhören des Schmerzes in der Zukunft entsteht aber in unserem Falle, weil die normale Bewegung gegen starke, vollkommene, primäre schmerzliche neurale Bewegungen, gegen solche dauernde dauernd, gegen solche immer vom neuen auftretende, gegen eine Reihe solcher stark auftretender, primärer Schmerzbewegungen ankämpft. Die Erinnerung, dafs der Finger in der Vergangenheit heil war, setzt Erinnerung einer allgemeinen Vergangenheit voraus, in welcher das Heil-sein des Fingers eingereiht ist; sie setzt also mannigfaltige hysteretische Bewegungen voraus. Sie setzt voraus, dafs unter diesen, der wirklichen Vergangenheit entsprechenden, Bewegungen keine hysteretische Schmerzbewegung ist, und dafs daher die normale Bewegung durch jene hysteretische Reihenfolge nicht beeinträchtigt wird; die auf die Zukunft bezügliche Vorstellung des heilen Fingers entsteht aber in unserem Falle, weil die beeinträchtigte und sich erhaltende normale Bewegung gegen eine primäre Reihe von schmerzlichen Bewegungen ankämpft.

Warum stellt sich nun die auf die Zukunft, und nicht die auf die Vergangenheit bezügliche, oder die blos phantastische, imaginative Färbung der Vorstellung ein? Einfach, weil gar keine phantastischen, oder Vergangenheitsfärbung besitzenden hysteretischen Schmerzbewegungen vorhanden sind und vielmehr ein Kampf gegen primäre Schmerzbewegungen stattfindet. Dieser Kampf, dieser Widerstreit gegen primäre Schmerzbewegungen ist eine auf die Zukunft bezügliche Vorstellung. Die auf die Zukunft bezügliche Färbung der Vorstellung ist also einfach die Sich-Erhaltung und Ankämpfung der steten neuralen Bewegungsresultante gegenüber der vorhandenen primären, thatsächlichen Beeinträchtigung. Hysteretische auf die Vergangenheit bezügliche, oder rein eingebildete Schmerzvorstellungen aber stellen sich nicht ein, weil diese nicht der steten Bewegungsresultante gleichgerichtet sind, sie haben keinen Zweck. Würden sie mit Gewalt heraufbezwungen werden, würde ein Bekannter von unseren einmal gefühlten Schmerzen oder von möglichen Schmerzen ein zweckloses Gespräch anfangen, wir würden ihn als Schwätzer davonjagen — wir haben kein Interesse an jenen Vorstellungen. Wir hätten aber ein Interesse an dieser spielenden Beschäftigung, wenn wir uns z. B. langweilten, weil wir zu müde wären, um uns mit auf die Zukunft gerichtetem Denken zu befassen, welches gegen thatsächliche Beeinträchtigungen ankämpft; in diesem Falle würden wir uns auch von selbst solchen Erinnerungen hingeben, denn in diesem Falle wären die entsprechenden hysteretischen Bewegungen der durch Langweile beeinträchtigten steten neuralen Bewegung gleichge-

richtet, wie wir dies in Abschnitt 66 und im II. Teile ausführen
werden.

Die wünschende Färbung der Vorstellung („möchte!") aber
entsteht, weil die Selbsterhaltung der steten neuralen Bewegungsresultante der Beeinträchtigung gegenüber, ihre Reaktion dem
ersten Anpralle der schmerzlichen Bewegung und jedem Stofse
derselben gegenüber keiner Kraft im Nervensystem widerstreitet, vielmehr infolge derselben die ganze normale neurale
Bewegung wieder ungehinderter von statten geht. Einer Zukunftsvorstellung, die den steten normalen neuralen Kräften
widerstritte — und auch eine solche kann auftreten (siehe unten
Abschnitt 69) — gewänne die Färbung „möchte der Fall nicht
eintreten, ich fürchte er tritt ein". Die Vorstellung wäre eine
Zukunftsvorstellung, weil die ihr entsprechende hysteretische Bewegung gegen die thatsächliche, primäre, normale Bewegung an-
kämpfte, sie wäre aber die Vorstellung eines nicht gewünschten,
vielmehr gefürchteten Ereignisses, eben weil die hysteretische
Vorstellung gegen die normale stete Bewegungsresultante ankämpfen würde. Eine hysteretische Bewegung, die der steten
neuralen Bewegungsresultante teilweise gleich, teilweise entgegen
gerichtet ist, erlangt die Färbung „möchte!" oder „möchte nicht!"
je nachdem das eine oder das andere Verhältnis stärker ist
(siehe unter Abschnitt 64), aber beides macht sich fühlbar, es ist
kein reiner Wunsch.

Das Auftreten der Vorstellung „möchte doch
der Schmerz aufhören!" welche auf jeden Schmerz
sofort folgt, ist daher die subjektive Begleiterscheinung dessen, dafs die stete neurale Bewegungsresultante durch die Beeinträchtigung
nicht vernichtet, nicht umgekehrt wird, sondern
dieser gegenüber sich erhält.

44.

Auf den Wunsch, den jeder Schmerz sofort erregt: „möchte
er doch aufhören!", folgt stets sofort die Vorstellung, dafs er
durch gewisse Mittel aufgehoben werden könne, wenn diesbezügliche Erfahrungen vorhanden waren und daher diesbezügliche hysteretische neurale Bewegungen sich einstellen können.
In unserem Beispiel wird auf den Wunsch, dafs der Finger-

schmerz aufhöre, sofort die Vorstellung folgen, dafs ein Pflaster
dies bewirken könne, vorausgesetzt, dafs solche Erfahrungen vorhanden waren und die nötigen hysteretischen Nachwirkungen
im Nervensystem zurückblieben. Wir fragen nun auch hier:
Warum stellt sich eben diese Vorstellung ein? warum nicht der
Gedanke, dafs das Aufhören des Schmerzes ein Naturereignis sei,
oder dafs es mit einer Temperaturabnahme verbunden sein, dafs
darauf ein Gefühl des Wohlseins folgen werde u. s. w.? Nach
der althergebrachten Assoziationspsychologie könnte jede dieser
.Vorstellungen ebenso gut folgen, wie jener Gedanke von der
Wirkung des Pflasters, ja noch leichter, da ja jene Vorstellungen
auf noch widerspruchsloseren Erfahrungen beruhende, „untrenn-
barere" Associationen sind. Wir aber antworten auf jene Fragen
wieder: Die hysteretischen neuralen Bewegungen, denen all diese
letzteren, jetzt unnützen, Gedanken entsprechen, wären weitere
Beeinträchtigungen der vorhandenen, steten, neuralen Bewegungsresultante, haben daher gegen diese zu kämpfen und stellen sich
darum nicht ein; die hysteretische neurale Bewegung aber, der
der Gedanke entspricht, dafs das Pflaster den Schmerz lindern
könne, ist im strengst mechanischen Sinne der vorhandenen
steten neuralen Bewegungsresultante gleichgerichtet und darum
tritt sie ein. Dies wollen wir jetzt beweisen.

Darauf zeigt schon hin, dafs mit diesem Gedanken sofort
eine Linderung des schmerzlichen Gefühles eintritt, wenn auch
nicht oder nur sehr wenig des lokalen Schmerzes am Finger, so
doch des allgemeinen Unlustgefühles, welches denselben begleitet.
Um aber klarer einzusehen, dafs jener Gedanke eine stärkere,
gegen die schmerzliche Bewegung gerichtete Bewegung bedeutet, als der blofse Wunsch des Aufhörens, wollen wir jenen
Gedanken in jene zwei Teile zerlegen, die in ihm enthalten sind:
1. dafs der Schmerz aufhören werde, 2. wenn ein Pflaster darauf
gelegt wird.

Bei manchen Schmerzen tritt nach dem Wunsche des Aufhörens blos die Ueberzeugung ein, dafs der Schmerz aufhören
werde, ohne jenen Gedanken der Bedingung. So bei Schmerzen,
die wir nicht heilen können, von denen wir aber auf Grund
vorhergegangener Erfahrungen bestimmt wissen, dafs sie aufhören werden, so bei Müdigkeit, Schnupfen u. s. w. Auch diese
bedingungslose Ueberzeugung wird sofort von einer Erleichterung
begleitet, welche beweist, dafs sie eine gröfsere Herstellung der

normalen Bewegung des Nervensystems sei, als der blofse
Wunsch der Herstellung. Es ist auch offenbar, dafs, sowie die
Ueberzeugung ein vollerer sub j e k t i v e r Zustand ist als der
blofse Wunsch, so auch die entsprechende hysteretische Bewegung eine unbeeinträchtigtere objektive Bewegung sein mufs.

Um dies aber wirklich klar zu sehen, müssen wir uns des
Folgenden erinnern. Worauf beruht unsere sichere Ueberzeugung
davon, dafs der Schmerz (die Müdigkeit, der Schnupfen) aufhören werde? Darauf, dafs wir in vorhergegangenen Fällen die
Erfahrung hatten, dafs dem Schmerz (und dem damit unzer-
trennlich verbundenen Wunsch des Aufhörens) das thatsächliche
Aufhören folgte. Es geschah also eine ganz speziell geartete
Bewegung des Ueberganges von der dem Schmerz und dem
Wunsch entsprechenden, sehr beeinträchtigten hysteretischen
normalen Bewegung zur ganz unbeeinträchtigten, primären nor-
malen Bewegung. Es geschah ein Anwachsen der beeinträch-
tigten normalen Bewegung. Die Vorstellung nun, dafs der
Schmerz aufhören werde, ist eine unvollkommene, hysteretische
Wiederholung dieses Prozesses des Anwachsens, sie ist selbst ein
Anwachsen, eine Kräftigung der steten Bewegungsresultante im
Vergleich zum blofsen Wunsche.[1] Sie ist ermöglicht dadurch,

---

[1] Da mit der Vorstellung des Aufhörens eines Schmerzes nicht oder
nur sehr wenig die Linderung des speziellen, lokalen Schmerzes, sondern
blos die Linderung des allgemeinen Unlustgefühles einhergeht, könnte man
daran zweifeln, dafs jene Vorstellung materiell eine unvollkommene, schwache
Wiederholung der wirklichen Aufhörbewegung sei. Ist aber die Annahme
unrichtig, dafs Vorstellung und primäre Wahrnehmung ihrem Wesen nach
ein und dieselbe Bewegung sind, so bricht unsere ganze psychologische
Wissenschaft zusammen. Diese Annahme wird jedoch durch die Thatsache,
dafs in Träumen und bei Suggestion Vorstellungen in Wahrnehmungen
übergehen, genügend gerechtfertigt. Auch kann bei starker, frischer Lebensbewegung, „bei starkem Willen“ der Wunsch einen Schmerz nicht zu
fühlen ohne jedes Mittel, „durch Autosuggestion“ in Erfüllung gehen.
Dafs unsere Vorstellungen im Bewufstsein (und materiell, neural) so unvollkommene Widerholungen unserer primären Eindrücke (und der ihnen
entsprechenden Bewegungen) sind, beruht hauptsächlich darauf, dafs es
zum Abflusse des Denkens und Handelns gar nicht notwendig ist, dafs eine
Vorstellung klar, und die ihr entsprechende Bewegung möglichst vollkommen
sei; die Erweckung des geringsten Teiles des primären Bewufstseinszustandes und der primären Bewegung genügt, um zu den weiteren nützlichen Vorstellungen fortzuschreiten. Ebenso genügt die Wiederholung
des geringsten Teiles der Bewegung, welche dem Aufhören eines Schmerzes

daſs eine Hysterese der Anwachsbewegung zurückblieb und sie tritt in dem vorliegenden Falle ein, weil diese Anwachsbewegung der vorhandenen neuralen Resultante gleichgerichtet ist. Diese ist infolge der zurückgebliebenen Anwachshysterese befähigt im Kampfe vorwärts zu schreiten über die Wunschbewegung hinaus.

Doch was bedeutet die Thatsache, daſs auf Grund jener Anwachserfahrungen nicht nur die Erinnerung an vorhergegangenes Aufhören des Schmerzes in der Vergangenheit auftaucht, sondern die Ueberzeugung, daſs der Schmerz auch jetzt aufhören werde? Diese Ueberzeugung beruht bekanntlicherweise darauf, daſs das Aufhören des Schmerzes vielemal und wenn er auftrat, allemal erfahren wurde. Sie ist also eine kräftigere Hysterese als die bloſse Erinnerung, sie ist die Möglichkeit einer kräftigeren, unbeeinträchtigteren Wiederholung der Anwachsbewegung, kräftiger durch Wiederholung, kräftiger durch das Mangeln hysteretischer Bewegungen entgegengesetzten Sinnes, hysteretischer Schmerzbewegungen ohne Anwachsen; — ein kräftiges Anwachsen ist gesichert. Und indem dieses kräftige Anwachsen jetzt gegen thatsächliche primäre Schmerzbewegungen ankämpft, entsteht seine Färbung, daſs der Schmerz, so wie ausnahmslos immer, auch jetzt sicher aufhören werde.

Dies darf aber keineswegs so verstanden werden, als würde die Ueberzeugung, daſs ein solcher Schmerz immer aufhört und auch jetzt aufhören werde, schon darum eintreten, weil jene ausnahmslosen Erfahrungen gemacht wurden. Dies wäre die hergebrachte Assoziationspsychologie. Jene Erfahrungen bieten nur die Möglichkeit einer solchen Hysterese; die Ursache dessen, daſs sie thatsächlich eintritt, ist jener von der Assoziationspsychologie ganz auſser acht gelassene Umstand, daſs jene Hysterese der noch vorhandenen, steten neuralen Bewegungsresultante

---

entspricht, dazu, daſs wir rasch über das Mittel des Aufhörens nachdenken. Je häufiger ein Denk- und Handlungsprozeſs stattfindet, mit desto flüchtigeren Ideen arbeitet er. Denken wir aber etwas Neues aus, denken wir an etwas nie oder selten Wahrgenommenes (z. B. einen Drachen), so wird unsere Vorstellung detaillirt, vollkommen, lebhaft, fast zur Halluzination. „Die Einbildung“, daſs wir einen Schmerz nicht empfinden, werden wir in dem Falle als Mittel ihn nicht zu empfinden anwenden, wo wir kein besseres Mittel kennen; hier führt das Nervensystem die Bewegung, welche der wünschenden Vorstellung entspricht, möglichst weit, bis zur Einbildung, aus; in Fällen, wo ein Mittel gefunden werden kann, führt es die Bewegung nur so weit aus, daſs dadurch das Denken angeregt wird.

gleichgerichtet ist. Auch von den eingangs dieses Abschnittes erwähnten verschiedenen Kenntnissen, welche sich nicht einstellen, — von den Kenntnissen, dafs das Aufhören des Schmerzes ein Naturereignis ist, dafs damit eine Temperaturabnahme einhergehen, dafs darauf ein Gefühl des Wohlseins folgen wird u. s. w. — gilt es, dafs sie auf vielfältigen, unwidersprochenen, ausnahmslosen Erfahrungen beruhen; dennoch stellen sie sich nicht ein, wohl aber die Kenntnis, dafs der Schmerz aufhören werde.

45.

Doch was bedeutet physisch in unserem Beispiele das Auftreten der bedingenden Vorstellung, dafs der Schmerz durch ein Pflaster aufgehoben werden könne und warum tritt die Vorstellung dieser Bedingung, die zweite Hälfte des Gedankens ein?

Wir hatten manche Erfahrungen, dafs der Schmerz aufhörte und manche andere, dafs er in anderen Fällen nicht aufhörte; nur darauf kann die Kenntnis einer Bedingung, eines zweckmäfsigen Mittels beruhen. Eben darum folgen auf unseren Wunsch, dafs der Schmerz aufhöre, kräftige Anwachsbewegungen, doch auch kräftige widerstreitende hysteretische Bewegungen, Bewegungsstöfse. Die ersteren Bewegungen sind nicht so kräftig, nicht so unbeeinträchtigt, wie im Falle bedingungs- und ausnahmsloser Erfahrungen. Wir kamen aber früher zur Erkenntnis, dafs wenn ein Pflaster auf dem Finger liegt, der Schmerz unbedingt aufhöre. Diese Erkenntnis war die Folge mehrerer dies aussagender Erfahrungen. Die neurale Bewegung, welche das Eintreten dieser Erkenntnis begleite, war eine sehr zusammengesetzte, welche selbst schon hysteretische Elemente in sich fafste. Sie bestand aus folgenden Teilen. Während der neuralen Bewegung, welche dem Wahrnehmen des Pflasters entsprach, stellte sich auch ein Ansatz zur Hysterese jener neuralen Bewegung ein, welche solchen früheren Fällen dieses Schmerzes entsprach, wo wir dieses Pflaster nicht wahrnahmen, und die neuere Bewegung war eine Veränderung der früheren Bewegung; — nur darum konnte das jetzige Dasein des Pflasters auffallen. Ebenso war auch die neurale Bewegung, welche dem Aufhören des Schmerzes entsprach, eine Veränderung des Ansatzes zur

Hysterese neuraler Bewegungen, welche der Erinnerung der
Dauer des Schmerzes durch eine ganze Reihe anderer Vorstellungen entsprach. Der bei Wiederholung des Auflegens des
Pflasters auftauchenden Erinnerung, dafs auch früher speziell in
den Fällen, wo das Pflaster aufgelegt wurde, der Schmerz aufhörte, während er in anderen nicht aufhörte (welche Erinnerung
eine feste Ueberzeugung hervorruft), entspricht daher eine weitere
hysteretische Niederkämpfung der hysteretischen Schmerzbewegungen durch hysteretische Aufhörbewegungen. Der jetzigen
Ueberzeugung, dafs das Pflaster den Schmerz aufhebe, entspricht
also eine zusammengesetzte neurale Bewegung, in welcher die
dem Weiterdauern des Schmerzes entsprechenden hysteretischen
Bewegungen durch eine additionelle Menge von hysteretischen
Aufhörbewegungen geschwächt werden. Diese zusammengesetzte
neurale Bewegung, welche dem Auflegen des Pflasters und der
damit verbunden gewesenen Erfahrung und Erkenntnis entspricht, stellt sich daher ein, weil sie die steten, neuralen Bewegungsresultante kräftig unterstützt.

Hiebei darf nicht vergessen werden, dafs in der neuralen
Bewegung selbst, welche dem Wahrnehmen des Pflasters und
dem Auflegen desselben entspricht, nichts liegt, was der steten,
neuralen Bewegungsresultante gleichgerichtet wäre. Derselben
ist vielmehr blos die neurale Bewegung gleichgerichtet, welche
dem thatsächlichen Aufhören des Schmerzes entspricht. Doch
diese Bewegung trat immer nur oder meistens mit jener Bewegung zusammengesetzt auf (während ohne jene Zusammensetzung die Bewegung in die entgegengesetzte Richtung des
Weiterdauerns umschlägt) und darum tritt sie auch hysteretisch
in dieser Zusammensetzung auf. In der Thatsache, dafs die
Aufhörbewegung nur oder oft in dieser Zusammensetzung mit
der neuralen Bewegung auftrat, welche der Bedingung des Aufhörens entspricht, während sie sich (infolge anderer Erfahrungen)
ohne diese Zusammensetzung nicht erhalten kann, liegt die
Gewähr für das Eintreten der Vorstellung der Bedingung. Eine
Erfahrung, sei es des Nebeneinanders oder des Nacheinanders
ist stets eine zusammengesetzte neurale Bewegung, bei welcher
die dem einen Gliede des Verhältnisses entsprechende Bewegung
andauert, während die dem anderen Gliede entsprechende Bewegung eintritt und jene umändert, und darum kann später eine
dieser zusammengesetzten neuralen Bewegung entsprechende

hysteretische zusammengesetzte Bewegung entstehen. Ein Nacheinander von neuralen Bewegungen ohne dieses Zusammentreffen und Umänderung der einen Bewegung durch die andere, ist keine Erfahrung und kann keine nützliche Erkenntnis hinterlassen.

Während also die unmittelbar vom Anfang der Innervation zweckmäfsigen extraneuralen Bewegungen sich einstellen, weil diese Bewegungen selbst mechanisch der steten, neuralen Bewegungsresultante gleichgerichtet sind, stellen sich die den nützlichen Vorstellungen entsprechenden neuralen Bewegungen ein, weil sie untrennbare Teile einer neuralen Bewegung sind, welche der steten neuralen Bewegung gleichgerichtet ist, indem wenn sie fehlen, diese zweckmäfsige neurale Bewegung selbst nicht zustande kommt und vielmehr die entgegengesetzte, der steten neuralen Bewegungsresultante entgegengerichtete neurale Bewegung (des Nicht-Aufhörens des Schmerzes) eintritt.

Deutlich tritt nur die Vorstellung auf, dafs das Pflaster den Schmerz aufhebt, während die Ueberzeugung, dafs ohne die Anwendung des Pflasters der Schmerz nicht aufhören würde, nicht deutlich im Bewufstsein erscheint. Dieses Bewufstsein ist jedoch zweifellos ein unumgänglich notwendiges Element der Erkenntnis, dafs das Pflaster die Bedingung des Aufhörens sei. Hier sehen wir also, wie neben der Innervirung der zweckmäfsigen Bewegung auch andere Innervationen auftreten, ohne deutlich im Bewufstsein zu erscheinen. Dies kann uns davon überzeugen, dafs neben den zweckmäfsigen Innervationen auch andere beginnen und gehemmt sein können, ohne dafs diese Bewegung deutlich im Bewufstsein erscheine, wie wir dies (Ende des Abschnittes 33 und Ende des Abschnittes 42) voraussetzten. Ja, daraus, dafs uns das erste Aufliegen des Pflasters nur darum auffallen konnte, weil wir uns erinnerten, dafs bei anderen Fällen eines solchen Schmerzes dieses Pflaster nicht auf unserem Finger war; daraus, dafs die Erkenntnis der heilenden Wirkung dieses Pflasters unbedingt die Hysterese dieser Erinnerungen voraussetzt; daraus, dafs die Vorstellung der heilenden Wirkung dieses Pflasters, welche sich in späteren Fällen des Schmerzes einstellt, auch jene Vorstellung in sich enthält, dafs ohne dieses Pflaster, d. h. unter allen anderen Umständen, der Schmerz nicht aufhören werde — folgt es, dafs jeder Reiz eine allgemeine Innervirung der Hysteresen aller unserer Erfahrungen, unserer ganzen Lebensgeschichte initiirt, dafs aber die neurale Bewegung, von all diesen Bewegungsarten zurückgeworfen, jenen Verlauf nimmt, welcher der steten neuralen Bewegungsresultante gleichgerichtet ist. Ohne diese allgemeine Innervation ist das Auffallen einer speziellen Thatsache, die Erkenntnis einer speziellen Gesetzmäfsigkeit, ein Bewufstsein überhaupt nicht zu begreifen. Ebenso wie ein sogenannter Reflex nur eine Auswahl aus der allgemeinen extraneuralen Bewegung bedeutet, ist eine sogenannte Assoziation nur eine Auswahl aus einer allgemeinen Hysterese.

46.

Wir glauben nun einen beträchtlichen Weg im Beweis dessen zurückgelegt zu haben, dafs die Vorstellung der zweckmäfsigen Mittel sich darum einstellt, weil sie der steten neuralen Bewegungsresultante gleichgerichtet ist, und dafs diese und nicht das althergebrachte Assoziationsgesetz den Verlauf der Vorstellungen bestimmt. Noch immer sind wir aber nicht fertig, und wir haben uns sogar trotz redlicher Mühe im obigen eine Ungenauigkeit zu Schulden kommen lassen.

Denn auf den Wunsch, dafs der Schmerz aufhöre, stellt sich nicht jene Färbung der Vorstellung des Mittels ein, dafs ein gewisses Mittel den Schmerz lindern könnte oder kann, dafs ein Pflaster den Fingerschmerz beheben könnte oder kann, sondern dafs ein Mittel (das Pflaster), welches dies zu leisten vermag, irgendwo thatsächlich existirt oder doch thatsächlich verschafft oder bereitet werden kann, und nur dieser Gedanke vermag vollkommene Erleichterung zu geben. Jener Hysterese, welche wir im vorigen Abschnitt darlegten, entspricht auch die erstere, imaginative Vorstellung. Wodurch unterscheidet sich von dieser die Ueberzeugung von der thatsächlichen Existenz oder thatsächlichen Beschaffbarkeit eines solchen Mittels und warum stellt diese Ueberzeugung sich ein? Wir wollen uns zuerst mit dem Falle befassen, wo das Mittel thatsächlich fertig existirt und dann mit dem Falle, wo es beschafft werden kann.

Der Glaube, dafs das Pflaster thatsächlich irgendwo existirt, ist gleichbedeutend mit der Ueberzeugung, dafs die Vorstellung desselben, durch gewisse raumwechselnde Muskelbewegungen in das wirkliche Wahrnehmen des Pflasters abgeändert werden kann.

Die Vorstellung von dem wirklichen Dasein des Pflasters bedeutet
daher ein Anwachsen der hysteretischen Bewegung, welche dem
Pflaster und dessen schmerzlindernder Wirkung entspricht, durch
das Hinzukommen der Vorstellung gewisser Fortbewegungen,
ebenso wie (nach dem vorigen Abschnitt) ein Anwachsen derselben
durch die Vorstellung einer näheren Bedingung, des Aufliegens
des Pflasters, erreicht wurde. Und die Vorstellung jener Fortbewegungen kommt hinzu, eben weil die derselben entsprechende
hysteretische Bewegung eine weitere Kräftigung der steten neuralen Bewegungsresultante bewirkt.

Der Glaube, dafs das Pflaster hergestellt, beschafft werden
kann, ist gleichbedeutend mit der Ueberzeugung, dafs die Vorstellung desselben durch gewisse, nicht blos raumwechselnde, Bewegungen in das wirkliche Wahrnehmen des
Pflasters abgeändert werden kann. Die Vorstellung von der wirklichen Beschaffbarkeit des Pflasters bedeutet daher ein Anwachsen
der zweckmäfsigen hysteretischen Bewegung durch das Hinzukommen der Vorstellung gewisser Muskelbewegungen. Und diese
letztere kommt hinzu, eben weil die derselben entsprechende
hysteretische Bewegung eine weitere Kräftigung der steten
neuralen Bewegungsresultante bewirkt.

Durch das Hinzukommen dieser Vorstellung von Muskelbewegungen, welche Vorstellungen zu Wirklichkeiten umändern
können, erhalten die Vorstellungen vom Pflaster und seiner
zweckmäfsigen Wirkung die höchste Kraft, welche hysteretische
Bewegungen durch andere hysteretische Bewegungen überhaupt
erhalten können; sie sind dadurch Vorstellungen von Etwas für
uns unbedingt Daseienden, wenn auch noch nicht Wahrgenommenen. Denn wir haben keine Erfahrungen, welche uns
belehrten, dafs unsere Muskelbewegungen an noch weitere Bedingungen geknüpft wären; wir haben vielmehr die Erfahrung,
dafs wir unsere Muskelbewegungen bedingungslos ausführen
können. Und mit dem Hinzukommen der Vorstellung der ver-
wirklichenden Muskelbewegungen ist der die stete neurale Bewegungsresultante unterstützende hysteretische Vorstellungs-
prozefs zu dem Punkte seiner höchsten möglichen hysteretischen
Kräftigung angelangt.[1]

---

[1] Hier sind wir auf eine ganz unerwartete Weise zu demselben Ergebnisse gekommen, welches der Verfasser in seinem 1890 erschienenen

47.

Infolge dieses Inhaltes des Vorstellungsprozesses kann aber die extraneurale, muskuläre Bewegung gleich bei beginnender

---

The Psychology of the Belief in Objective Existence aussprach. Auf eine dem Verfasser selbst unerwartete Weise, da er beim Ausdenken seiner in der vorliegenden Abhandlung vorgetragenen physiologischen Theorie des neuro-muskularen Bewegungsverlaufes sich bewufst gar nicht an jene frühere blos subjektiv-analytische Arbeit anlehnte. Er war bestrebt in dieser früheren Arbeit, die J. S. MILL'sche Theorie, dafs die Ueberzeugung von einem objektiven Dasein in dem Bewufstsein von Wahrnehmungsmöglichkeiten bestehe, unter anderen durch folgende Gedanken weiter zu entwickeln: 1. dafs jene Ueberzeugung nicht einfach ein Bewufstsein von Wahrnehmungsmöglichkeiten sei, sondern von solchen, welche bedingungslos durch den Willen verwirklicht werden können; 2. dafs die Herstellungsmöglichkeit durch Bewegungen ebenso objektive Wirklichkeit bedeute, wie die Wahrnehmungsmöglichkeit durch Fortbewegungen (Kap. VII); 3. dafs jene Ueberzeugung eine Funktion des Wollens sei, auf unserer Fähigkeit des Wollens beruht und sich auf unser Wollen beziehe (siehe das ganze Buch und besonders Kap. IV); 4. dafs die Erscheinung des Wollens (das Wollen der Erhaltung des Lebens) eine aller Erfahrung und Kenntnifs vorangehende und von dieser unabhängige Grundthatsache des Bewufstseins sei. (Kap. IX.) Die unter 3. und 4. aufgestellten Behauptungen ergeben sich in jenem Buche blos aus der Analyse des Begriffes vom objektiven Dasein und wurden dort nicht synthetisch und naturwissenschaftlich-physiologisch begründet. Hier erhalten sie auch diesen Beweis. Hier sehen wir, dafs all' unser Denken, unser Wissen, unser Bild der Welt eine Funktion, eine Episode des Strebens nach Erhaltung des Lebens, der Selbsterhaltung der steten, neuralen Bewegungsresultante ist (vgl. unten Abschnitt 54.) Obwohl ich in jenem früheren Buche das Vorhandensein eines solchen, allen Erfahrungen vorangehenden, Strebens selbst aussprach, und es im Gegensatz zur alten Assoziationspsychologie behauptete, bestritt ich dort doch die Begriffe und die Lehre vom Dasein eines mystischen, geistigen Subjektes oder Ichs, welche den neueren Antiassoziations-Psychologen eigen sind. Im vorliegenden Buche erkläre ich nun jenes Streben aus der durch die steten Reize erhaltenen steten, vegetativen neuralen Bewegungsresultante und schreibe dieser realen, mechanischen Kraft alle jene Erscheinungen zu, behufs deren Erklärung die neuere Psychologie jenes mystischen Subjektes zu bedürfen glaubt. — Der Begriff des objektiven, vom Bewufst Sein unabhängigen, Dasein fällt nicht mit dem Begriffe des Primären oder Wirklichen, im Gegensatz zum Hysteretischen oder blos Vorgestellten zusammen; wir können primäre und hysteretische Bewufstseinszustände haben (z. B. von Emotionen), ohne überzeugt zu sein, dafs die ihnen entsprechenden Gegenstände auch auf eine dritte Weise, objektiv dasind. Hingegen setzt die Ueberzeugung von einem objektiven Dasein das Bewufstsein

Innervation die stete neurale Bewegungsresultante unterstützen. Denn wir haben, wie gesagt, die Vorstellung, dafs unsere Muskelbewegungen den ganzen hysteretischen Vorstellungsverlauf verwirklichen, zu einem primären machen können. Wie gesagt, ist diese Vorstellung schon eine höchste Stärkung der hysteretischen Bewegung durch rein hysteretische Bewegung. Wenn nun Innervation der Muskeln die vorgestellte Muskelbewegung zu verwirklichen beginnt, so wissen wir, dafs dadurch der ganze Vorstellungsverlauf und damit die definitive zweckmäfsige Wirkung, das Aufhören des Schmerzes sich zu verwirklichen beginnt. Dieses Bewufstsein ist eine weitere Verstärkung des noch der Verwirklichung harrenden Teiles der hysteretischen neuralen Bewegung bis zur unmittelbaren hysteretischen Selbsterhaltung der steten neuralen Bewegungsresultante hinunter. Und jede weitere Verwirklichungsbewegung hat dieselbe Wirkung. Und darum tritt die ganze verwirklichende Innervation von Schritt zu Schritt ein.

48.

Hiemit glauben wir bewiesen zu haben, dafs von temporären Reizen solche zweckmäfsige (extraneurale) Bewegungen, welche ihre definitive zweckmäfsige Wirkung erst nach gänzlicher Ausführung ausüben, vor allen anderen extraneuralen Bewegungen und mit besonderer Stärke gleichfalls darum ausgelöst werden, weil sie gleich bei beginnender Innervation der steten neuralen Bewegungsresultante gleichgerichtet sind.[1] Dafs sie es sind, wird durch die vorhergehende hysteretische Bewegung bewirkt, welche gleichfalls darum eintritt, weil sie der steten, neuralen Bewegungsresultante gleichgerichtet ist. Diese hysteretische Be-

---

des Unterschiedes zwischen Primärem, Wirklichem und Hysteretischem, Vorgestelltem voraus, denn jene Ueberzeugung ist die Ueberzeugung von der Möglichkeit der Verwirklichung unserer Vorstellungen durch unseren Willen: Darum wird die Lehre vom Objektiven mit der Lehre vom Primären oft verwechselt.

[1] Wir möchten wünschen, dafs der Leser, um klar zu sehen, wie diese Theorie sich von der gewöhnlichen Assoziationstheorie unterscheidet, schon hier sich die Mühe nähme Abschnitt 55 zu lesen. Dieser Abschnitt folgt erst später, weil er jenen Unterschied nicht nur betreffs der obigen Ausführungen, sondern auch betreffs weiteren Anwendungen unserer Theorie darlegt.

wegung versetzt das Nervensystem in einen Bewegungszustand, in welchem gleich die beginnende extraneurale Innervation eine zweckmäfsige Rückwirkung ausübt. Die Rolle der hysteretischen Bewegung im Bewegungsverlaufe besteht in der Schaffung eines neuralen Bewegungszustandes, zu welchem eine beginnende extraneurale Innervation gleich auf eine die stete neurale Bewegungsresultante unterstützende Weise hinzutreten kann. Die hysteretische Bewegung liefert die vermittelnden Rollen und Seile der ganzen Maschinerie.

Die hysteretische Bewegung selbst aber kann sofort bei Beginn derselben die stete neurale Bewegungsresultante unterstützen, aus wie vielen Elementen jene hysteretische Bewegung auch zusammengesetzt sei. Denn da ihr Zustandekommen schon durch die vorhergegangenen primären Bewegungen ermöglicht ist, mufs sie nicht in derselben Reihenfolge ablaufen, wie der primäre, zweckmäfsige Bewegungsverlauf; sie kann von hinten, beim letzten Gliede anfangen, welches eine unmittelbare unterstützende Wirkung auf die stete neurale Bewegungsresultante ausübt, und dann zu den anderen, mittelbar unterstützenden Gliedern übergehen. Ja, sie kann nie anders auftreten, als in dieser, dem primären zweckmäfsigen Bewegungsverlaufe entgegengesetzten, Richtung, denn nur so übt sie gleich vom Beginn ihre unterstützende Wirkung aus.

Primär verschafft uns der Gang nach der Apotheke das Pflaster, erst wenn wir dieses wahrnehmen, können wir es auflegen, und erst dann kann unser Schmerz aufhören; hysteretisch entsteht erst die Vorstellung von, und der Wunsch nach, dem Aufhören des Schmerzes, dadurch wird die Vorstellung des Pflasters und der Wunsch nach demselben erregt, und dadurch erst die Vorstellung und der Wille in die Apotheke zu gehen. Die subjektive Beobachtung des Bewufstseinsverlaufes, welcher zu Handlungen führt, belehrt uns darüber, dafs dies bei jeder Handlung der Fall ist, und es ist offenbar, dafs dies nicht anders sein kann: erst mufs der Zweck vorgestellt werden, dann erst die Mittel und zwar erst die unmittelbaren, dann die Mittel zu den Mitteln, dann die Mittel zu den Mitteln der Mittel u. s. w. Es kann uns nicht einfallen in die Apotheke zu gehen, wenn wir dort nichts zu suchen haben, und es kann uns nicht einfallen, dort etwas zu suchen, wenn wir kein Uebel beseitigen wollen. Und es ist klar, dafs alle früheren Phasen des hysteretischen Prozesses — subjektiv genommen — im Bewufstsein festgehalten werden müssen, damit der ganze Prozefs und die zweckmäfsige Bewegung zustandekomme: wollen wir den Schmerz nicht mehr beheben, so hört alle Anregung, das Pflaster zu besitzen auf; denken wir nicht an die gute Wirkung des Pflasters, so hat es keinen Sinn in die Apotheke zu gehen; und andere Vorstellungen, Wünsche und Bewegungen werden sich einstellen.

Entspricht nun aber jede Phase dieses Bewufstseinsverlaufes unzweifelhaft eine neurale Bewegung, so beweist jede Phase dieses Bewufstseinsverlaufes, **dafs es die schon vorhandene neurale Bewegung ist,** welche bestimmt, welche weitere neurale Bewegungen zustandekommen sollen, dafs sie jenes auswählende Agens ist, welches von der neueren Psychologie vergebens gesucht wird. Und zwar wählt sie immer diejenige Bewegung aus, die ihr gleichgerichtet ist, sie unterstützt, vervollkommnet und stärkt. Wo aber ist der Uranfang dieses neuralen und extraneuralen Bewegungsverlaufes? Welches ist **die erste vorhandene neurale Bewegung,** durch die in jedem Falle eines Schmerzes die erste Phase dieses hysteretischen neuralen Bewegungsverlaufes, der Wunsch, dafs der Schmerz aufhöre, hervorgerufen wird? Welches ist die erste vorhandene Bewegung, der diese erste Phase und dieser ganze Prozefs in jedem Falle gleichgerichtet ist? Es kann dies keine andere sein als die prä-psychische, ante - mentale, physiologische, stete vegetative neurale Bewegung; sie ist das Ur-Agens des ganzen psychischen Lebens, sie ist jenes auswählende, denkende, handelnde aktive Subjekt, nach dessen Wesen die heutige Psychologie vergebens sucht, und dafs sie teils aufserhalb der natürlichen Welt supponirt, dessen neurales Korrelativ sie anderenteils in einer ganz speziellen apperzeptiven neuralen Bewegung sieht. Fände nicht vor Entstehung des Geschwüres jene normale, gesunde, vegetative Bewegung statt, welche den Finger erhält; wäre die durch das Geschwür erzeugte neurale Bewegung nicht in Widerstreit mit dieser normalen Bewegung; blieben nicht trotz dieser Beeinträchtigung Kräfte zurück, die jene frühere normale Bewegung fortzusetzen streben: so wäre das Geschwür nicht schmerzlich, so träte der Wunsch nach dem Aufhören des Schmerzes nicht auf, und es stellten sich die Vorstellungen der

Bedingungen seines Aufhörens und die dasselbe sichernden Bewegungen nicht ein.

49.

Wir sehen aus Obigem, welch genauen und fundamental-physiologischen Sinn und Wichtigkeit die Einteilung der zweck-mäfsigen Bewegungen in unmittelbar (bei beginnender Innervation) zweckmäfsige und in mittelbar oder endzweckmäfsige besitzt, im Vergleich zur üblichen ungenauen Unterscheidung zwischen Reflex-, Trieb-, Instinkt-, automatischen Bewegungen und vernünftigem (bewufstem) Handeln. Auf jener Einteilung beruht es, ob eine Bewegung zu ihrer Auslösung einer hysteretischen Vermittlung bedarf oder nicht.

Alle durch Bewufstsein (Denken) vermittelten Bewegungen (Handlungen) gehören in die zweite Klasse. Doch ist es von allerhöchster Wichtigkeit zu begreifen, dafs eine mittelbar zweck-mäfsige, sehr komplizirte Bewegung und ihre Vermittlung durch Hysterese stattfinden kann, ohne dafs dieser Prozefs von Denken begleitet wäre. Nehmen wir an, dafs im Inneren des Körpers, im Bereich der vegetativen Organe, deren normale, gesunde, primäre Innervation vom Bewufstsein nicht begleitet wird, im Laufe der Entwicklung einmal ein komplizirter Prozefs statt-gefunden hat, der bei gewissen Störungen des normalen Lebens der steten Bewegungsresultante gleichgerichtet war und dessen einzelne Teilbewegungen ihre zweckmäfsige Wirkungen nur zu-sammen mit den anderen Teilen ausüben können. Es kann ganz gut gedacht werden, dafs mit der Restituirung der steten neuralen Bewegungsresultante gewisse Bewegungen einhergingen, die bei späteren Beeinträchtigungen unabhängig von den Teilbewegungen des komplizirten Prozesses unvollkommen und schwach auftreten können (wie in unserem obigen Beispiele die Bewegung, welche der Vorstellung des Pflasters entspricht) und dafs dieser, mit der Restituirungsbewegung der steten neuralen Bewegungsresultante zusammengesetzten Bewegung die wesentlichen Elemente der Restituirungsbewegung einzeln gleichgerichtet seien. Diesen Prozefs können wir uns auch von Denken unbegleitet vorstellen.

Doch es kann der vermittelnde hysteretische Prozefs im Bereiche des unbewufsten neuralen Lebens auch anders vorgestellt werden. Bei durch Denken vermittelten zusammengesetzten Bewegungen (Handlungen) ist es nicht die Hysterese der wesentlichen Phasen des primären Bewegungsverlaufes, welche zum neuen sicheren Zustandekommen der Handlungen führt. Die Vorstellung, dafs ein gewisses rotes Pflaster das Geschwür beheben könne, besitzt als neurales Korrelativ nicht unbedingt die unvollkommene, schwache Wiederholung jener erweichenden, zersetzenden Wirkung, die das Pflaster früher ausübte; ihr neurales Korrelativ ist blos die unvollkommene, schwache Wiederholung der Bewegung, welche der Wahrnehmung des Pflasters und dem Aufhören des Schmerzes entspricht. Dafs die dieser Vorstellung entsprechende neurale Bewegung der steten neuralen Bewegungsresultante doch gleichgerichtet ist, sahen wir. Es kann aber auch ganz gut begriffen werden, dafs, nachdem bei ähnlichen Schmerzen ein Pflaster seine erweichende, zersetzende Wirkung ausgeübt hat, eine unvollkommene schwache Wiederholung dieser auch ohne Pflaster eintrete. Eine solche, w e s e n t l i c h e (in dem früheren primären Bewegungsverlaufe entgegengesetzter Richtung stattfindende) Hysterese können wir auch im Bereiche des vom Denken nicht begleiteten Nervenlebens vorstellen.

50.

Indem wir aber feststellen, dafs die den zweckmäfsigen Vorstellungen entsprechenden neuralen Bewegungen eintreten, weil sie der noch bestehenden steten neuralen Bewegungsresultante gleichgerichtet sind, dürfen wir nicht vergessen, dafs dieselben laut unserer Theorie nur kräftigere Bewegungen inmitten von Ansätzen zu allen Bewegungen des Nervensystems sind, zu denen Dispositionen vorhanden sind, zu den Hysteresen aller Bewufstseinszustände, die jemals primär stattfanden und zu der Innervation aller Arten extraneuraler Bewegung. Jeder temporäre Reiz ruft eine allgemeine Bewegung im Nervensystem hervor; diese aber erfährt Widerstand in allen Bewegungsarten, welche der vom Reiz nur beeinträchtigten, nicht aber aufgehobenen steten neuralen Bewegungsresultante weiter entgegengerichtet sind, nicht aber in solchen, welche ihr gleichgerichtet sind.

Die Wahrheit dieser Annahme zeigte sich uns (Abschnitt 45) in der Thatsache, dafs die Vorstellung, dafs ein Pflaster den Schmerz aufheben könne, nur durch die sie begleitende undeutlichere Vorstellung einen Sinn hat, dafs ohne dieses Pflaster der

Schmerz nicht aufhört. Diese allgemeine Vorstellung einer Welt,
einer Dauer, eines Nacheinanders ohne das Aufliegen des
Pflasters ist eigentlich ein dunkles Bewufstsein unseres ganzen
Lebenslaufes, aller unserer Kenntnisse, Alles Möglichen ohne das
Aufliegen des Pflasters.

Doch auch schon der Wunsch, dafs der Schmerz aufhöre,
ja schon der Begriff des Aufhörens, setzt ein Bewufstsein einer
mit beliebigen Bewufstseinszuständen oder Ereignissen ausgefüll-
ten Zeit voraus, und daher ein dunkles, allgemeines, irgendwie
nicht spezialisirtes Bewufstsein von Allem Möglichen.

Ja wir werden (in Zusatz I zu diesem Teile) sogar sehen,
dafs schon die Erkenntnis, dafs ein Schmerz ein Schmerz und
dafs er ein Fingerschmerz ist, ein dunkles Erwecken aller unserer
anderen Vorstellungen voraussetzt.

Es ist auch offenbar, dafs die zweckmäfsigen Vorstellungen
und ein zweckmäfsiges Vorgehen auf irgend eine dunkle Weise
unser Bewufstsein von dem Bestehen und dem allgemeinen Lauf
der Welt voraussetzen und nur eine Veränderung in dieser bestehenden Welt aussagen und ein solches ausführen.

All dies darf aber nicht so verstanden werden, als entsprächen
dem Erwachen all dieser undeutlichen Vorstellungen so viele
tausende einzelne gehemmte Bewegungen etwa in verschiedenen
Teilen des Nervensystems.

Wie es zu verstehen sei, kann hier nicht ganz klar gemacht
werden; es soll dies erst im erwähnten Zusatze geschehen.
Einigermafsen aber können wir es auch hier thun.

Die materiellen Prozesse, welche unsere Bewufstseinszustände
begleiten, sind nicht Bewegungen in verschiedenen Teilen eines
leblosen, bewegungslosen Nervensystems; sie sind Veränderungen
einer steten vegetativen Bewegung des ganzen Nervensystems. Sie
erhalten ihren Inhalt durch ihr Verhältnis zur vorhandenen Bewegung; der Bewufstseinsinhalt entspricht der Gröfse und der Richtung der Veränderung. Bewufstsein entsteht, indem jene stete Bewegung verändert, beeinträchtigt, nicht aber ganz aufgehoben wird.
Das Bewufstsein ist die subjektive Begleiterscheinung des Widerstreites der von steten Kräften angestrebten unbeeinträchtigten Bewegung und der sie beeinträchtigenden Bewegung.

Alle Bewufstseinszustände haben daher teilweise dieselbe
neurale Bewegung zum materiellen Korrelativ. Dieses ist
immer eine teilweise gleiche Veränderung derselben Bewegung.

Selbst Veränderungen, welche der steten neuralen Bewegung gleichgerichtet sind, haben teilweise dasselbe materielle Korrelativ, wie solche, die ihr entgegengerichtet sind, denn auch die ersteren Veränderungen sind blos durch Einwirkung, also Beeinträchtigung möglich.

Jede Veränderung der steten neuralen Bewegungsresultante ist daher ein Ansatz zu allen Bewufstseinszuständen. Was für einen deutlichen Bewufstseinszustand wir auch haben, in Begleitung desselben haben wir stets einen Ansatz zu allen Bewufstseinszuständen, zum Bewufstsein der ganzen Welt, aller unserer Erfahrungen, der Erinnerung unseres ganzen Lebenslaufes. Alle extravegetative neurale Bewegung ist ein Ansatz zu allen Arten extravegetativer neuraler Bewegung.

Wenn daher im Gefolge der Einwirkung eines temporären Reizes weitere Veränderungen der steten neuralen Bewegungsresultante, weitere extravegetative Bewegungen, Hysteresen vorangegangener extravegetativer Bewegungen, eintreten, so ist dies ein Ansatz zu allen Hysteresen, zu allen Bewufstseinszuständen, auch zu solchen, welche der steten neuralen Bewegungsresultante weiter entgegengerichtet sind. Die letzteren Ansätze aber erfahren Widerstand. Ist hingegen infolge vorangegangener primärer Bewegungen eine Disposition zu einer solchen Hysterese vorhanden, welche der steten neuralen Bewegungsresultante weniger entgegengerichtet ist, so wird die extravegetative Bewegung, welche in allen anderen Ansätzen zurückgeworfen wird, in diese Bewegungsart kräftiger und rascher übergehen als in andere.

So entsteht im Gefolge eines jeden temporären Reizes ein undeutlicher Bewufstseinszustand der ganzen Welt und ihres Laufes und inmitten derselben ein deutlicher Bewufstseinszustand der nötigen, zweckmäfsigen Aenderung dieser Welt.

In diesem Sinne ist es also zu verstehen, wenn wir sagten, dafs alle jene Vorstellungen, welche nach den Lehren der Assoziationspsychologie sich einstellen könnten, sich darum nicht einstellen, weil sie der steten neuralen Bewegungsresultante entgegengerichtet sind. Es ist nicht davon die Rede, dafs gewisse besondere Bewegungen in gewissen Teilen des Nervensystems sich nicht einstellen. In der stets vor sich gehenden einen einzigen temporären neuralen Bewegung, der Veränderung der steten neuralen Bewegungsresultante, werden gewisse Ansätze nicht ausgeführt, andere aber ja.

Bei jeder schmerzlichen Beeinträchtigung der steten neuralen Bewegungsresultante ist dieser immer ein und dieselbe weitere neurale Bewegung gleichgerichtet, ein Rückgang in eine mindere Beeinträchtigung, die Aufhörbewegung. Immer stellt sich eine solche, wesentlich dieselbe, sofort nach der Beeinträchtigung ein. Sie erhält aber in jedem speziellen Falle eine entsprechende Spezialisation, eine Zusammensetzung mit anderen Bewegungen, welche — gegenüber dem Ansatz, welcher eine Fortdauer der schmerzlichen Beeinträchtigung unter allen Umständen bedeutet — Aufhören des Schmerzes unter gewissen Umständen bedeutet. Nur durch diese Zusammensetzung, diese Abweichung kann sie gegenüber dem Ansatz zur Vorstellung des Nicht-Aufhörens des Schmerzes sich erhalten, fortschreiten, verstärkt werden, aus der Bewegung welche einen Wunsch des Aufhörens bedeutet, eine Bewegung werden, welche eine Ueberzeugung vom Aufhören des Schmerzes begleitet. Der kräftigen Ausführung dieser Abänderung, Abweichung, Zusammensetzung der Bewegung inmitten des Ansatzes zu allen Veränderungen, Abweichungen, ·Zusammensetzungen, zu welchen infolge vorangegangener primärer Veränderungen, Abweichungen, Zusammensetzungen Disposition vorhanden ist, entspricht subjektiv eine Auswahl gewisser zweckmäfsiger Vorstellungen von Nebeneinander und Nacheinander, zweckmäfsiger Assoziationen inmitten der dunklen Vorstellungen aller anderen möglichen Nebeneinander und Nacheinander. Die Ansätze, welche allen anderen Erfahrungen von Nebeneinander und Nacheinander entsprechen, werden nicht so kräftig innervirt.

Wenn eine „Assoziation" der Aehnlichkeit stattfindet, wenn uns blos eine Analogie zum Aufhören des jetzigen Schmerzes einfällt, so ist die Ursache hiervon, dafs diese Bewegung der steten neuralen Bewegung m ö g l i c h s t gleichgerichtet ist, indem wir keine speziellen Erfahrungen über das Aufhören des aktuellen, speziellen Schmerzes besitzen. Haben wir solche, so stellt sich keine Assoziation der Aehnlichkeit ein. Wenn wir nun solche, auf ähnliche Fälle bezügliche, Erfahrungen durch Denken modifiziren, wenn wir weitere Kenntnisse hinzuziehen, durch welche wir zur Aufhebung des aktuellen Schmerzes gelangen, so ist dieser Prozefs derselbe, den wir früher sahen, nämlich, dafs in den Bewegungen, welche dem Aufhören des blos ähnlichen Schmerzes entsprechen, Ansätze zu Bewegungen sind, welche vom Aufhören des aktuellen Schmerzes divergiren, und dafs diesen gegenüber Abweichungen, Zusammensetzungen der Bewegung sich einstellen, welche zweckmäfsige Vorstellungen modifizirender Umstände bedeuten.

All dies wird durch Zusatz I deutlicher werden.

51.

Derselbe hysteretische Prozefs, den wir in den vorhergehenden Abschnitten zu schildern bestrebt waren, begleitet nach unserer Ansicht auch jene Begierden, welche auf Erfahrung beruhen. Wenn wir an einem heifsen Sommertage nach einem Glas Bier schmachten; wenn wir nach anstrengendem gesellschaftlichem Leben uns nach einigen in den Bergen zu verlebenden Tagen sehnen; wenn es uns nach Mifserfolgen zu unseren Freunden zieht, die uns achten und lieben u. s. w., so stellen sich von allen möglichen Vorstellungen eben. diese darum ein, weil die ihnen entsprechende, auf Erfahrung beruhende, hysteretische Bewegung der noch bestehenden Resultante der beeinträchtigten· normalen Lebensbewegung gleichgerichtet ist. Warum wir uns hier der Thatsache des Denkens nicht so klar bewufst sind, als beim Eintritt der Vorstellung, dafs ein Pflaster den Fingerschmerz lindern könne, gehört nicht in diese physiologische Phase unserer Theorie. Dafs dem Bewufstsein, ein Pflaster könne den Fingerschmerz lindern und dem Bewufstsein, ein Glas Bier könnte den Durst löschen, oder ein Ausflug ins Gebirge thäte uns wohl, neurale Prozesse wesentlich gleicher Natur entsprechen, läfst sich nicht bezweifeln.

Es ist äufserst interessant, in Fällen, wo wir ungewöhnliche Wünsche, Launen, Begierden haben — sei es Speise und Trank, Zerstreuung und Erholung, Gesellschaft oder künstlerische Genüsse, unseren Aufenthaltsort oder unsere Zeiteinteilung betreffend —, nachzudenken, was die Ursache dieser seltsamen Begierden sein könnte. Es gelingt stets, einen vorhergehenden abnormen Einflufs zu finden, der den Organismus auf ungewöhnliche Bahnen trieb und daher ungewöhnliche Bedürfnisse entstehen läfst, welche auf die Herstellung des normalen Zustandes gerichtet sind. Wir denken in all diesen Fällen, ebenso wie wir denken, um ein·eine Krankheit stillendes Mittel, oder die Lösung eines theoretischen Problems zu finden; nur sind wir uns in diesen Fällen des Denkens nicht klar bewufst. — Ebenso denken wir, wenn wir auf der Strafse die schattige Seite wählen, wenn wir, scheinbar nicht zweckbewufst, in eine geräuschlosere Nebenstrafse einbiegen, wenn wir auf unserem Sitze die bequemste Lage wählen.

52.

Es ist kaum nötig zu bemerken, dafs ein solcher verketteter hysteretischer Bewegungsgang, wir wir ihn in den Abschnitten 40 bis 47 beschrieben haben, nicht unbedingt eine ebenso verkettete primäre Erfahrung voraussetzt, dafs er vielmehr durch Zusammensetzung mehrerer einfacher Erfahrungen entstehen kann. So kann bei einer Gelegenheit erfahren worden sein, dafs das Pflaster den Schmerz lindert, ein anderesmal dafs in der Apothéke Medikamente erhältlich seien, und doch kann die Verkettung der entsprechenden hysterischen Bewegungen zustandekommen. So entstehen neue zweckmäfsige Handlungsweisen durch Erfahrung, obwohl sie nie in solcher Komplikation „zufällig“ (Abschnitt 36) zustandekamen. Auf Grund einer Anzahl „zufälliger“ Erfahrungen entstehen unzählige vernünftige Handlungsweisen.

Aber es ist nicht ganz unnötig, darauf hinzuweisen, dafs eine Entwicklung vernünftiger Handlungsweisen durch Zusammensetzung schon erworbener Erfahrungen mit „zufälligen“ Bewegungen entstehen kann. So haben wir die auf vielen Erfahrungen sich aufbauende allgemeine Kenntnis, dafs ein in einer Stelle des Körpers lokalisirter Schmerz durch Einwirkungen auf diesen Ort behoben werden könne; wenn wir nun die entsprechende Einwirkungsart auch nicht kennen, so wird diese leichter dadurch gewonnen werden, dafs wir auf Grund jener Erfahrungen verschiedene auf diese Stelle gerichtete Bewegungen und nicht Bewegungen im Allgemeinen versuchen.

53.

Es ist bekannt, dafs wir durch Erfahrungen zu immer genaueren und ökonomischeren zweckmäfsigen Handlungsweisen gelangen. Haben wir die Linderung unseres Fingerschmerzes nur durch ein Pflaster erfahren und haben wir nicht Erfahrungen, dafs die pflasterartige Präparation für die Wirkung nebensächlich sei, so wird bei ähnlichen Schmerzen immer die Erinnerung an dieses Pflaster und der Wunsch darnach entstehen; erfahren wir aber, daſs eigentlich eine gewisse in demselben enthaltene Ingredienz die günstige Wirkung ausübe, so entsteht blos eine Vorstellung dieser und ein Wunsch nach derselben. So entstehen durch Teilerfahrungen immer genauere, abstraktere Handlungsweisen und Kenntnisse und unser ganzes abstraktes, wissenschaftliches Wissen.

Unsere Hypothese von zusammengesetzter neuraler Bewegung (Abschn. 45) läſst uns diesen Vorgang von zunehmender Abstraktion auch physiologisch verstehen. Trat in bisherigen primären Erfahrungen immer eine zusammengesetzte neurale Bewegung auf (z. B. die, welche einem roten Pflaster entspricht), so können auch keine Teilelemente derselben hysteretisch selbständig auftreten; kam aber eine Teilbewegung primär zustande, so wird sie auch hysteretisch erweckt werden können und von der so zur Selbständigkeit gelangten Teilbewegungen wird immer nur die zweckmäſsige, die wesentliche, erregt werden.

Die Ursache aber dessen, daſs einfachste Bewegungen verschiedener Körperteile bei verschiedenen Anlässen entstehen, daſs auch im Gebiete einfachster körperlicher Bewegung eine Abstraktion und eine entsprechende spezielle Kenntnis von der Wirkung der Bewegung verschiedener Körperteile zustandekommt, besteht in der verschiedenen Stärke der Reize, darin, daſs sie verschiedene Mengen von Bewegungsenergie auslösen und verschieden groſse Körperteile in starke Bewegung versetzen. Dies gilt auch von denjenigem Reiz, welchen der unbeschäftigte Ueberschuſs der Energie in wachem Zustande bildet (Abschn. 37) und welcher nicht immer gleich stark ist. — Wir sagten zwar (Abschnitt 4), daſs die allererste und einzige Differentiation der Bewegung durch die neurale Rückwirkung bestimmt wird, dies gilt aber nur von der Zweckmäſsigkeitsdifferentiation; es findet auch eine quantitative Differenzirung der Bewegungen statt infolge der verschiedenen Stärke der Reize, doch bietet diese Differentiation an und für sich noch keineswegs eine Entwicklung spezieller, zweckmäſsiger Bewegungen.

54.

Sollte es uns in den Abschnitten 41—53 wirklich gelungen sein, den neuralen Mechanismus der Auffindung zweckmäſsiger Handlungen festzustellen, so haben wir damit auch den neuralen

Mechanismus alles Denkens bezeichnet. Denn offenbar sind jene Gedankenzüge, welche aussagen, durch welche Handlungen und Umstände ein Schmerz beseitigt, eine Lust verstärkt werden kann, wie jene Umstände mit anderen Umständen zusammen- und von ihnen abhängen, Akte des Denkens, und besonders kann als solches das Sich-Einstellen gleicher, wesentlicher Teilvorstellungen verschiedener Erfahrungen bezeichnet werden. Und offenbar ist die mit dem Schmerze sich einstellende Frage, wie er beseitigt werden könnte, und die mit der Lust sich möglicherweise einstellende Frage, wie sie verstärkt werden könnte, nicht nur ein Problem des Handelns, sondern auch des Denkens. So sehen wir wenigstens in diesem Falle der **praktischen** Probleme und des **praktischen** Denkens, d. h. im Falle von Schmerzen (und Wünsche) deren Beseitigung (bezw. Erfüllung) Handlungen oder wirkliche Ereignisse (nicht blos das Sich-Einstellen hysteretischer Bewußtseinszustände) erfordert, daß ein Denkproblem infolge der Hemmung der steten neuralen Bewegung entsteht, und daß die zur Lösung des Problems nötigen Vorstellungen sich einstellen, (das Denken sich einstellt), weil deren Sich-Einstellen der noch immer bestehenden steten neuralen Bewegungsresultante gleichgerichtet ist.

Gilt dies aber von **allen** Denkproblemen und allem Denken, auch von theoretischen Problemen, d. h. von Schmerzen, die schon durch hysteretische Bewußtseinszustände beseitigt werden? Wir beantworten diese Frage bejahend.

Alles Denken setzt eine Hemmung, einen Widerstreit der neuralen Bewegung voraus; das Denkproblem, der theoretische Schmerz, besteht in dieser Hemmung, in diesem Widerstreite. Dies zeigt sich am deutlichsten, wenn eine neue, verblüffende Erscheinung das Denken hervorruft, wie z. B. wenn der Landmann einen unbekannten Vogel sieht, und frägt, wo der denn herkommen mag, oder wenn der Gelehrte einer Art von Bewegung gewahr wird, die er sich nicht erklären kann, und frägt, wodurch die denn verursacht wird, u. s. w. Wir werden später unten — Zusatz I — sehen, daß diese Fragen immer schon die Antwort dunkel in sich fassen, daß sie nur möglich sind, indem es dem Fragenden vor Augen schwebt, daß eine gewisse Wahrheit modifizirt auf den neuen Fall angewendet werden muß, und daß schon bei der Frage die Art dieser Modifikation irgendwie dunkel im Bewußtsein ist — sonst könnte gar nicht gefragt werden; und daſs der Frage, diesem dunklen Bewuſstseinszustand einer Antwort, neural eine zusammengesetzte hysteretische Bewegung entspricht, die aus gewissen Erfahrungen stammt, die aber eine ihr widerstreitende Abweichung erfährt, weil sie jetzt von teilweise anderen primären Reizen hervorgerufen wird; daſs die Abweichung infolge auf diese Reize bezüglicher primärer Erfahrungsbewegungen oder auch blos infolge des Unterschiedes dieser Reizeinwirkung von dem früheren schon beginnt, aber noch nicht entschieden ausgeführt wird, und vielmehr mit jener ersteren Bewegungsart noch im Kampfe ist, und daſs daher die Frage, jene dunkle Art der Antwort, herrührt. Dasselbe ist aber der Fall auch bei anderen Fragen, die sich nicht auf ganz neue Fälle beziehen, sondern wo von Anwendung gewisser allgemeiner oder auch spezieller Wahrheiten auf gewisse spezielle, bezw. andere spezielle, Fälle die Rede ist. Und selbst wenn nicht Denken im eigentlichen Sinne, sondern blos Erinnern stattfindet, wenn ein von den bisherigen Bewuſstseinszuständen verschiedener Bewuſstseinszustand die Vorstellung des Unterschiedes und Erinnern an die fehlenden Elemente des früheren Bewuſstseinszustandes hervorruft, so ist dieses Erinnern eine Folge des Widerstreites. Ohne einen solchen Widerstreit haben (hysteretische) Vorstellungen keinen Raum, wo sie sich hineinzwängen könnten, keine Verwendung. Gleichheit, Mangel eines Unterschiedes, einer Hemmung, Gewöhntes, Freude giebt keinen Raum zum Denken, zu Vorstellungen.

Das Lösen theoretischer Probleme bewirkt nicht unmittelbar das widerstandsloseste vegetative Leben; es geht vielmehr darauf aus, eine gewisse extravegetative hysteretische Bewegung, das Bewuſstsein einer Wahrheit, hervorzubringen. Doch ist der dem theoretischen Denken entsprechende neurale Vorgang auf dem Gebiete der extravegetativen hysteretischen Bewegung wesentlich derselbe, welcher der Beseitigung primärer, physischer — nicht durch Erkenntnis, sondern durch Handeln zu beseitigender — Schmerzen entspricht. Er besteht in einer Ableitung, Abänderung, Zusammensetzung von Bewegung, welche widerstandsvolleren Ansätzen gegenüber die widerstandsloseste extravegetative, hysteretische Bewegung sichert, und in den Widerstand dieser Bewegung gegen alle anderen Ansätze. Denn die Feststellung der auf das vorliegende Problem bezüglichen Wahrheit besteht in der Erweckung oder Kräftigung einer solchen hysteretischen Bewegung, welche die auf die vorliegende Frage bezügliche Antwort, Erfahrung, Kenntnis bedeutet im Gegensatz zu solchen, welche dies nicht sind, sondern sich auf andere spezielle Fälle beziehen, oder unspezialisirte, allgemeine Antworten sind. Die Frage nun besteht neural in einem Widerstreite gegen alle Bewegungen, welche irrelevante oder nur zum Teil relevante Kenntnisse bedeuten, und die Antwort besteht neural in derjenigen Bewegung, von der keine Abweichung mehr stattfindet, weil sie die möglichst widerstandslose hysteretische Bewegung ist, indem sie die kräftige hysteretische Wiederholung der zusammengesetzten Bewegung ist, welche mit dieser Reizeinwirkung primär, also allen anderen Ansätzen gegenüber stärker, siegreich, stattfand und also eine Hysterese zurückliefs, welche mit dieser Reizeinwirkung am leichtesten von statten geht; oder aber weil sie diejenige Abweichung der Bewegung ist, die mit dieser Reizeinwirkung infolge ihrer Abweichung von anderen Reizeinwirkungen mechanisch unbedingt verbunden ist. Das Bewufstsein dessen, dafs die gesuchte Wahrheit gefunden worden ist, ist ein Gefühl dessen, dafs die hysteretische zusammengesetzte Bewegung aus dem Widerstreit mehrerer Bewegungsansätze in die widerstandsloseste Bewegungsart übergegangen ist. Das Gefühl der Wahrheit oder Wirklichkeit ist ein ebenso tiefer und elementarer Bewufstseinszustand, wie das der Lust; es ist ein Fall von Lust. Zwar kann eine Wahrheit schmerzlich sein, indem sie den stärksten vegetativen Bewegungen des Nervensystems, der steten neuralen Bewegungsresultante widerstreitet — und solche Wahrheiten werden nur gesucht und festgehalten, wenn sie Mittel zur Aufhebung gröfserer Schmerzen sind —, doch ist sie immerhin auch lustbetont, denn sie ist das Gefühl einer Steigerung, einer Gleichheit, der Bewegung im Nervensystem. Wahrheit, Wirklichkeit einer Vorstellung — und ebenso das Bewufstsein, dafs eine Vorstellung durch einen Umstand verwirklicht werden kann — ist daher eine Uebereinstimmung, ein Gleichgerichtetsein, das Aufheben eines Widerstreites neuraler Bewegungen, nicht mit der steten neuralen Bewegungsresultante, sondern mit den kräftigen Ueberbleibseln primärer neuraler Bewegungen (Erfahrungen) — mögen die nun der steten neuralen Bewegungsresultante gleich- oder entgegengerichtet sein — oder mit solchen und der abweichenden Natur der Reizeinwirkung selbst. Dennoch aber stellen sich Antworten, Wahrheiten auf Fragen infolge desselben neuralen Mechanismus ein, wie zweckmäfsiges Handeln, dadurch nämlich, dafs die jenen Antworten oder Wahrheiten entsprechenden Ablenkungen gewissen anderen Bewegungen gleichgerichtet sind, während alle anderen Bewegungsansätze diesen widerstreiten. Dafs aber eine wahre Vorstellung oder ein wahrer Satz dennoch nicht eine vollkommene, starke Wiederholung der primären zusammengesetzten Erfahrungsbewegung ist, stammt daher, dafs die der wahren Vorstellung oder dem wahren Satze entsprechende neurale Bewegung zwar in gewissem Sinne diesen Ueberbleibseln primärer Bewegung oder der abweichen Art der Reizeinwirkung mehr gleichgerichtet ist, als die der Frage entsprechende Bewegung, und doch wieder eine andere, wahrscheinlich von den gegenwärtigen primären Bewegungen herrührende Art von Hemmung erleidet, welche ihr die Qualität des blos Vorgestellten, aber der Wahrheit gemäfs Vorgestellten verleiht. Diese letztere Art von Hemmung (einer wahren Vorstellung, im Gegensatz zur primären Wahrnehmung) ist gleichfalls schmerzlich, was sich darin zeigt, dafs Denken (ebenso wie Erinnern, Träumerei, kurz alles Vorstellen) subjektiv ein ähnlich gefühlter Bewufstseinszustand ist, wie Kummer, Sorge, Schmerz, und ähnliche expressive und vegetative Begleiterscheinungen besitzt, möge es Denken, Erinnern, Träumen, Vorstellen angenehmer oder unangenehmer Dinge sein. — Wir müssen uns eben im Nervensystem immer ein Chaos miteinander streitender und einander unterstützender Bewegungen vorstellen: der steten vegetativen Bewegungen, der gegenwärtigen, durch äufsere Einwirkungen verursachten primären, der nach zum Teil gleichen, zum Teil verschiedenen primären, zusammengesetzten (Erfahrungs-) Bewegungen zurückgebliebenen verschiedenen Hysteresen. Da ringt das Gegenwärtige Extravegetative mit den steten vegetativen Bewegungen, und mit den den vegetativen Bewegungen zu Hilfe eilenden hysteretischen Bewegungen, und diese mit anderen hysteretischen Bewegungen, und alle diese mit Innervationen extraneuraler Bewegung. Und daraus entstehen die verschiedensten Arten von Widerstreit und Förderung; derselbe Bewufstseinszustand ist einesteils Lust, anderesteils Schmerz und Arbeit. Der Bewegungsverlauf geht aber normal in der Richtung widerstandslosester vegetativer Bewegung.

Ebenso wie die Frage, ist auch der Zweifel und das Bewufstsein des Irrtums schmerzlich, weil diese gewissen sich durchsetzen wollenden neuralen Bewegungen widerstreiten (möge auch ein angenehmer Zweifel oder Irrtum vorliegen). Irrtum stellt sich ein, weil infolge zum Teil gleicher, zum Teil verschiedener Erfahrungen falsche Ansätze zur Beantwortung von Fragen stattfinden, und das Bewufstsein von Irrtum stellt sich ein, wenn der Widerstreit dieser Ansätze mit den Ueberbleibseln primärer, zusammengesetzter Erfahrungsbewegungen gefühlt wird.

Dem auf Wahrheit ausgehenden Denken entspricht daher neural wesentlich derselbe mechanische Vorgang, welcher auch der Auswahl zweckmäfsiger Handlungen entspricht, nämlich, dafs inmitten von Ansätzen zu allen Bewegungsarten diejenigen kräftiger ausgeführt werden, welche einer schon vorhandenen Bewegung gleichgerichtet sind, während alle ihr widerstreitenden erfolgreichen Widerstand erleiden. Beantwortung einer Frage, Feststellung einer Wahrheit, Verwirklichung einer Vorstellung, Beseitigung eines Schmerzes, Erlangen eines Wunsches, zweckmäfsiges Handeln siud neural gleiche Vorgänge. Nur dafs im Falle theoretischen Denkens jene die Denkbewegung unmittelbar bestimmende vorhandene Bewegung nicht unmittelbar die stete vegetative Bewegungsresultante, sondern eine extravegetative Bewegung ist. Da taucht aber die Frage auf: Warum ist eben jene vorhandene extravegetative hysteretische Bewegung so kräftig, dafs sie — nicht nur auf diese Frage bezüglichen Irrtümern und nur teilweise relevanten Kenntnissen, sondern allen anderen Frage-, Denk- und extraneuralen Bewegungen und auch der assoziationslosen unzusammengesetzten, unveränderten Einwirkung gegenüber — den widerstandslosesten Ablauf der augenblicklichen neuralen Bewegung bestimmt; dafs eben sie allen anderen Bewegungsansätzen einen erfolgreichen Widerstand bietet? Warum stellen sich eben gewisse Denkprobleme, gewisse Fragen ein und nicht Millionen anderer, die ebenso ungelöst sind? Warum ruft der Anblick eines Schiffes im Ingenieur die Frage nach dem Herstellungsorte desselben, im Kaufmann die nach der Qualität der Ladung hervor? Warum denken wir in dieser Welt — wo wir Bewufstseinszustände fortwährend in anderen Zusammensetzungen haben als früher, wo fortwährend Unterschiede und Widerstreit auftauchen: wo wir Gegenstände ohne die auf sie bezüglichen Kenntnisse wahrnehmen, wo betreffs jedes Gegenstandes gefragt werden kann, wie schwer, wie warm u. s. w. er ist, in welchen Raumverhältnissen er zu allen anderen Gegenständen ist, u. s. w. — warum denken wir in dieser Welt eben über gewisse Fragen und nicht über andere nach? Neural ausgedrückt: Warum gewinnt im Nervensystem — wo doch infolge des fortwährenden Wechsels der Bewegungen, Ansätze zu Millionen Arten von hysteretischen Bewegungen mit einander im Widerstreit sind, wo alle diese hysteretischen Ansätze mit den gegenwärtigen primären extravegetativen Bewegungen kämpfen, wo alle diese Bewegungen mit der steten vegetativen Bewegung ringen, wo der Drang nach bloßem Denken der Sehnsucht nach extravegetativer Muskelbewegung zuwiderläuft — warum gewinnt im Nervensystem eben eine gewisse extravegetative Denk-, oder Fragebewegung, eine gewisse Abweichung jene Kraft, daß der Bewegungsverlauf eben auf ihre Kräftigung und Ausführung geht? Die Antwort auf diese Frage lautet subjektiv: wir denken über die nützlichsten Fragen nach; sie lautet neural: weil jene extravegetative Denkbewegung der steten neuralen vegetativen Bewegungsresultante, der Erhaltung des widerstandslosesten Lebens gleichgerichtet ist. Wir lösen solche hysteretische Bewegungskonflikte auf, die auf dem Wege zur Beseitigung stärkerer, schmerzlicherer primärer Bewegungskonflikte liegen. Nur in betreff solcher denken wir aus, fliehen wir den Irrtum, suchen wir die Wahrheit, nämlich das dem Primären entsprechende. Nur solchen zuliebe opfern wir angenehme Anschauung und Muskelbewegung blassem, nur schwache, hysteretische Konflikte auflösendem, aber dabei mühevollem Denken. Jeder Bewußtseinszustand ruft Bewegungsansätze zu allen Bewegungsarten, zu allen Bewußtseinszuständen hervor; zur Ergänzung mit Bewußtseinselementen, durch deren Abwesenheit er sich von allen anderen Bewußtseinszuständen, Erfahrungen, Kenntnissen, zusammengesetzten Bewegungsverläufen, unterscheidet; zur Aufhebung seines Unterschiedes von allen anderen Bewußtseinszuständen, da er doch mit allen anderen vergleichbar ist; zu allen Zusammensetzungen, neuen Konstruktionen und zu schöpferischem Denken; — die blos mögliche, oder (besser gesagt) die ansetzende, beginnende sogenannte

„Assoziation" ist, oder (am besten ausgedrückt) die ansetzenden Abweichungen, Konflikte der Bewegung sind, unbegrenzt und unbestimmt. Doch inmitten dieser Abweichungen, Konflikte wird jener Bewegungsverlauf ausgeführt, welcher das widerstandsloseste Vorsichgehen der steten, immer gleichen Lebensbewegung sichert. Alles Bewuſstsein, ja alles „Reflex"-leben setzt einen Widerstreit voraus, und aller Bewuſstseinsverlauf, ja der sogenannte „Reflex"-bewegungsverlauf ist eine Auswahl in der Richtung der gröſsten Kraft, der widerstandslosesten Bewegung; diese aber liegt immer in der Richtung der steten vegetativen Lebensbewegung, der steten neuralen Bewegungsresultante. Die mögliche „Assoziation" ist daher unbegrenzt und unbestimmt, und die aktuelle „Assoziation" wird durch eine allem Bewuſstsein vorangehende vegetative Bewegung bestimmt, während die Assoziationspsychologie Lehren aufstellte, als würde ein jeder Bewuſstseinszustand blos einige, durch Erfahrung der thatsächlichen zeitlichen und räumlichen Verhältnisse der Welt und durch nähere Aehnlichkeit oder Verschiedenheit bestimmte, starre Assoziationen haben und als würde dies die spezielle aktuelle Assoziation bestimmen; ebenso wie die heutige physiologische Psychologie lehrt, daſs von gewissen sensorischen Nervenelementen einige, starre, spezielle Verbindungen besonders zu gewissen motorischen Nerven führen. Dabei vergaſs die Assoziationspsychologie, daſs Alles mit Allem vergleichbar ist, und sie sah oft nicht ein, daſs die einzige „Assoziation" die des Unterschiedes, der „Redintegration", ist.

Inmitten einer unbegrenzten Möglichkeit von, und Ansätzen zu, Problemen und Gedanken bestimmt daher die höchste Nützlichkeit das aktuelle Denken. Darum denken wir nicht nach über die Frage, wieviel Blätter wohl auf allen Bäumen der Erde, wohl aber wieviel Menschen in einem Staate oder auf unserem ganzen Planeten sind. Es könnte wohl scheinen, als wiche unser Wahrheitsdrang von unseren praktischen Interessen ab, doch ist dies nur Schein: es handelt sich in solchen Fällen um Wahrheiten, die mittelbar mit unseren praktischen Zwecken zusammenhängen. So entsteht z. B. ein Interesse an den Gesetzen der Bewegung der Himmelskörper, weil die Kenntnis der allgemeinen Gesetze aller Bewegung sich praktisch höchst wichtig gezeigt hat; wäre dies oder ein ähnliches praktisches Interesse nicht der Fall, so würde jene Frage ebenso wenig auftauchen, als die nach der Zahl aller

Blätter. Kein Mensch würde sich darum kümmern, welche Tänze wohl die kleinsten Teile der Stoffe ausführen, — ebenso wie sich kein Mensch um die Tänze der Blätter an den Bäumen kümmert — wenn diese Frage praktisch nicht höchst wichtig wäre.

Unangenehme und dabei auch mittelbar nicht nützliche Wahrheiten wollen auch die Menschen nicht; solche denken sie nicht aus; sie leben lieber im Zustande der höchsten Gedankenverwirrung. Wir können dies an einem Beispiele zeigen. Das ganze Treiben der Menschen während des Lebens beruht auf der Anschauung, daſs Tod ein Uebel sei. Diese Wahrheit entsteht unter der Einwirkung der steten Lebensbewegung; dieselbe, indem sie besteht, führt zu dem Wunsche weiter zu leben und den Tod, der ihr widerstreitet, nicht zu wollen. Da aber das Leben nicht für immer erhalten werden kann, da an einem Punkte des Lebens alle Mittel zur Erhaltung des Lebens gewiſs versagen, so nützt diese Wahrheit nicht, sie verursacht nur Schmerz; darum erhalten die Menschen andererseits den Glauben an ein zweites Dasein aufrecht. Der steten Bewegungsresultante in ihrem letzten Erlöschen, wo ihr nur noch ein schmerzloses Ende gleichgerichtet ist, ist dieser Glaube gleichgerichtet. So besitzen diesbezüglich die Menschen zweierlei Wahrheiten, die eine für die ganze Dauer des Lebens, die entgegengesetzte für den letzten schweren Augenblick ihres Lebens selbst, und des ihrer Lieben. Könnte das Leben ewig erhalten werden, so wollte kein Mensch das Paradies genieſsen und der Glaube daran schwände. So wie es aber in Wirklichkeit ist, frohlocken sie über den Tod des Feindes als über ein ihm zugefügtes Uebel, und trösten sich über ihren eigenen Tod als einen Uebergang in eine bessere Welt. Und in derselben Viertelstunde bestrafen sie den Mörder des Freundes als Uebelthäter und preisen den Freund doch glücklich, während sie den Feind nur für unglücklich halten. Die Möglichkeit aber des Festhaltens an zwei einander so sehr widersprechenden Ueberzeugungen wird durch die Komplizirtheit der Erfahrungen gegeben, dadurch, daſs Thatsachen so für die eine, wie für die andere Folgerung vorhanden sind; dadurch kann man, wenn man eben nicht ausdenkt, einmal bei einer, ein andermal bei der anderen Folgerung stehen bleiben. Dem Ausdenken stellt sich aber die stete neurale Bewegungsresultante entgegen.

Und so ist es auf allen Gebieten. Die Inkonsequenz der Menschen ist wahrlich jämmerlich vom Gesichtspunkte der vollen Wahrheit, der Möglichkeit des höchsten, allumfassenden Könnens und absolut wirkungsvollen Handelns aus betrachtet. Doch die Menschen sind konsequent darin, daſs sie nur solche Wahrheiten wollen, die sie benützen können; um andere bekümmern sie sich nicht, sie wollen nicht aus denken. Dazu befähigt sie die Komplizirtheit des Denkens, die Konkurrenz sich widersprechender Teilvorstellungen; sie denken nicht aus, wo sie keinen Nutzen, wo sie vielmehr nur Unruhe und Schmerz zu finden glauben. Und der wahrheitsliebendste Denker will auch nur darum ausdenken, weil er doch die Möglichkeit eines vollkommeneren Glückes, eines besseren Handelns sieht, und nur auf dieser Grundlage kann er den Menschen Wahrheit empfehlen. Denn auch die Bewegung seines Nervensystems geht auf die möglichst unbeeinträchtigte vegetative Bewegung, und wenn er glaubt, die Wahrheit für sich auf das höchste zu stellen, so ist er im Irrtum über sich oder ein zum Leben unfähiges oder minderfähiges Individuum der Rasse.

So ist es also die Beeinträchtigung der steten, vor allen temporären Eindrücken stattfindenden vegetativen Bewegung, welche jenen neuralen Bewegungsprozeſs leitet, den wir Denken nennen; dieser wird nicht unabhängig von jenem durch temporäre Bewuſstseinszustände oder Vorstellungen bestimmt. Es ist die trotz der Beeinträchtigung noch bestehende vegetative Bewegungsresultante, welche die Richtung des Denkprozesses angibt. Sie wählt jene Hilfsvorstellungen aus, welche das Denkproblem lösen, indem sie vor allen anderen solche neurale Bewegungen zur Ausführung gelangen läſst, welche jene Beeinträchtigungen aufheben, d. h. ihr gleichgerichtet sind. Sie macht es, daſs uns einfällt, Schwefelsäure als Kohlensäure aus einem Karbonat auslösend zu betrachten, wenn wir an Stillung unseres Durstes denken, sie aber als ätzende Flüssigkeit zu begreifen, wenn wir einer solchen bedürfen; ein Vieleck als aus Dreiecken bestehend zu denken, wenn wir Frieden mit unserem Nachbar haben und daher ein Feld aufmessen und verteilen wollen, es aber als eine Einheit zu begreifen, wenn wir es zu behalten gedenken. Sie leitet den assoziativen Prozeſs, den wir Denken nennen, sie schafft alle wissenschaftlichen Einteilungen, sie reiht Erscheinungen unter Begriffe.

Es ist oft die Frage aufgeworfen worden, wie wir dazu kämen, irgend einen Gegenstand, ein Ereignis oder eine Eigenschaft eben unter einen gewissen Begriff zu reihen und daraus etwas in betreff desselben mittelst eines Obersatzes zu folgern, wo doch dieselbe Erscheinung auch unter eine Menge anderer Begriffe gereiht werden kann. Dies ist wirklich nur dann begreiflich, wenn wir nicht vergessen, daſs all unser Denken durch Schmerzen (worunter wir auch Wünsche verstehen) erregt wird. Der Schmerz, dessen Beseitigung die Frage des Denkens bildet, existirt auſserhalb des Denkprozesses (wenigstens wie dieser von den Logikern gewöhnlich dargelegt wird, indem sie ihn erst von der Antwort angefangen ins Auge fassen) und geht denselben, der dann blos aus Antworten, aus Behauptungen, Sätzen besteht, voran. Da nun ein gewisser Schmerz, eine gewisse Beeinträchtigung der steten neuralen Bewegungsresultante vorhanden ist, stellen sich Vorstellungen der verschiedensten Erfahrungen ein, die wir über die Behebung dieses Schmerzes hatten, und so auch die, welche sich auf die Behandlung jenes Gegenstandes, jenes Ereignisses oder jener Eigenschaft beziehen, und so kommen wir dazu die betreffende Erscheinung unter einen gewissen Begriff einzureihen, von einem gewissen Gesichtspunkte zu betrachten. Und ebenso bei allen theoretischen Teilproblemen, deren Lösung eine Phase in der Beseitigung vegetativer Schmerzen ist. Wenn der hysteretische Prozeſs noch nicht so weit gediehen ist, daſs eine Muskelbewegung, eine Handlung eintreten kann (Abschnitt 41), wenn infolge von Erfahrungen, daſs der Schmerz in gewissen Fällen aufhörte, in anderen aber nicht, die Vorstellung eintritt, daſs es weitere Bedingungen der Aufhebung des Schmerzes gibt (Abschnitt 45), oder wenn infolge der nur teilweisen Aehnlichkeit und teilweisen Verschiedenheit des aktuellen Schmerzes von einem anderen die Vorstellung eintritt, daſs das Mittel modifizirt werden muſs (S. 89), so stellt sich die Frage nach diesen Bedingungen und nach dieser Modifikation ein und drängt zur Lösung, da deren Lösung der steten neuralen Bewegung gleichgerichtet ist. Der Inhalt der Frage bewirkt nun, daſs sich Vorstellungen von auf diese Frage bezüglichen Erfahrungen einstellen und so auch jene, die die Frage des speziellen Falles löst. Wenn wir fragen, warum ein Körper sich bewegt, oder nach welchen Gesetzen er sich bewegt, regen sich alle unsere auf Ursachen, bezw. Gesetze der Bewegung beziehenden Erinnerungen und auch die, welche auf den betreffenden Körper pafst. Vergessen wir aber, wie dies die Logiker gewöhnlich thun, dafs es praktische Schmerzen und theoretische Fragen sind, die erst das Denken in Bewegung setzen und gehen wir von der Annahme aus, als würden Gegenstände schon ohne solches Interesse zum Denken führen, indem sie Assoziationen erwecken, so ist es in der That nicht begreiflich, warum sie eben in der einen und nicht in der anderen Richtung Gedanken erwecken. Doch ohne einen Widerstreit in der neuralen Bewegung, ohne Schmerz und Verlangen kann es kein Denken geben. Das Denken, der intellektuelle Bewegungsverlauf ist ohne seinen Zusammenhang mit dem Gefühl, d. h. mit dem Schmerz, unbegreiflich, weil er so nie existirt und nicht existiren kann. Er besteht eben in einer Auswahl, welche durch den Schmerz, durch die Beeinträchtigung der steten neuralen Bewegungsresultante, bestimmt wird. Wir denken immer nur darüber nach, wie unsere Schmerzen behoben werden können oder wodurch sie erhalten werden (s. unten Abschnitt 59); alle unseren objektiven Sätze, Wahrheiten, wissenschaftliche Gesetze der Koexistenz, der Folge, der Gleichheit und des Unterschiedes sind nur Episoden in dieser Frage, die für uns eigentlich einzig existirt.

Herbert Spencer behauptet (Pr. of Psychology, 2. ed. § 305), der Syllogismus sei keine Art des wirklichen Gedankenganges, blos eine Art des Beweises der Richtigkeit eines schon gefundenen Gedankens. Er frägt, wie käme ich beim Anblick eines Krystalls zu dem Gedanken: „alle Krystalle spalten' in Ebenen; dieser Gegenstand ist ein Krystall; es spaltet daher in einer Ebene?" Warum dächte ich, so frägt er, an alle Krystalle, wo doch der vor mir liegende Körper unter die verschiedensten anderen Begriffe eingereiht werden könnte? warum dächte ich daran, dafs alle Krystalle in Ebenen spalten, wo sie doch auch die verschiedensten anderen Eigenschaften haben? Nicht auf diesem Wege gelange ich, so lehrt Herbert Spencer, zu jener speziellen Wahrheit betreffs des vorliegenden Körpers. Es fällt mir sofort und unmittelbar ein, dafs er in einer Ebene spalte und erst nachher mache ich als Beweis jenen Syllogismus, der mir sonst nicht einfallen könnte.

Diese Behauptung ist nach unserer Ansicht vollkommen unrichtig; wir behaupten im Gegenteil, dafs wir in der Form des Syllogismus folgern — es läfst sich nicht wegleugnen, dafs

wir zu der Ueberzeugung, jener Gegenstand spalte in einer
Ebene, dadurch kommen, daſs wir sehen, daſs er ein Krystall
ist, und weil wir uns dessen erinnern, daſs alle Krystalle ausnahmslos in einer Ebene spalten. Ja, was führt uns aber zu
diesem Gedankengange? dies kann mit Recht gefragt werden.
Dazu führt uns der Umstand, daſs wir uns aus irgend einem
Grund für die F r a g e interessiren, wie denn der vor uns liegende
Gegenstand spaltet, oder daſs uns im allgemeinen die F r a g e
der Spaltung der Mineralien beschäftigt. Dieser Umstand bewirkt es, daſs in unserem Bewuſstsein eben Erinnerungen betreffs
der Spaltungserscheinungen auftreten und daſs wir besonders
die Erinnerung festhalten, die auf jenes Mineral paſst, wenn
uns eben die Spaltung dieses Minerals interessirt, oder wenn die
Spaltung dieses Minerals zur Lösung der allgemeinen Frage beitragen kann. Es ist nicht nötig, daſs wir eben mit dieser Frage
aktuell beschäftigt, daſs wir in Denken über diese Frage vertieft
gewesen seien, als wir den Krystall erblickten; es genügt, daſs
diese Frage uns früher beschäftigt hat, ohne ganz gelöst worden
zu sein, oder daſs sie uns von Zeit zu Zeit beschäftigt. Es ist
offenbar, daſs einem Manne, für den diese Frage gar kein
Interesse besitzt, der sich mit Mineralogie nicht beschäftigt, jener
Gedanke, daſs dieser Gegenstand in einer Ebene spaltet, nicht
einfallen wird, selbst wenn er weiſs, daſs der Gegenständ diese
Eigenschaft besitzt. Ihm fällt, wenn er ein Exporteur ist, vielleicht ein, daſs jener Gegenstand in Afrika teuer zu verkaufen
wäre, wie alle glitzernden Gegenstände, oder, wenn er ein
Chemiker ist, daſs jener Gegenstand, wie alle Körper, die eine
gewisse Substanz enthalten, zur Bereitung gewisser Stoffe ver-
wendbar ist.

Es ist daher ein uns quälender Schmerz, eine uns beschäftigende Frage, die uns einen Gegenstand unter einen Begriff
reihen läſst. Spencer hat insoferne Recht, als er behauptet, daſs
schon etwas v o r dem Syllogismus gegeben sein muſs, damit wir
zu eben diesem Syllogismus gelangen. Gegeben muſs aber nicht
die Antwort, sondern die Frage sein. Nicht schon die Vorstellung, daſs der Gegenstand in einer Ebene spaltet, sondern die
Frage, „wie spaltet dieser Gegenstand“, welches Problem, welche
schmerzliche Frage selbst sich einstellt, weil sie auf dem Wege
der Lösung einer anderen, tieferen Frage, der Behebung eines

vegetativen Schmerzes, einer Beeinträchtigung der steten Lebensbewegung, liegt.

Spencer behauptet auch, dafs selbst wenn wir in der Form
des Syllogismus dächten, zuerst der Untersatz in unserem Bewufstsein sein müfste, denn wie kämen wir, so fragt er, zur Vorstellung, alle Krystalle spalten in einer Ebene, wenn wir nicht
zuerst die Vorstellung hatten, dieser Gegenstand sei ein Krystall.
Auch diese Behauptung halten wir für unrichtig. Nach der
Frage, „wie spaltet sich dieser Gegenstand", tauchen in unserem
Bewufstsein die verschiedensten erfahrenen Bedingungen für verschiedene Spaltungsweisen auf (es kreuzen sich die verschiedensten zusammengesetzten hysteretischen neuralen Bewegungen, in
denen Spaltungsbewegungen enthalten sind), darunter auch die,
dafs die Spaltungsfläche von der krystallenen Beschaffenheit abhängt, und an diesen halten wir fest, weil sie auf den Gegenstand
pafst, weil sie die Frage löst, die Beeinträchtigung der steten
Bewegungsresultante aufhebt oder doch dazu beiträgt.

Dafs die stete neurale Bewegungsresultante den Verlauf des
Denkens bestimmt, erscheint auch von allen vorangehenden Erwägungen wahrscheinlich. Denn wo wäre, da eine stete Kraft
in uns ist, welche den Verlauf unserer Vorstellungen immer
gleich, nämlich der Erhaltung unseres Lebens entsprechend,
richtet, das mechanische, materielle Korrelativ jener Kraft
anderwärts zu suchen, als in dem gleichfalls steten Lebensprozefs,
der von allen temporären Einflüssen unabhängig vor sich geht
und vor allem Anfang des Denkens vor sich gehen mufs?
Welche andere stete materielle Bewegung kennen wir im Körper,
welche das materielle Korrelativ jener steten psychischen Kraft
sein könnte? Und wie könnten wir uns die mechanische neurale Kraft, welche unserem Denken fortwährend jene Richtung
gibt, anders denken, als in den Bewegungen, die schon in jener
Richtung wirken?

Das mechanische, materielle Korrelativ des
hinter unseren Vorstellungen stets wirkenden,
denkenden, auswählenden, verknüpfenden, geheimnisvollen Subjektes ist daher — wie unglaublich es
auch für den ersten Augenblick erscheine —, jene
geheimnisvolle, im Bewufstsein nie klar erscheinende, neurale Bewegung, welche Herz, Brust
und Eingeweide sich stets bewegen läfst und be-

herrscht und welche sich gegen ihr widerstreitende
Bewegungen erhält. Das stete Walten des Geistes
und das engste vegetative Leben ist ein und derselbe Prozefs. Nur darum ist es möglich, dafs der
Geist fortwährend um die Erhaltung des Lebens beschäftigt ist. Was wir die hinter dem Bewufstsein
existirende „Seele" nennen, ist nur ein anderer
Name für die körperlichste vegetative Bewegung.
Nicht ein speziellerer, höherer, neuraler Prozefs
ist das neurale Korrelativ der Seele, oder des
Geistes, sondern die niedrigste, fundamentalste
neurale Bewegung, in deren Modifikation auch
jeder höhere neurale Prozefs besteht.

Die ältere Assoziationspsychologie wollte den Prozefs des
Denkens rein aus den temporären Bewufstseinszuständen bezw.
Bewegungen erklären. Sie stellte ihn als einfache hysteretische
Wiederholung früher stattgefundener primärer Bewegungen hin,
was er nicht ist. Sie scheiterte. Die neuere Psychologie kam
zur Erkenntnis, dafs im Denkprozefs neben den hysteretischen
Dispositionen noch eine richtende Kraft wirkt. Welche diese
aber sei, stellte sie bisher nicht fest, und die bestimmteste, aber
unrichtige Anschauung über dieselbe ist bis heute, dafs sie in
einer speziellen neuralen Apperzeptionsbewegung bestehe. Es
gibt keine solche höhere, spezielle Apperzeptionsbewegung. Es
gibt nicht eine (aktuelle) einfache Assoziation und eine dazu
kommende höhere apperzeptive Assoziation. Immer ist ein Ansatz zu allen Bewufstseinszuständen, Bewufstseinsverläufen, Bewegungsverläufen vorhanden, und die aktuelle Assoziation, der
aktuelle Bewegungsverlauf besteht einfach immer im Verlauf in
der widerstandslosesten Bewegungsart inmitten dieser Ansätze,
indem ein steter Widerstand in dem steten Fortbestehen der
durch stete Kräfte des Universums vegetativen Bewegung gegeben ist.

55.

Es ist nicht wahrscheinlich, jedoch nicht ausgeschlossen,
dafs unsere Erklärung des Denkens, Handelns und der komplizirten Bewegungen im allgemeinen einem oder dem anderen der
Leser als mit der althergebrachten assoziativen Erklärung identisch erscheine, da doch beide Erklärungen die hysteretische

Fähigkeit des Nervensystems, hysteretische Bewegungen, voraussetzen. Obwohl wir dies, wie soeben angedeutet wurde, kaum für nötig erachten, wollen wir doch auf die fundamentalen Unterschiede der beiden Theorien aufmerksam machen.

Die bis zur neuesten Zeit gegoltene Theorie, welche im Nervensystem keine andere richtende Kraft, als die der temporären Eindrücke kennt, vermag, wie wir in Abschnitt 37 darlegten, nicht zu erklären, warum die ganze Entwicklung eine zweckmäfsige Richtung nimmt. Sie erklärt nicht, warum sich einstellende unzweckmäfsige primäre Bewegungen sofort aufgelassen werden, warum nicht eben diese unzweckmäfsigen Bewegungen hysteretisch erweckt werden, warum vielmehr die zweckmäfsige, freudige Natur einer Bewegung (und nicht etwa ihr blofses primäres Zustandekommen oder ihre öftere primäre Wiederholung) ihre Hysterese im entsprechenden Falle sichert. Sie kann auch nicht erklären, warum nicht einfache Kopien vorhergegangener primärer Bewegungen hysteretisch entstehen, sondern neue Verkettungen, neugeschaffene, zusammengesetzte Folgerungen, Wahrheiten und Handlungsweisen. All dies ist nach unserer Theorie eine Wirkung der steten Bewegungsresultante des Nervensystems.

Nach jener althergebrachten Theorie ist jeder Bewufstseinszustand mit gewissen speziellen anderen Bewufstseinszuständen primär assoziirt und erweckt diese hysteretisch blos infolge der früheren primären Assoziation. Nach unserer Theorie folgt aus der mannigfaltigen Menge der teilweise verschiedenen, teilweise gleichen Erfahrungen, dafs jeder Bewufstseinszustand jeden anderen hysteretisch erwecken kann; es gibt nach unserer Theorie keine speziellen Assoziationen; jede temporäre neurale Bewegung kann jede andere hysteretisch erwecken, sie erweckt aber nur die zweckmäfsigen infolge des Widerstandes der steten neuralen Resultante des Lebens.

Jene Assoziationstheorie ist ein Gegenstück zur gleichfalls allgemein angenommenen Lehre, als gäbe es inmitten der allgemeinen, Bewegung erzeugenden und leitenden Struktur abgestimmtere spezielle Bahnen, auf welchen die Bewegung von gewissen sensorischen Nerven rascher und leichter zu gewissen motorischen Nerven als zu anderen geführt wird und als wäre dies die Grundursache spezieller, zweckmäfsiger Bewegungen; die Lehre von der speziellen Assoziation und der ihr entsprechen den speziellen assoziativen Struktur ist ein Gegenstück zur Lehre von der speziellen Reflexstruktur, dem Reflexbogen; wir leugnen beide. Daſs aber jeder Bewuſstseinszustand infolge der Mannigfaltigkeit der Erfahrung mit allen anderen Bewuſstseinszuständen assoziirt sei, zeigt die jedem offenbare Thatsache, daſs wir im Denken (Vergleichen, Unterscheiden, in räumlicher und zeitlicher Umschau) thatsächlich von welchem Bewuſstseinszustande immer zu welcher Vorstellung immer gelangen können.

<h2 style="text-align:center">56.</h2>

Wir glauben im obigen das neurale Korrelativ auch jenes Bewuſstseinszustandes erkannt zu haben, den wir **Wollen** (und **Nicht-Wollen**) nennen. Gegenstände dieses Bewuſstseinszustandes sind immer hysteretische Bewuſstseinszustände und derselbe bezieht sich immer auf Verwirklichung dieser; dies ist auch dann der Fall, wenn das Verbleiben eines schon bestehenden Bewuſstseinszustandes gewollt wird, denn auch dann bezieht sich das Wollen auf die blos vorgestellte Zukunft. Das neurale Korrelativ des Wollens ist nun nach unserer Ansicht jene Verstärkung einer hysteretischen Bewegung, die sie dadurch erhält, daſs sie der steten neuralen Bewegungsresultante gleichgerichtet ist; das neurale Korrelativ des Nicht-Wollens aber jene Abschwächung und endlich Ablenkung, welche eine hysteretische Bewegung dadurch erfährt, daſs sie der steten neuralen Bewegungsresultante zuwiderläuft.

Wir haben oben (Abschn. 19) den Umstand, daſs eine temporäre neurale Bewegung der steten neuralen Bewegungsresultante gleich, bezw. entgegen gerichtet ist, als materielles Korrelativ der Lust-, bezw. der Unlustbetonung derselben festgestellt. Hier erscheint dasselbe materielle Verhältnis als Grundlage des Gewollt-, bezw. Nichtgewolltwerdens. Dies ist auch ganz natürlich, denn ein Bewuſstseinszustand wird gewollt, bezw. nicht gewollt, je nachdem er an sich lustbetont oder mittelbar lustschaffend, zweckmäſsig, bezw. an sich unlustbetont oder mittelbar unlustschaffend, zweckwidrig erscheint. Der Verstärkung, bezw. Hemmung, die die stete neurale Bewegungsresultante durch dieses materielle Verhältnis erfährt, entspricht subjektiv das Gefühl der Lust und Leichtigkeit, bezw. das der Unlust und Hemmung; der darauf eintretenden Verstärkung, bezw. Hemmung, die dem temporären Bewußtseinszustand durch dieses materielle Verhältnis zuteil wird, entspricht subjektiv das Gewollt-, bezw. Nichtgewollt-werden desselben.

Häufig wird vom Wollen so gesprochen, als bezöge es sich blos auf Handlungen. Doch ist dies nicht richtig; „ich wollte, daß ich ewig lebte; ich wollte, daß morgen schönes Wetter wäre" u. s. w. sind Fälle des Wollens.

Das Wollen ist für die alte Assoziationspsychologie eines der schwierigsten, ja ein unlösbares Problem, das gar nicht in ihr System hineinpaßt. Denn offenbar stammt das Wollen des Lust-betonten, das Nichtwollen des Unlustbetonten nicht aus Erfah-rung; diese lehrt blos, daß etwas freudig oder schmerzlich sei, nicht aber daß jenes gewollt, dieses nicht gewollt werden solle. Der Wille ist eine Fähigkeit, welche allen temporären Bewußt-seinszuständen vorangeht. Der Wille ist nicht ein Verhältnis zwischen Bewußtseinszuständen, nicht eine auf Erfahrung be-ruhende Verknüpfung solcher, sondern ein Verhältnis zwischen einem Bewußtseinszustand und einer der alten Assoziations-psychologie ganz unbekannten Kraft. Es ist dies jene ante-mentale, extra-psychologische und doch psychologische Urkraft, welche der Agens aller jener für die alte assoziative Psychologie geheimnisvollen, unerklärbaren Vorgänge, wie Aufmerksamkeit, Denken, Lust und Unlust ist, die stete, physiologische, vegetative Bewegungsresultante. So hören wir z. B. Herbert Spencer lehren, daß Vorstellung eines Bewußtseinszustandes und der Wunsch (desire) nach demselben eigentlich eins und dasselbe seien (Princ. of Psych. 2nd ed. § 213); beide sind einfach hysteretische Wiederholungen vorhergegangener primärer Erfahrungen. Eine merkwürdig kühne Behauptung, da es doch auch Vorstellungen von Krankheiten, Tod und anderen Uebeln gibt. Der Umstand, daß ein Spencer zu dieser Behauptung gelangt, zeigt an, daß die alte Assoziationspsychologie keine Ahnung von der urwesent-lichen Thatsache alles psychischen Lebens besitzt, daß alle temporären neuralen Bewegungen zu einer steten physiologischen Lebensbewegung hinzukommen, daß alle Erfahrung erst auf diese bezogen wird und dadurch ihre Wertschätzung erlangt; daß also die althergebrachte Psychologie mit ihrer Ansicht von dem souveränen, sich selbst genügenden temporären Erfahrungs-verlauf ganz ohnmächtig in der Erklärung der psychischen Grunderscheinungen ist. — Es könnte gefragt werden, wie nach

unserer Theorie nichtgewollte Vorstellungen entstehen, da doch
nach derselben — so will es scheinen — nur der steten neuralen Bewegungsresultante gleich gerichtete hysteretische Bewegungen sich einstellen. Zur Beantwortung dieser Frage mufs
darauf hingewiesen werden, was wir über abstrakte Teilvorstellungen und über angehende Verirrungen im Auslösen solcher
sagten (Abschn. 53 und 54); auch müssen dazu unten Abschn. 64,
der von dem Widerstreit verschiedener Freuden bezw. Schmerzbeseitigungen handelt, und endlich die höchst wichtigen Abschnitte 59—62 zu Rate gezogen werden, welch letztere ausführen werden, dafs unsere bisherige Darlegung des Vorstellungsverlaufes eine den Thatsachen nicht vollkommen entsprechende
vereinfachte war, und dafs der thatsächliche Vorstellungsverlauf
auch das Sich-Einstellen von Vorstellungen nicht gewollter Bewufstseinszustände zuläfst.

Der neueren Psychologie ist es geglückt, zu der wahren Erkenntnis zu gelangen, dafs Wollen, Denken und Aufmerksamkeit
verwandte Vorgänge sind; sie sind aber nach den meisten ihrer
Repräsentanten geheimnisvolle Thätigkeiten jenes geheimnisvollen
Subjektes, welches hinter dem Bewufstseinsverlaufe als spiritus
agens steht. Es gelang ihr nicht, das Geheimnis dieses Subjektes und seiner Thätigkeit naturwissenschaftlich zu enthüllen,
sein neurales Korrelativ festzustellen. Auch findet sich bei
Schriftstellern, die auf dieser Grundlage stehen, gleichfalls noch
die Behauptung, dafs die blofse Vorstellung und das Wollen einer
Bewegung eins und dasselbe seien.

57.

Noch ist unsere physiologische Theorie des zweckmäfsigen
Bewegungsverlaufes nicht zu Ende geführt; sie bedarf vielmehr
höchst wichtiger Ergänzungen, die wir teilweise noch in diesem,
teilweise im zweiten Teile unserer Arbeit zu geben gedenken.
Bevor wir aber an die Darlegung dieser Ergänzungen gingen,
müssen wir uns jenem Teile unseres Problems (Abschn. 6) zuwenden, welcher sich auf den unnützen und den zweckwidrigen Bewegungsverlauf bezieht.

Die Thatsache, dafs temporäre Reize neben den zweckmäfsigen Bewegungen, welche die Einwirkung lebensbeeinträchtigender Reize beseitigen, die Einwirkung lebensfördernder

stärken, auch andere Bewegungen auslösen, findet ihre Erklärung
darin, dafs jene ersteren zweckmäfsigen Bewegungen nur einen
Vorzug über alle anderen Bewegungen, zu denen Disposition
vorhanden ist, geniefsen, bei einer allgemeinen Strömung von
Energie zu allen Teilen des Körpers. Dieser Vorzug stammt
daraus, dafs die afferente Rückwirkung jener ersteren Bewegungen
zum Teil der steten neuralen Bewegungsresultante gleichgerichtet
ist und daher in derselben einem geringeren Widerstande be-
gegnet als andere Bewegungen, die auf einen gröfseren Totalwiderstand stofsen. Doch ist die afferente Rückwirkung auch
der zweckmäfsigen Bewegungen immer nur zum Teil der steten
neuralen Bewegungsresultante gleichgerichtet; auch ihre afferente
Rückwirkung ist teilweise der steten neuralen Bewegungsresultante entgegengerichtet; auch sie sind Störungen der Ruhe
oder der vorangehenden zweckmäfsigen Bewegung (Abschn. 28—30).
Es kann nun Bewegungen geben, die gar keine der steten
neuralen Bewegungsresultante gleichgerichtete Rückwirkung ausüben, deren totale Rückwirkung aber so wenig derselben entgegengesetzt ist, dafs sie einen geringeren Totalwiderstand zu
besiegen haben als die zweckmäfsigen Bewegungen. Diese zwecklosen Bewegungen werden daher gleichzeitig mit den zweckmäfsigen ausgeführt werden, oder sogar vor diesen; die letzteren
werden zu ihrer Ausführung einer gröfseren Summirung der
Reizeinwirkung, der Entwicklung einer gröfseren Energiemenge
bedürfen.

Bei andauernden schmerzlichen Reizeinwirkungen, d. h. bei
solchen, deren Beseitigung eine längere Zeit beansprucht, und
ebenso bei andauernden lustbetonten Reizeinwirkungen, und endlich ebenso bei wenn auch kurzen, doch starken Reizeinwirkungen
wird, infolge der Auslösung einer gröfseren Energiemenge, eine
gröfsere Menge zweckloser Bewegung entstehen; auch solche Bewegungen werden zustandekommen, welche in der steten neuralen
Bewegungsresultante auf einen gröfseren Widerstand stofsen als
die zweckmäfsige Bewegung.

Die afferente Rückwirkung aller Bewegungen ist, wenn sie
der steten neuralen Bewegungsresultante nicht gleichgerichtet
ist, ihr entgegengerichtet. Doch werden von zweckwidrigen Bewegungen diejenigen ausgewählt werden, deren Rückwirkung
dies in geringerem Mafse ist. Ein mäfsiger Schreck wird keinen
Durchfall, wohl aber ein Zusammenfahren verursachen.

Diejenigen, der steten neuralen Bewegungsresultante entgegen-
gerichteten, Bewegungen, welche dies nur in geringem Mafse
sind, nennt man zwecklose, unnütze Bewegungen, im Gegenteil zu solchen, bei denen dies in gröfserem Mafse der Fall ist.
Bewegungen, die wirklich weder zweckmäfsig, noch zweckwidrig,
sondern blos zwecklos, unnütz sind, gibt es nicht. Läuft jemand
im Schmerz auf und ab, springt er vor Freude auf, oder schlägt
er vor Freude einen Purzelbaum, so thut er etwas zweckwidriges,
der klügsten Handlungsweise, der besten Führung des Lebens
entgegengesetztes, und die Rückwirkung dieser Bewegungen wird
sich auch als zweckwidrig und unangenehm fühlen. Doch
werden, wenn der Reiz nicht übermäfsig grofs ist, wie gesagt,
immer nur solche willkürliche und unwillkürliche Bewegungen
ausgewählt, deren afferente Rückwirkung mäfsig zweckwidrig ist.

Es ist (biologisch betrachtet) von allerhöchster Wichtigkeit,
dafs die Störung eines Teiles unserer Bewegungen durch „zufällige", temporäre Reize, afferente Rückwirkungen besitzt, welche
nicht in bedeutendem Mafse zweckwidrig sind, und dafs daher
die Möglichkeit vorhanden ist, diese Bewegungen „zufälligen",
temporären Reizen anzupassen. Würde eine Störung der augenblicklich best eingestellten Bewegung der Hände, der Sinnesorgane u. s. w. immer von solch eingreifender Wirkung sein, wie
eine Störung in der Bewegung der Gedärme, so würde die zweckmäfsige Antwort auf „zufällige", plötzliche Reize anderesteils
sehr zweckwidrige Folge haben. Dieselben Organe nun, welche
nicht unmittelbar im vegetativen Leben beschäftigt sind, sondern
blos mittelbar, deren Störung die stete, vegetative Bewegungsresultante weniger eingreifend stört, werden infolge der Einwirkung starker Reize leichter in (relativ gering) zweckwidrige
Bewegung geraten.

Diese Bewegung wird teilweise sogar als lustbetont gefühlt
werden, indem sie die freigewordene Energie, welche die Bewegungen des Organismus stört, abführt.

58.

Dafs bei Einwirkung starker schmerzlicher Reize die zweckmäfsigen Bewegungen ausbleiben, die Fähigkeit zu zweckmäfsigen
Bewegungen aufhört, sich eine Verwirrung des Bewufstseins
oder eine Ohnmacht einstellt, dafs solche Einwirkungen sogar

weitere höchst zweckwidrige Bewegungen, Beben am ganzen Körper, eine Störung der Verdauung u. s. w. im Gefolge haben, ist mit unserer Theorie in vollem Einklang. Denn nach dieser sind solche Einwirkungen starke Beeinträchtigungen der steten neuralen Bewegungsresultante, sie sind fast Aufhebung des Lebens, und es ist daher begreiflich, daſs die sehr geschwächte Lebensbewegung jenen schädlichen Innervationen nicht widerstehen kann, daſs vielmehr der normale Bewegungsverlauf sich umkehrt, daſs jener Beeinträchtigung gleichgerichtete Bewegungen sich leichter einstellen, als der Lebensresultante gleichgerichtete.

59.

Wir müssen nun eine höchst wichtige Ergänzung unserer Theorie des zweckmäſsigen Bewegungsverlaufes vornehmen; wir müssen ein Versäumnis gut machen, welches unserer Theorie von ihren ersten Anfängen anhaftet. Diese Theorie gestaltete sich bisher höchst einfach; sie kann aber in dieser Einfachheit nicht verbleiben.

Unsere Theorie sagt aus, daſs bei Beeinträchtigung der steten Lebensbewegung sich vor allen anderen und mit besonderer Leichtigkeit und Stärke solche Bewegungen einstellen werden, welche der noch bestehenden Resultante der normalen Bewegung gleichgerichtet sind. Gewiſs haben auch diese Bewegungen vor allen neueren Beeinträchtigungen einen Vorzug, solange jene Resultante noch besteht. Doch die Bewegungen, welche der schon vorhandenen beeinträchtigenden Bewegung gleichgerichtet sind, haben gleichfalls einen Vorzug. Bei Beeinträchtigung der normalen Bewegung widerstreiten sich eben zwei Bewegungen, es wirken nach zwei entgegengesetzten Richtungen Kräfte.

Es ist auch gewiſs, daſs nach Beeinträchtigung des normalen Lebens oft weitere, diese Beeinträchtigung unterstützende Prozesse im Körper auftreten, denen die noch vorhandene normale Bewegungsresultante nicht zu widerstehen vermag.

Hebt nun dieser Umstand unsere Theorie des zweckmäſsigen Bewegungsverlaufes auf? Keineswegs. Wir leugnen ja nicht die Möglichkeit eines zweckwidrigen Bewegungsverlaufes, ja wir erklären sie; dabei bleibt aber noch immer die Thatsache vorhanden, daſs in der noch bestehenden Kraft des normalen

Bewegungsverlaufes eine Kraft vorhanden ist, welche dem unzweckmäfsigen Bewegungsverlaufe widersteht und dafs an einem gewissen Punkte des zweckwidrigen Bewegungsverlaufes derselbe eben infolge dieser Kraft in einen zweckmäfsigen umschlagen kann, und dafs es **stets** diese Kraft der schon vorhandenen normalen Bewegung und **nur** diese es ist, welche den zweckmäfsigen Bewegungsverlauf im Organismus sichert.

Es ist daher trotz des Widerstandes der normalen Lebensbewegung eine Unterstützung schädlicher Einwirkungen durch organische Bewegungsprozesse möglich, wonach aber wieder ein zweckmäfsiger Bewegungsprozefs anfangen wie nicht anfangen und nicht aufhörender Schmerz und Tod sich einstellen kann.

60.

Die im vorigen Abschnitte erwähnte Thatsache zeigt sich besonders deutlich bei dem durch Denken vermittelten Handeln und noch deutlicher in dem allgemeinen Gesetze der Assoziation, das wir im zweiten Teile unserer Arbeit behandeln werden. Wir fanden das neurale Wesen des durch Denken vermittelten Handelns darin, dafs bei Beeinträchtigung der steten vegetativen Bewegung solche hysteretische Bewegungen sich einstellen, welche der noch vorhandenen steten neuralen Bewegungsresultante gleichgerichtet sind. Darin fanden wir das neurale Korrelativ jenes Bewufstseinsprozesses, dafs die Erkenntnis von zur Behebung eines Schmerzes oder Beschaffung einer Freude geeigneten Mitteln erwacht. Erfahrungsgemäfs erweckt aber ein Schmerz (worunter wir auch den Wunsch nach einer zu beschaffenden Freude verstehen) nicht nur die Vorstellung günstiger Mittel, sondern auch die Erinnerung an Umstände, welche die Erhaltung und Verstärkung jenes Schmerzes herbeiführen (die Erfüllung jenes Wunsches hemmen) können. So erweckt ein Schmerz am Finger die Vorstellung, dafs Arbeit des Fingers den Schmerz dauernd erhalten, so eine Feuersbrunst die Vorstellung, dafs die mit Alkohol gefüllten Fässer dieselbe verstärken können. Es wäre im Interesse der Einfachheit unserer Theorie erwünscht, dafs auch diese Vorstellungen unter den Begriff von der steten neuralen Bewegungsresultante günstigen, gleichgerichteten hysteretischen neuralen Bewegungen gebracht werden könnten, doch wäre eine solche Behauptung sophistisch. Jene

Vorstellungen sind vielmehr nach unserer Ansicht der Beeinträchtigung der steten neuralen Bewegungsresultante gleichgerichtete hysteretische Bewegungen und Fälle der im vorigen
Abschnitte bezeichneten Thatsache. Dies zeigt sich klar darin,
daſs jene Vorstellungen schmerzlich sind, den Schmerz ver-
gröſsern und dies sogar mit einer solchen Gewalt thun können,
daſs ihr Hinzukommen möglicherweise das Bewuſstsein aufhebt
oder verwirrt, oder körperliche Uebel verursacht. Ebenso wie
die Vorstellungen günstiger Mittel schon erleichternd wirken,
üben diese Vorstellungen eine belastende Wirkung aus. Und
unsere ganze Beweisführung (in den Abschnitten 41—48) zu
Gunsten der Behauptung, daſs das Sich-Einstellen der Vorstellungen von schmerzbeseitigenden Mitteln und Umständen
der steten neuralen Bewegungsresultante gleichgerichtet ist, kann
umgekehrt zum Beweis dessen angewendet werden, daſs das
Eintreten der Vorstellungen von schmerzerhaltenden und ver-
stärkenden Umständen der steten neuralen Bewegungsresultante
entgegengerichtet ist.

Widerspricht nun diese Thatsache des zweiseitigen hysteretischen Bewegungsverlaufes unserer Theorie? Keineswegs.
Denn kaum stellen sich diese schmerzlich gefühlten hysteretischen
Bewegungen ein, so erwacht bei normalem Verlauf der Widerstand der noch vorhandenen steten neuralen Bewegungsresultante
gegen dieselben, es entsteht der Bewuſstseinszustand, daſs wir
die Verwirklichung jener Vorstellungen nicht wollen, und es
entstehen ihnen entgegengesetzt wirkende hysteretische Bewegungen, Vorstellungen von ihre Verwirklichung verhindernden
Mitteln. Diese sind der noch vorhandenen steten neuralen Bewegungsresultante gleichgerichtet, und es stellen sich ihnen gleichgerichtete extraneurale Bewegungen kräftig ein. Der Bewegungsverlauf wird dadurch nur verwickelter, thut einen Schritt zurück,
folgt aber endlich dem dargelegten Grundgesetze.

61.

Es könnte die Auffassung geltend gemacht werden, daſs
hier eigentlich nicht ein zweiseitiger Bewegungsverlauf stattfinde,
der seine Richtung durch die schon stattfindenden zweiseitigen
Bewegungen erhielte, sondern daſs das Erwachen jener schmerzlichen Vorstellungen ein Fall jener Thatsache sei, daſs ein

8*

Schmerz (und überhaupt jeder Bewufstseinszustand) allerlei Vorstellungen, allerlei Assoziationen erwecke, die sich auf ihn beziehen, die mit ihm in Verbindung stehen. Diese Auffassung, welche der althergebrachten Assoziationspsychologie entspräche, ist nach unserer Ansicht falsch. Es ist auch ganz klar, dafs für uns mittelbar nur die zwei Fragen von Interesse sind, durch welche Umstände der Schmerz aufgehoben oder gemildert, und durch welche er erhalten und verstärkt werden könne, und dafs uns der Umstand, dafs das Geschwür am Finger aus einer Infektion stammt, oder dafs die Feuersbrunst ein Oxydationsvorgang ist, nur durch ihren Bezug auf jene Frage interessirt. Es wird aber ausführlich erst im zweiten Teile unserer Arbeit gezeigt werden können, dafs alle Assoziation in der Richtung der gröfsten Lust und der gröfsten Unlust geschieht, und dafs dies das einzige Gesetz derselben ist.

62.

Wie gesagt, thut diese Erklärung der in dem vorletzten Abschnitte festgestellten erfahrungsgemäfsen subjektiven Thatsache der Einfachheit unserer Theorie Eintrag. Doch der Leser wird zur Ueberzeugung kommen, dafs die von uns angenommene, der Haupt- und definitiven Richtung des Bewegungsverlaufes entgegengesetzte, Komplikation desselben eine Thatsache ist, wenn er deren biologische Wichtigkeit bedenkt. Sie ist die Bedingung dafür, dafs wir Schmerzen vorbeugen, bevor sie noch entstanden sind. Ebenso wie die stete neurale Bewegung primär beeinträchtigt sein mufs, auf dafs Reaktionen entstehen, welche primäre Schmerzen beseitigen, mufs dieselbe auch durch hysteretische Vorstellungen von Schmerzen beeinträchtigt sein, damit schmerzvermeidende Reaktionen eintreten.

Die volle biologische Wichtigkeit dieser Komplikation und ihre allgemeine Existenz wird erst im zweiten Teile unserer Arbeit, im Zusammenhang mit der allgemeinen Lehre von der Assoziation, festgestellt werden können. Dort sollen aus derselben auch speziellere Konsequenzen behufs der Erklärung des leichtsinnigen und schwermütigen Temperamentes, des Leichtsinnes der Jugend und der Vorsichtigkeit des Alters, der abnormen Depressions- und Elevationszustände gezogen werden.

63.

Hier brechen wir den physiologischen Teil unserer Theorie
ab. Wir wissen zwar, daſs unsere bisherigen Ausführungen nicht
allen Arten des Bewegungsverlaufes gerecht werden. Sie berücksichtigen besonders nicht jene Art des Vorstellungsverlaufes, der
nicht augenscheinlich von einem Schmerze, einem Problem ausgeht und sich konsequent darauf bezieht, sondern von wahrgenommenen Gegenständen angeregt und hin- und hergelenkt
wird, jene freiere Assoziation, die gewöhnlich vom Denken unterschieden wird. Die Behandlung der neuralen Seite dieser Art
von Vorstellungsverlauf setzt aber eine ausführliche Behandlung
auch der subjektiven Seite desselben voraus, und sie soll daher
im Zusammenhang mit dieser, im zweiten Teile unserer Arbeit,
vorgenommen werden.

Was jene Arten des Bewegungs- und Bewuſstseinsverlaufes
betrifft, mit denen wir uns beschäftigt haben, so glaubten wir
in ihnen ein einziges Grundgesetz des Bewegungsverlaufes zu
finden. Es lautet: **die infolge einer einwirkenden Veränderung
eintretende temporäre neurale und extraneurale Bewegung
nimmt einen solchen Verlauf, welcher die stete, während aller
Veränderung vor sich gehende, vegetative neurale und extraneurale Lebensbewegung unterstützt, und zwar nimmt sie diesen
Verlauf infolge des Widerstandes, welchen diese stete Bewegung
inmitten einer allgemeinen Innervation allen anderen Bewegungen entgegensetzt.** Der Titel unserer Arbeit verspricht
ein Grundgesetz des neuropsychischen Lebens, und wir formuliren dasselbe im obigen Satze. Wir sehen darin das Grundgesetz des neuropsychischen L e b e n s im engeren Sinne
(vergl. die Definition des Lebens im zweiten Teile), während jene austobenden und zweckwidrigen Bewegungen, welche
trotz des Widerstandes der steten Lebensbewegungen sich einstellen und deren afferente Rückwirkung der Erhaltung des
Lebens widerstreitet, nicht zum neuropsychischen Leben im
eigentlichen Sinne gehören und sogar auf das Aufhören des
Lebens, auf den Tod gerichtet sind.

Wir sind in der physiologischen Erklärung jener Arten des
neuropsychischen Lebens, mit denen wir uns bisher beschäftigten,
eigentlich zum Abschluſs dessen gekommen, was wir aussprechen
wollten. Es ist aber nötig, noch einiges hinzuzufügen.

64.

Vor allem wollen wir darauf hinweisen, dafs jene höchste und komplizirteste (das Wesen aller Selbstbeherrschung, höheren Einsicht und Moral bildende) Art des Handlungsverlaufes, welcher darin besteht, dafs die Beseitigung des geringeren Schmerzes der Beseitigung des gröfseren (die Beschaffung der geringeren Lust der Beschaffung der gröfseren) geopfert wird, wenn bei Vorhandensein mehrerer Schmerzen (Wünsche) die Beseitigung (die Erfüllung) des einen die Behebung (die Erfüllung) des anderen ausschliefst, ihre Erklärung ganz offenbar darin findet, dafs die Bewegung von verschiedenen innervirten Verläufen jenen annimmt, welcher die stete neurale Bewegung am stärksten unterstützt. Denn hier ist augenscheinlich eine Konkurrenz der Zwecke vorhanden mit dem Siege der für das Leben wichtigsten über die weniger wichtigen; hier zeigt sich eine Auswahl auch subjektiv im Bewufstsein. Demgemäfs bestimmt nach unserer Theorie derselbe neurale Mechanismus den Bewegungsverlauf bei der einfachsten sogenannten Reflexbewegung wie in der höchsten und komplizirtesten Handlungsweise, und dies erhöht beträchtlich die Wahrscheinlichkeit der Richtigkeit unserer Theorie.

Wir wollen noch bemerken, dafs derselbe Prozefs der Erduldung geringerer Schmerzen (und Entsagungen) behufs Beseitigung gröfserer Schmerzen und Erfüllung stärkerer Wünsche halbbewufst auch in den meisten einfacheren Handlungen stattfindet, wo dies nicht klar zum Bewufstsein kommt, bei allen solchen Handlungen und Beobachtungen und Benützungen äufserer Gegenstände, welche nicht an und für sich ein Vergnügen bilden und welche blos als Mittel zu weiteren Zwecken unternommen werden. Dies ist der Fall, wenn der Schuster sein Auge auf das Leder richtet und dieses bearbeitet, wenn der Gelehrte, den Federstiel in der Hand haltend, das weifse Papier mit Buchstaben besät, wenn der Fabrikarbeiter im schlecht riechenden Fabriksraume das Klappern der Räder hört, u. s. w. Keiner von diesen würde eben diese Eindrücke als Augen-, Ohren-, Nasenweide wählen, keiner würde diese Bewegungen und ebenso würde der gröfste Teil der Menschen nicht seine gewöhnlichen Denkarbeiten ausführen, wenn dies nicht zu anderen Zwecken nötig wäre; fortwährend werden im Leben die geringen Schmerzen der Sinne

den gröfseren Schmerzen des Hungers, Durstes u. s. w. unter-
geordnet. Dies zeigt nun, wie unrichtig die Auffassung derjenigen ist, die, wie z. B. HERBERT SPENCER, die höheren Handlungsweisen aus den Bewegungen entstehen lassen, welche die
Gegenstände der Aufsenwelt schon an und für sich auslösen,
ohne die Bewegungen zu berücksichtigen, die im Nervensystem
schon vonstatten gehen; die meisten Gegenstände, die beobachtet
und ergriffen werden, würden nicht beobachtet und ergriffen
werden, wenn diese Bewegungen nicht eine Rückwirkung auf
andere, schon stattfindende Bewegungen hätten. Nicht die
äufseren temporären Reize, sondern die stete Lebensbewegung
und deren meist interne, periodische Beeinträchtigungen bestimmen hauptsächlich den Bewegungsverlauf.

Die ganze Lebenseinrichtung der Menschen, die Einrichtung
ihrer Umgebung und die Umänderung, die sie mit dem ganzen
Erdball vornehmen, zeigt diesen Kompromifs. Sie rotten die
schönen Wälder aus, sie bauen Städte mit eintönigen Strafsen,
sie verbringen ihre Tage in engen, kahlen Räumen, sie umgeben
sich mit unschönen oder nur wenig schönen Werkzeugen und
Maschinen, sie vollführen von früh bis abends eintönige, ermüdende, schmerzliche Bewegungen und Gedankenarbeit, sie
nehmen also verschiedene geringere Beeinträchtigungen der
steten Lebensbewegung auf sich, nur um den gröfseren, Hunger,
Krankheit, Kälte zu entgehen, welche den Organismus und das
Leben mehr gefährden, als die Verletzungen von Schönheit,
Bequemlichkeit, Behagen. Mit anderen Worten, sie opfern die
Freuden und die Schmerzlosigkeit der Sinne, des Denkorganes,
der Muskeln, den Freuden und der Schmerzlosigkeit des vegetativen Lebens im engeren Sinne, des Magens, der Verdauungs-
organe, der Organe, deren richtige Funktion das Leben im
engsten Sinne, das Fundament alles Lebens, erhält. Indessen nicht
alle Sinne erfahren solche Zurücksetzung. Der Geschmackssinn ist
mit den fundamentalsten vegetativen Funktionen in Verbindung;
er erlebt Freuden schon, wenn der Hunger gesättigt wird, und
seine Verletzungen und Zurücksetzung sind auch starke Verletzungen und Zurücksetzungen des fundamentalsten vegetativen
Lebens, während die Verletzung des Gesichts-, oder Gehörsinnes
durch das Häfsliche, oder des Denkorganes durch Anhören
dummen Geschwätzes aus mittelbarem Interesse oder eintönige,
ermüdende Bewegung eine viel feinere, weniger starke Beein-

trächtigung bildet und daher behufs Erreichung anderer Zwecke
geduldet wird.

65.

Erhält aber im Gegenteil die stete Lebensbewegung nicht
Beeinträchtigung, sondern unmittelbare Förderung durch geistige
Beschäftigung, durch Muskelbewegung oder durch die feinen
neuralen Bewegungen, die die höheren Sinne initiiren, durch
einen angenehmen Anblick oder angenehme Töne — entweder
durch Zufall, oder weil die Erreichung wichtigerer, fundamental-
organischer Zwecke mit diesen Hand in Hand geht, wie z. B.
beim Förster, der sein Brot erwirbt, indem er durch schöne
Gegenden streift, oder weil die Erreichung dieser Zwecke nicht
alle Zeit, Kraft und Stoff verbraucht —, so entsteht das Gefühl
der angenehmen Zerstreuung, des Spieles, der Schönheit. Die
die stete Lebensbewegung unterstützende, stärkende Wirkung
dieser wird bis in die innersten vegetativen Organe gefühlt.

66.

Wir gehen nun von der speziellen Anwendung unserer
Theorie, die uns in den letzten zwei Abschnitten beschäftigte, zur
Lösung eines höchst bedeutsamen Zweifels über, der betreffs
dieser Theorie auftauchen könnte.

Es könnte scheinen, als wäre es eine unausweichliche Folgerung aus unserer Theorie, daß keine extra-vegetativen Bewegungen und keine Gedankenzüge und Begierden sich einstellen
können (ausgenommen höchstens die auf das vegetative Leben
selbst bezüglichen sekretorischen), wenn jene steten Reize
(Nahrung, Wärme, Luft, Licht) auf den Organismus regelmäßig
einwirken, welche die stete vegetative Lebensbewegung unterhalten und wenn keine inneren (Krankheit) und äußeren störenden Einflüsse sich geltend machen; denn alle temporäre Bewegung und alles Begehren und Denken bezieht sich ja nach
unserer Theorie auf die Unterstützung der steten Lebensbewegung. Nun ist es aber eine erfahrungsgemäße und bekannte Thatsache, daß mit Fähigkeit zu extra-vegetativer Bewegung und zum Denken begabte Wesen ein Verlangen nach
solcher Bewegung um ihrer selbst willen empfinden und es
schmerzlich fühlen, wenn sie daran verhindert werden. Auch

empfinden solche Wesen ein schmerzliches Verlangen nach äufseren Eindrücken und nach einem Wechsel in diesen, auch wenn sie nicht unter der Einwirkung der oben erwähnten schmerzhaften, die stete Lebensbewegung störenden Einflüssen stehen, wenn augenscheinlich keine Störung ihres vegetativen Lebens vorhanden ist. Auch wünschen sie schmerzlich Stoff zum Denken, etwas, dafs sie „interessire“, das sie begehren und das sie zum Handeln reize. Sie wünschen sich Wünsche, und sogar Mühe, Arbeiten, Schmerz. Das Gegenteil hievon ist jenes Unlustgefühl, das wir Langeweile nennen.

Flösse nun aus unserer Theorie wirklich unabwendbar jene Folgerung, so wäre diese Theorie hoffnungslos im Widerstreit mit den Thatsachen. Doch ist dem nicht so; die Thatsache der Langeweile und der Sehnsucht nach Denken, Handeln und Bewegung ist mit unserer Theorie ganz gut vereinbar.

Denn da die regelmäfsige stete Lebensbewegung darauf angelegt ist, mehr Bewegungsenergie hervorzubringen als zu ihrer eigenen Unterhaltung notwendig ist — jenen Ueberschufs nämlich, der zu zweckmäfsigem Denken, Bewegen und Handeln im Falle einer Beeinträchtigung der vegetativen Bewegung jeden Augenblick zu Diensten steht —, so können wir leicht begreifen, dafs das Nichtgebrauchen jenes Ueberschusses einen Widerstreit, eine Beeinträchtigung, eine Stockung der steten vegetativen Lebensbewegung selbst hervorbringe. Wir haben nur vorauszusetzen, dafs dieses Nichtgebrauchen den vorhandenen Dissimilations- und Assimilationsansätzen widerstreitet, und dann können wir verstehen, dafs infolge des Mangels an extravegetativer Bewegung ein Unlustgefühl eintritt, extravegetative Bewegungen und der Wunsch nach extravegetativer, selbst schmerzlicher Beschäftigung sich einstellen, wenn nur diese Schmerzen nicht gröfser sind als das Unlustgefühl jener Stockung. Alle zweckmäfsige extraneurale Bewegung und alles schmerzlösende Denken ist laut unserer Theorie extraneurale und neurale Bewegung, welche der steten vegetativen Lebensbewegung gleichgerichtet ist. Wird diese durch andere temporäre Einflüsse, als den Mangel an solchen (dessen subjektive Seite die Langeweile ist), beeinträchtigt, so entstehen Bewegungen, welche diese Beeinträchtigung aufheben. Fehlen hingegen solche Einflüsse, so entsteht eine Beeinträchtigung, eine Stockung im vegetativen Leben selbst, blos durch das Walten der steten Reize, denn diese erregen und unterhalten eine vegetative Lebensbewegung, welche den Eintritt solcher temporärer Störungen voraussetzt — und darum entstehen extravegetative extraneurale Bewegungen und auf Grund früherer Erfahrungen Vorstellungen von und Wünsche nach Störungen, und auch diese extraneuralen und hysteretischen neuralen Bewegungen sind der steten, von den steten Reizen unterhaltenen Lebensbewegung gleichgerichtet. Auch sie gehen auf die Erduldung kleiner Schmerzen zur Verhütung gröfserer, in der Richtung der möglichst unbeeinträchtigten steten Lebensbewegung. Diese ist eben als einen Ueberschufs an Bewegungsenergie produzirende Bewegung anzusehen, und dies ist mit unserer Theorie gar nicht in Widerspruch. Alle zweckmäfsige Bewegung und alles Denken geht nach unserer Theorie auf Unterstützung dieser sich selbst erhaltenden und Ueberschufs erzeugenden Bewegung, auf Aufhebung ihrer Beeinträchtigungen. Solche Beeinträchtigungen stellen sich fortwährend und in nur zu grofser Fülle ein infolge von Ursachen, welche nicht im Wesen dieser Bewegung selbst liegen; stellen sich aber solche nicht ein, so entsteht eine Beeinträchtigung aus dem steten Bewegungsprozefs selbst, welcher ja auf Beseitigung von Beeinträchtigungen eingerichtet ist.

67.

Dafs dies die richtige Erklärung des Verlangens nach temporärer Bewegung und der Langeweile ist, wird auch dadurch bezeugt, dafs dieselben bei verschiedenen Individuen im verkehrten Verhältnis zu dem Mafse auftreten, in welchem diese von negativen Beeinträchtigungen des Lebens bedrängt sind (worunter wir alle anderen Beeinträchtigungen, ausgenommen die positive der Ueberproduktion an Bewegungsenergie, verstehen). Es ist wahr, dafs die um ihrer selbst willen ausgeführten Bewegungen und die Langeweile auch bei den Armen, Kranken, Bedrängten und Kämpfenden nicht fehlen, doch ist es bezeichnend, unter welchen Umständen dieselben auftreten. Bei Ermüdung von der gegen die negativen Beeinträchtigungen gerichteten Arbeit, wenn dieselbe mit Erfolg nicht mehr möglich und ein Ueberschufs an Energie noch vorhanden ist; unter Verhältnissen, wo die Arbeit gegen negative Beeinträchtigungen solcher Art ist, dafs sie die volle Bewegungsenergie vorläufig nicht in Anspruch nimmt, wie z. B. beim Kutscher, der den Wagen zum Markte fährt und aus Langeweile sich ein Liedchen pfeift, oder bei einer Eisenbahnfahrt; wenn die negativen Beeinträchtigungen als unabwendbar erscheinen, wie bei durch kein Denken und Vorgehen zu lindernden körperlichen Leiden. Andererseits sind die rein zur Ableitung des Energieüberschusses unternommenen Bewegungen und die Langeweile auch bei den Reichen, Mächtigen und Gesunden der Erde nebensächliche Erscheinungen und treten auch bei ihnen meistens nur in den erwähnten Fällen auf; denn kein Leben fließt ohne stetes Vorhandensein negativer Beeinträchtigungen; und die stete Möglichkeit des Todes, der Krankheit, die unbegrenzte Möglichkeit der Steigerung der Bequemlichkeiten, die unbegrenzte Möglichkeit der Erweiterung der nützlichen Kenntnisse geben fortwährend Stoff zu Schmerzen, Wünschen, Denken und Handlungen. Bei weniger heftiger Bedrängung durch weniger unmittelbare und schwere Uebel tritt aber Langeweile und Spiel jedenfalls leichter auf.

68.

Wir sagten oben (Abschnitt 66), daß der Gelangweilte muskuläre Bewegung, steten Wechsel der Eindrücke, Stoff zum Denken, also zu fortwährendem Wechsel des Bewußtseins verlangt. Dies findet seine Erklärung darin, daß — solange die Ermüdung nicht zum Verlangen nach Schlaf führt — ein Ueberschuß an Bewegungsenergie von Augenblick zu Augenblick produzirt wird und daß dieser Ueberschuß seine ungehindertste Ableitung nur in fortwährenden temporären Bewegungen finden kann, in muskulären, im Wechsel der Gedanken und fortwährend wechselnder Anpassung an äußere Eindrücke.

Wahrscheinlich findet auch die Thatsache des — bis zum Eintritt des Schlafes — steten, in jedem Augenblick eintretenden Wechsels des Bewußtseins in dieser steten Ueberproduktion an Bewegungsenergie ihre Erklärung. Finden negative Beeinträchtigungen statt, so wird diese Energie von Augenblick zu Augenblick zu neuralen und extraneuralen Bewegungen verbraucht, welche diese Beeinträchtigungen aufheben; ist keine Möglichkeit solcher zweckmäßiger Bewegungen vorhanden, so entstehen spielende Bewegungen und das Verlangen nach solchen.

Langeweile schläfert ein, doch nur, wenn kein grofser Ueber-flufs an Bewegungsenergie vorhanden ist. Ist ein solcher da, so hält sie wach, bereitet Schmerzen und kann, wenn sie — wie bei Unfähigkeit zum Denken und zu Bewegungen — nicht ge-lindert werden kann, zur Verzweiflung führen. Dafs sie bei Mangel an grofsem Energieüberschufs schläfrig macht, kann leicht verstanden werden. Denn wenn weder negative Beein-trächtigungen noch Zerstreuungen die temporären Bewegungen stärker erregen, so kann trotz des geringen Energieüberschusses die temporäre Bewegung, welche dem Bewufstsein zu Grunde liegt, aufhören und Schlaf eintreten.

69.

Untersuchen wir nun, was für Bewegungen, Denk- und Wahr-nehmungsarbeiten blos aus Langeweile, während der (aus Müdig-keit oder aus speziellen Umständen erwachsenden) Unfähigkeit zu Behebungsarbeiten gegen negative Beeinträchtigungen, erwählt werden.

Die Erfahrung lehrt, dafs man sich solchen Zerstreuungen zuwendet, welche, wenn auch nicht zur Beseitigung der nie fehlenden negativen Beeinträchtigungen geeignet, doch einiger-mafsen gegen dieselben gerichtet sind, mit der nützlichen Be-hebungsarbeit zusammenhängen. So geht z. B. der Krieger auf die Jagd, Geschicklichkeitsspiele sind allgemein beliebt, mit Er-werb von Geld verbundene Spiele (Kartenspiele u. s. w.) sind sehr verbreitet, man schwatzt über das Geschäft, man liest No-vellen, welche Lebenslagen behandeln, die der des Lesers ähn-lich sind u. s. w. — Dies bedarf keiner weiteren Erklärung, denn dieser Charakterzug der zerstreuenden Beschäftigung ist offenbar der steten Lebensbewegung gleichgerichtet, sie unterstützend.

Doch ein anderer Charakterzug der Zerstreuungsbeschäfti-gungen interessirt uns mehr. Werden aus Langerweile gewählte Beschäftigungen, wie unsere Theorie besagt, blos zur Ableitung des Beeinträchtigung verursachenden Ueberschusses an neuraler Energie vorgenommen, so müssen zu diesem Zwecke laut unserem Grundgesetze des neuro-psychischen Lebens offenbar genau diesen Bedürfnissen entsprechende Beschäftigungen er-wählt werden. Es müssen Arbeiten sein, die einerseits nicht zu leicht sind, so dafs sie die von Augenblick zu Augenblick erzeugte überschüssige Energie verbrauchen, sie dürfen mit anderen Worten nicht langweilig sein; sie dürfen andererseits nicht so schwere Beeinträchtigungen oder mit solchen verbundene sein, welche die stete Lebensbewegung in gröfserem Mafse beeinträchtigen, als sie sie durch Ableitung jenes Ueberschusses fördern; sie müssen mittlere, leicht, von Augenblick zu Augenblick aufzuhebende Beeinträchtigungen sein. Während also die negativen Beeinträchtigungen der steten Lebensbewegung uns zu eintönigen, leichten, kleinen, oder aber zu schmerzlichen Muskelbewegungen zwingen, durch die jene schmerzlichen Beeinträchtigungen behoben werden, werden zum Zwecke der Zerstreuung der Langeweile weder zu leichte, noch zu schmerzliche, schwere oder anderwärtig unangenehme (z. B. in schlechter Luft zu vollführende) Bewegungen erwählt werden; diese Bewegungen werden möglichst genau der steten vegetativen Lebensbewegung, der gesunden, aber möglichst vollen Funktion des Herzens, der Lunge, der Eingeweide angepafst werden. Während die negativen Beeinträchtigungen uns eintönige, zu leichte, oder andererseits zu schwere, lange Zeit nicht zu lösende Denkprobleme, den Organismus schädigende harte Denkarbeit auferlegen, werden zur Zerstreuung uns genug beschäftigende, aber leicht ausführbare Denkarbeiten gewählt werden, ein angenehmes Gespräch, Rätsel, Witze, Lekture eines Romanes u. s. w. Während negative Beeinträchtigungen uns langweilige oder häfsliche Sinneswahrnehmungen aufzwingen, werden zur Zerstreuung interessante, schöne aber nicht ermüdende dienen.

Dieser Deduktion aus unserer Theorie entsprechen nun die Thatsachen vollauf. Alle Spiele und Zerstreuungen haben thatsächlich diesen mittleren Charakter. Scheinbar haben sie gar keine beeinträchtigende, mühsame schmerzliche Seite; doch genau beobachtet fehlt diese nirgends in den Zerstreuungen. Nicht zum Gegenstande der genauen Beobachtung gemacht, verschwindet sie aber neben dem freudigen Gefühl der leichten, fliefsenden und doch vollen Beschäftigung des Bewufstseins und der damit einhergehenden leichten und doch vollen vegetativen Lebensbewegung, und die Momente, Stunden und Tage dieses Zustandes gehören zu den glücklichsten unseres Lebens.

70.

Erfahrungsgemäfs wird zur Zerstreuung in grofsem Mafse auch der Genufs von Schönheit in Natur und Kunst verwendet. Dies findet seine Erklärung darin, dafs die Wahrnehmung des Schönen, ob des sichtbaren, des hörbaren oder des begrifflichen, auch eine mittlere Beschäftigung ist. Die angenehm zerstreuende Wirkung des Schönen aber läfst darauf schliefsen, dafs dieser mittlere, angenehm zerstreuende oder beschäftigende Charakter eigentlich das Wesen des Schönen sei. Thatsächlich scheinen — wie schon oft bemerkt wurde — alle Regeln des Schönen darauf auszugehen, dafs eine uns beschäftigende, aber unser Bewufstsein nicht zu sehr anstrengende Mannigfaltigkeit gegeben sei. Dem widerspricht nicht, dafs wir den Genufs des Schönen haben können, auch wenn wir nicht gelangweilt waren. Denn auch bei nicht eintöniger, sondern zu anstrengender oder schmerzlicher Beschäftigung können wir einen Uebergang zur leichteren, aber doch nicht langweiligen Beschäftigung, die „pure Zerstreuung" ist, angenehm fühlen.

Wir fanden oben (Abschnitt 64), dafs das Schöne in einer Unterstützung der steten Lebensbewegung, oder neuralen Bewegungsresultante durch die sonst zurückgesetzten Kanäle der höheren Sinne und des Denkorganes sei. Darüber aber, worin diese Unterstützung der steten Lebensbewegung durch das Schöne bestehe, sagten wir nichts. Es scheint nun, dafs diese Unterstützung eine zerstreuende, eine eben angemessene Anwendung des in wachem Zustande stets vorhandenen Energie-Ueberschusses ist. — Es könnte auch anders sein; ebenso wie Licht, Wärme eine speziellere unterstützende Wirkung auf die stete Lebensbewegung hat, könnten auch die neuralen Bewegungen des Schönen eine solche direkte Wirkung besitzen.

71.

Wir erwähnten Abschnitt 24 die Theorien, nach welchen der wesentliche neurale Unterschied zwischen Lust und Unlust darin bestünde, dafs die erstere eine mäfsige oder mittlere, die andere eine zu starke (bezw. nach einer der Theorien eine zu starke oder zu geringe) Reizung des Nervensystems wäre. Wir erklärten dort diese Theorien für unrichtig und gaben Beispiele von Lust

(Ruhe nach Ermüdung, Abwesenheit aller äufseren temporären Reize) und von Unlust (Hunger), die nicht unter jene Theorien subsumirt werden können.

Hier sehen wir nun die Ursache der Entstehung dieser Theorien. Ein grofser Teil unserer Freuden, nämlich diejenigen der angemessenen Zerstreuung, besteht thatsächlich in mittlerer Beschäftigung des Nervensystems. Dies gilt jedoch nicht von allen Freuden, so nicht von den Lustgefühlen des Ausruhens. Das grofse Lustgefühl der Leichtigkeit, welches ein Kind abends nach dem Auskleiden überkommt, kann kaum als eine mäfsige oder mittlere Reizung des Nervensystems beschrieben werden. Vielmehr fühlt das Kind — und auch der Erwachsene — nach dieser Erleichterung das Bedürfnis nach Zerstreuung; das Kind tollt herum, der Erwachsene fängt vor dem Einschlafen wieder an frischer zu denken. All' dies kann auch von der Erleichterung durch Niederlegen und Ausstrecken im Bette gesagt werden. Doch besteht, wohl gemerkt, nach unserer Meinung auch in den Fällen der angemessenen Beschäftigung das Wesen der Luſt, die neurale Thatsache, welche die Lust sichert, nicht in der Reizung des Nervensystems, sondern darin, dafs diese Reizung eine Beeinträchtigung, eine Stockung der neuralen Bewegung aufhebt und eine gröfsere gleichgerichtete Bewegungsmenge hervorruft. Dies ist nach unserer Ansicht das neurale Korrelativ aller Lust, während das aller Unlust das Eintreten bezw. Wachsen eines Widerstreites in der Bewegung ist. — Wir wiederholen, was wir Abschnitt 24 sagten. Eine Theorie der Gefühle mufs vor allem erklären, warum Lust gesucht, Unlust gescheut wird. Die Theorie, welche das Wesen von Lust und Unlust im Grade der Reizung sucht, thut dieser Forderung nicht Genüge.

72.

Unsere Theorie hat bisher eine Gesetzmäfsigkeit des Bewegungs- und Gedankenverlaufes, auf welche die heutige psychologische Wissenschaft grofses Gewicht legt, ganz aufser Acht gelassen und wir wollen zum Schlufs des physiologischen Teiles unserer Theorie noch ihr Verhältnis zu dieser Gesetzmäfsigkeit darlegen.

Zwei allgemeine, auf allen Gebieten des neuro-psychischen Lebens geltende, Gesetzmäfsigkeiten müssen jedem Beobachter auffallen und ihn auf den Gedanken bringen, dafs sie, eben weil sie allgemein sind, die tiefsten Gesetze dieses Lebens in sich bergen. Diese sind die Zweckmäfsigkeit der neuro-psychischen Bewegung und zweitens die Erscheinung der Gewöhnung.

Wir glauben nun, dafs von diesen beiden die Thatsache der Zweckmäfsigkeit das tiefste mechanische Gesetz des neuro-psychischen Lebens in sich birgt, indem sie davon eine äufsere, rohe Offenbarung ist. Wir denken diese Behauptung zum erstenmal aufgestellt zu haben.[1] Niemals betrachtete die physiologische Psychologie die Zweckmäfsigkeit als Ausdruck eines fundamentalen mechanischen Gesetzes des neuralen Bewegungsverlaufes; sie fand keine Beziehung zwischen der allgemeinen Thatsache der Zweckmäfsigkeit und den fundamentalen Gesetzen der neuralen Bewegung; die wissenschaftlichste, mechanischste und heute am allgemeinsten angenommene Erklärung der Zweckmäfsigkeit ist die durch „günstige Variationen“ und „natürliche Auslese“. Ein grofser und zwar der wissenschaftlichste Teil der heutigen Psychologen spricht die Ansicht aus, dafs nicht nur einige zweckmäfsige Bewegungen, sondern schon die allerersten sogenannten zweckmäfsigen Reflexbewegungen durch sogenannte „zufällige“ günstige Variationen und natürliche Auslese entstanden sind. Darunter birgt sich die Ansicht, dafs jene Eigenschaft der Lebewesen, dafs ihre temporären Bewegungen darauf angelegt sind, das Leben zu erhalten und Schmerz zu beseitigen, im allgemeinen erst durch zufällige günstige Variationen in einzelnen Individuen enstanden ist, während in Millionen anderer Individuen keine Spur dieser später allgemeinen Eigenschaft vorhanden war und dafs aus einer Anzahl verschiedener solcher zufälliger Variationen sich jene allgemeine Gesetzmäfsigkeit und das bestehende S y s t e m der das Leben erhaltenden Bewegungen entwickelte, während in der ersten, ursprünglichen Lebensbewegung keine allgemeine Tendenz hierzu vorhanden war, — eine ungeheuerliche, unmögliche Ansicht.

Während aber die heutigen Psychologen und Physiologen hinter der Zweckmäfsigkeit des neuro-psychischen Bewegungsverlaufes kein fundamentales, mechanisches Gesetz desselben suchen, glauben sie zumeist, dafs das fundamentale Gesetz,

---

[1] Siehe aber unten die N a c h s c h r i f t zum ganzen Bande.

welches den Bewegungsverlauf bestimmt, in den Erscheinungen der Gewöhnung zu Tage tritt. Die Erscheinungen der Gewöhnung oder Einübung bestehen nämlich darin, daſs neurale und neuro-extraneurale Bewegungen infolge von Wiederholung rascher und reiner (mit einer geringen allgemeinen Aufwühlung des Nervensystems) vor sich gehen, und daſs zu angewöhnten, erst vielleicht schmerzlichen, Bewegungen später eine starke Neigung eintritt. Die Gewöhnung, Einübung oder Wiederholung erleichtert, spezialisirt und festigt also die Bewegungen, welche ihren Gegenstand bilden. Diese Thatsache gab nun Veranlassung zur Lehre, daſs die Entstehung und Entwicklung des Bewegungsverlaufes in der Einübung, Angewöhnung oder Wiederholung ihre Erklärung finde.

Wir hatten schon mehreremal Gelegenheit die Unrichtigkeit dieser Lehre auszusprechen. Wir sehen täglich, daſs Bewegungen gewählt werden und sich festigen, nicht weil sie eingeübt worden sind, sondern weil sie Lust schaffen, Schmerzen beseitigen; wir sehen, daſs seit uralten Zeiten wiederholte Bewegungen eingestellt werden, sobald eine zweckmäſsigere Bewegung erkannt wird; und es ist klar, daſs diese Ohnmacht der Gewöhnung der Zweckmäſsigkeit gegenüber Bedingung alles Fortschrittes ist. Die Macht der Zweckmäſsigkeit kann aber nicht durch das Prinzip der Einübung erklärt werden. Dieses Prinzip erklärt nicht, warum zweckwidrige Bewegungen nicht widerholt, vielmehr in gegebenem Falle sofort aufgelassen werden. Es erklärt nicht, warum nicht vom Anfang an der Bewegungsverlauf eine zweckwidrige Richtung nahm. Es ist ja natürlich, daſs die Einübung nicht erklären kann, warum eben gewisse Bewegungen eingeübt wurden und nicht andere. Zur Erklärung dessen, daſs zweckmäſsige Bewegungen eingeübt wurden, muſs eine auswählende Kraft vorausgesetzt werden, welche vor aller Einübung vorhanden ist. Ebendarum greifen behufs Erklärung der Zweckmäſsigkeit dieselben Psychologen, welche im allgemeinen behaupten, der ganze Bewegungsverlauf, alle Reflexbewegungen, Instinkte, Handlungen fänden ihre Erklärung schon in der Einübung, andererseits auf das Prinzip der günstigen Variationen und der natürlichen Auslese zurück, auf ein Prinzip also, welches die allgemeine Tendenz zu das Leben erhaltenden, Schmerz beseitigenden, Lust verschaffenden Bewegungen und das System derselben nie und nimmer erklären kann. HERBERT SPENCER, der

einerseits gegenüber dem DARWIN'schen Standpunkt der günstigen Variationen und der natürlichen Auslese sich auf den
LAMARCK'schen Standpunkt stellt und in der Angewöhnung, in
der Ausbildung von Nervenbahnen durch Wiederholung ein
letztes Prinzip der psychischen Entwicklung findet, ein noch
letzteres aber allgemein in dem Einfluſs der Kräfte der Umgebung
auf den Organismus, dieser selbe HERBERT SPENCER sagt andererseits, indem er von der Lust an aktivem Mitleid spricht: „This
feeling is not one that has arisen through the inherited effects
of experiences, but belongs to a quite different group, traceable
to the survival of the fittest simply — to the natural selec-
tion of incidental variations. In this group are
included all the bodily appetites, together with
those simpler instincts, sexual and parental, by
which every race is maintained, and which must
exist before the higher processes of mental evolu-
tions can commence."[1]   Und derselbe HERBERT SPENCER
kann in dem physiologischen Teil seiner Psychology[2] die Thatsache, daſs Tiere gegen nützliche Gegenstände nähernde, gegen
schädliche abwehrende Bewegungen machen, nicht anders erklären, als durch natürliche Auslese, also durch das Aussterben
der Tiere, die diese Tendenz nicht besaſsen und durch Zurückbleiben derjenigen, in denen zufällig, aus unbekannter Ursache,
jene merkwürdige günstige Variation vorhanden war. Dies thut
derselbe SPENCER, der anderwärts erklärt, daſs die grundlegenden
Lehren seiner Psychologie von der DARWIN'schen Lehre unabhängig seien und nur auf dem Prinzip der Angewöhnung und
der äuſseren bildenden Einflüsse stehen, und der thatsächlich
die erste Ausgabe seiner Psychologie vor der Erscheinung des
DARWIN'schen Werkes und ohne die Annahme von „incidental
variations" veröffentlichte.[3] Die Einübung und die Ausbildung
von Nervenbahnen durch Wiederholung ist eben keine Erklärung
der Entstehung und Bevorzugung gewisser Bewegungen, und die
Anhänger der Lehre von der grundlegenden Bedeutung der Einübung sind eben gezwungen die DARWIN'sche Lehre zuhilfe zu
nehmen, wenn sie kein solches einfaches Gesetz der zweckmäſsigen Bewegung annehmen, wie wir es fanden.

---

[1] Princ. of Psych. 2. ed., Vol. II, p. 623.
[2] „Physical synthesis"; Pr. of Ps. Vol. II, p. 536, 537.
[3] Op. cit. Vol. I, p. 423,

Oft wird statt Gewöhnung „Erfahrung" als die letzte Ursache alles neuro-psychischen Lebens bezeichnet. So auch von Spencer, der an manchen Stellen seiner Werke selbst die einfachsten Reflexbewegungen durch Erfahrung zustande kommen läfst, während er an anderen Stellen, wie wir eben sahen, die entgegengesetzte Ansicht ausspricht. Dies ist eine noch ungenügendere Erklärung als Gewöhnung. Erfahrung kann kein lebendes Wesen darüber belehren, dafs es sich erhalten, Schmerzen meiden, Freuden suchen soll; sie kann es nur darüber belehren, dafs gewisse Erscheinungen das Leben fördern oder beeinträchtigen, eine angenehme oder schmerzliche Wirkung besitzen und dafs es daher, wenn es sein Leben erhalten, Freuden haben, Schmerzen aber nicht haben will, diese suchen, jene scheuen soll. Erfahrung kann nur thatsächliche Zusammenhänge lehren, nicht aber was für Bewegungen eintreten sollen. Es ist lächerlich zu behaupten, dafs Erfahrung die letzte Richtschnur für die Bewegung, das Verhalten des Organismus abgebe, denn wie könnte aus blofser Kenntnis des Thatsächlichen ein Imperativ des Sollens entstehen? Vor aller Erfahrung mufs eine lebenserhaltende Tendenz, ein lebenserhaltender Wille, eine lebenserhaltende Bewegung, eine Art Seele gegeben sein. Nach Spencer ist (unrichtigerweise, wie wir im II. Teil sehen werden) alles Leben eine Korrespondenz innerer Verhältnisse mit äufseren; die lebenserhaltende Tendenz der Bewegung mufs aber unabhängig von der Erfahrung der äufseren Verhältnisse und vor derselben gesichert sein, denn es kann ganz gut auch eine dem Leben entgegengesetzte Korrespondenz gedacht werden. Wie lebende Wesen ihren Feinden gegenüber mit den äufseren Zusammenhängen korrespondirende vernichtende und schmerzliche Bewegungen ausführen, so könnten sie ein mit den erfahrenen Zusammenhängen korrespondirendes selbstmörderisches Verhalten annehmen. Der Selbstmord beruht auf denselben Erfahrungen, wie die Selbsterhaltung.[1]

---

[1] Die obigen Bemerkungen wurden vor einigen Monaten geschrieben, beiläufig zur Zeit, als die neue Auflage von Spencer's Principles of Biology erschien, und sie beziehen sich noch auf die erste Auflage dieses Werkes. Der Kern des ganzen vorliegenden Buches wurde von mir zuerst im Schuljahre 1895/96 ungarisch in meinen lithographisch herausgegebenen Universitätsvorlesungen veröffentlicht, welche im Jahre darauf unter dem Titel Entstehung und Entwicklung des Rechts, in derselben

Erfahrung belehrt uns gewiſs über die thatsächlichen Erscheinungen. wenn sie auch nicht die tiefste Tendenz der Be-

----

Sprache, gedruckt erschienen. Schon in diesen Publikationen äuſserte ich die obige Ansicht über die Unrichtigkeit der SPENCER'schen Definition des Lebens. In der neuen Auflage seiner Biology kommt nun SPENCER zu derselben Erkenntnis und stellt, in einem neuen The Dynamic Element of Life betitelten Kapitel, fest, daſs das Leben ein Prinzip der Aktivität voraussetzt (welches er bisher in allen seinen Werken, in seiner ganzen Philosophie ignorirte). Er spricht es nicht aus, scheint es aber doch zu fühlen, wie verhängnisvoll die Vernachlässigung dieser Wahrheit für sein ganzes philosophisches System ist. Infolge dieses Fehlers bricht in der That dieses System in seinen Fundamenten beinahe ganz zusammen, blos einzelne Teile eines genialen Ueberbaues als wahr und bleibend zurück-legend. Daſs die ganze „atomistische", von einzelnen Reflexbahnen aus-gehende Psychologie SPENCER's infolge des festgestellten Fehlers zusammen-sinkt, wird hoffentlich aus dem ganzen vorliegenden Buche klar. Seine soziologische Anschauung, nach welcher der gesellschaftliche Fortschritt hauptsächlich von einer langsamen Festigung der sozialen Gefühle, von Gewöhnung an Disziplin und nicht vom intellektuellen Fortschritte her-rührt und in der Zukunft weiter zu erwarten sei, und die damit zusammen-hängende konservativ-individualistische Politik beruht auf demselben physiologisch-psychologischen Irrtum; sie ist nichts anderes als eine An-wendung des Prinzips der Gewöhnung oder Einübung als psychologischen Grundprinzips, und fällt mit dem Fallen dieser Anschauung. Ja, dieser selbe Fehler zeigt sich in SPENCER's allgemeinen Lehre der Entwicklung (First Principles), denn in dieser führt er blos die Veränderung in der Entwicklung auf das fundamentale Gesetz der Beständigkeit der Kraft zurück („Die Unbeständigkeit der Gleichheit, die Vervielfachung der Wirkungen, Auflösung"), nicht aber das Beständige und Zweck-mäſsige, die „Integration", denn „Segregation" und „Equilibration" sind in dieser Beziehung ungenügend.

Von der Unzulänglichkeit seiner eigenen Biologie und Psychologie ausgehend, gelangt SPENCER in seinem neuen Kapitel zu dem Ergebnisse, daſs es überhaupt nicht möglich ist, das Leben naturwissenschaft-lich, mechanisch zu begreifen. Zwar vermengt er diese Behauptung mit der erkenntnistheoretischen Lehre, daſs nach seinem inneren Wesen nichts begreiflich ist, doch behauptet er andererseits, daſs das Leben in einem doppelten, engeren Sinne, mehr als die anorganischen Erscheinungen, daſs es auch innerhalb der allgemeinen Grenzen naturwissenschaftlicher Erkenntnis unbegreiflich sei. Dieses Ergebnis ist nach unserer Ansicht ein noch fundamentalerer Fehler, als der, zu dessen Entschuldigung es festgestellt wird. Denn weder die Thatsache, daſs die Erscheinungen des Lebens eine erste, sich erhaltende (assimilatorische und dissimilatorische) Be-wegung voraussetzen, noch jene Beispiele wunderbarer Lebenserscheinungen, auf die SPENCER sich beruft, rechtfertigen jenen Schluſs. Ja, SPENCER begeht mit dieser neuen Wendung nach unserer Ansicht eine Sünde gegen den

wegung bestimmt. Es kann gewiſs gesagt werden, daſs unsere
Kenntnisse über die thatsächliche Auſsenwelt durch Eindrücke

---

wissenschaftlichen Fortschritt und gegen seine ganze philosophische Vergangenheit. Denn eines der Hauptverdienste des genialen und gewaltigen
Baues, welchem dieser groſse Geist sein Leben widmete, besteht darin, daſs
jener Bau durch wirkliche (wenn auch nicht vollkommen, doch in vielen
Teilen gewiſs, geglückte Ausführung) zeigte, daſs die ganze Natur einheitlich, in derselben Naturwissenschaft zu begreifen sei. Diese Lehre
seines Systems wird nun in diesem neuen Kapitel widerrufen.

Unter den systemlos zusammengewürfelten Beispielen, welche, zwei-
deutig, einerseits die Unmöglichkeit der mechanischen Auffassung des
Lebens, andererseits die noumenale Unbegreiflichkeit aller Erscheinungen
beweisen sollen, erwähnt Spencer auch zwei nach seiner Ansicht unbegreif-
liche psychologische Thatsachen, nämlich, daſs eine Henne in Ermangelung
anderen kalkhaltigen Stoffes Stücke von Eischalen verschlingt, und daſs
eine trächtige Kuh an einem Knochen nagt, also „eine ganz ungewöhnliche
Art von Nahrung“ einnimmt. Diese Thatsachen sind aber keineswegs unbegreiflich. Faſst man die einzelnen, speziellen Arten von Empfindungen,
Wahrnehmungen und Begierden „atomistisch“ auf, schreibt man sie der
Bewegung und Einübung, in verschiedenen Teilen, Centren und Bahnen des
Nervensystems zu, so sind jene Erscheinungen thatsächlich nicht zu begreifen; geht man aber von dem gemeinsamen Elemente, der Einheitlichkeit aller Bewuſstseinszustände aus, sieht man ein, daſs Erkenntnis von
Aehnlichkeit und verallgemeinerndes Denken vom Anfang des Bewuſstseins
angegeben ist und daſs alle Bewuſstseinszustände teilweise dieselbe Bewegung des Nervensystems hervorrufen (s. u. Zusatz I), so können jene
Thatsachen ganz gut erklärt werden. Ebenso wie der Mensch in dem
jugendfrischen, weichen, blühenden Gesichte eines Kindes, im jugendlich
biegsamen Gange desselben, im weichen Geschmack eines jungen Frühlings-
gemüses, im frischen Anblick einer Frühlingslandschaft, im weichen Violin-
spiel eines jungen Menschen dasselbe weiche Element erkennt (welches
wahrscheinlich aus dem Ueberflusse an Wasser in dem jugendlichen Organismus entsteht) und sich infolge einer dieser Wahrnehmungen der anderen
als ähnlicher erinnert: ebenso kann auch die Henne durch den spröden,
harten Anblick der Eierschale an den spröden, harten Geschmack anderer
kalkartiger Nahrung, und die Kuh durch das fleischige Aussehen, den Geruch des Knochens u. s. w. an ähnliche Eigenschaften ihrer gewöhnlichen
Nahrung erinnert und, da sie jetzt einer mit diesen Eigenschaften verbundenen Erquickung in gröſserem Maſse bedarf, zum Nagen am Knochen
verleitet werden. Mechanisch ausgedrückt: Die primären zusammengesetzten
neuralen Bewegungen, welche der Anblick der Eischale und des Knochens
hervorruft, sind teilweise gewissen, der steten neuralen Bewegungsresultante jetzt gleichgerichteten Hysteresen gleichgerichtet, und führen daher
zu solchen, auf jene Gegenstände bezüglichen, extraneuralen Bewegungen,
welche jene Hysteresen verwirklichen. — Ebenso verfallen (ganz un-
gebildete, nicht von chemischen Kenntnissen ausgehende)

der Aufsenwelt auf unser Nervensystem verursacht werden, und dafs ihnen neurale Bewegungen zu Grunde liegen, welche durch die äufseren Bewegungen hervorgebracht werden. Doch ist auch dies nur mit Beschränkung wahr; nicht die Erfahrung allein, nicht nur die durch temporäre äufsere Eindrücke hervorgebrachte, sondern auch die schon früher vorhandene stete neurale Bewegung bestimmt unsere Kenntnisse, unser Bild von der Aufsenwelt. Denn erstens setzt das Entstehen dieser Kenntnisse, dieses Bildes das Vorhandensein jenes Ueberschusses an neuraler Energie voraus, welcher zu forschenden, untersuchenden Bewegungen führt. Zweitens interessiren uns nur solche Kenntnisse, sammeln wir nur solche Erfahrungen, stellen wir nur solche Gesetze auf, beachten wir nur solche Erscheinungen, die auf die Erhaltung unseres Lebens und auf Freude und Schmerz Bezug haben, Millionen andere vernachlässigen wir; unser Bild der Welt entsteht daher nicht infolge von Bewegungen, welche (äufsere) temporäre Eindrücke in einem unbewegten Nervensystem hervorbringen, sondern es ist das Ergebnis des Zusammenwirkens jener Bewegungen und der von SPENCER und allen Psychologen vernachlässigten, von temporären Eindrücken unabhängigen und ihnen vorangehenden steten neuralen Bewegung, oder wie es die einsichtigsten Psychologen ausdrücken, der Funktionirung des unbekannten Subjektes, der Seele, des Ichs, der auswählenden, apperzipirenden Thätigkeit.[1]

Gewöhnung ebenso wie Erfahrung kann also die tiefste Eigenschaft, die Endrichtung, die allgemeine Tendenz des neuropsychischen Lebens nicht erklären, wie es SPENCER glaubt.

Das DARWIN'sche Prinzip der zufälligen, systemlosen günstigen Variationen kann sie gleichfalls nicht erklären.

Wir glauben, dafs sie in dem Widerstand der schon vorhandenen, durch die steten Kräfte des Universums erhaltenen Lebensbewegung beeinträchtigenden Bewegungen gegenüber, in der fördernden, erleichternden Wirkung dieser Lebensbewegung ihr gleichgerichteten Bewegungen gegenüber ihre Erklärung findet.

Menschen während einer Hungersnot darauf, Baumrinde zu mahlen und daraus Brot zu backen, während es ihnen nicht einfällt, anorganische Gegenstände zu verschlucken.

[1] Ueber das Wesen der Erfahrung vgl. auch die diesbezüglich höchst wesentlichen Zusätze I und II unten.

Diese Erklärung schließt es nicht aus, daß auch solche Bewegungen sich einstellen, welche das Leben beeinträchtigen und vernichten — thäte sie dies, so entspräche sie den Thatsachen nicht —; sie erklärt aber, warum beginnende beeinträchtigende Bewegungen eingestellt, beginnende fördernde Bewegungen ausgeführt werden, vor aller Gewöhnung und Einübung; sie ist wirklich eine Lehre von der natürlichen Auslese nicht der Individuen, sondern der Bewegungsimpulse im einzelnen Individuum. Sie findet ihre Analogie in der Thatsache, daß auch anorganische stete Bewegungen, die durch stete Kräfte erhalten werden, wie die Bewegung eines Flusses, Mittel finden, Beeinträchtigungen zu beseitigen.

Die Lehre von der grundlegenden Bedeutung der Einübung wird manchmal als die Lehre LAMARCK's bezeichnet. Doch LAMARCK behauptete blos die Festigung von Bewegungen durch Einübung, die Entstehung derselben schrieb er den „Bedürfnissen" der Lebewesen zu, von denen diese zu befriedigenden Bewegungen getrieben werden. LAMARCK nahm also richtigerweise erste, aller temporären Bewegung und Einübung vorangehende Bedürfnisse an; wir erkannten als materielles Korrelativ dieser Bedürfnisse, des Willens zum Leben, zur Erhaltung desselben, der Seele, des Subjektes, des Ichs einfach die aller temporärer Bewegung vorangehende erste, primitive, stete Lebensbewegung.

73.

Doch wenn auch die Gewöhnung nicht die Richtung des Bewegungsverlaufes in letzter Intanz bestimmt, so bleibt es dennoch wahr, daß durch Wiederholung die Bewegungen, wie es die Erfahrung lehrt, erleichtert, von dem rohen Anhängsel der allgemeinen Innervation gesäubert und gefestigt werden. Daß die Gewöhnung jene erstere Bedeutung nicht besitze, hatten wir im Laufe unserer Arbeit öfters Gelegenheit anzudeuten; wir faßten diese Behauptung hier nur zusammen, um andererseits festzustellen, daß die Wirkung, welche die Gewöhnung auf den Bewegungsverlauf ja ausübt, mit unserer Theorie ganz gut vereinbar ist.

Daß das Nervensystem nach Ausführung von gewissen Bewegungen nicht ganz in seinen früheren Zustand zurückkehrt und daß darum dieselben Bewegungen bei späteren Anlässen

rascher ausgeführt werden, ist gar nicht im Widerspruche und
ganz vereinbar mit der Theorie, daſs die stete neurale Bewegungsresultante es bestimmt, welche Bewegungen ausgeführt
und wiederholt werden sollen, und jene Annahme wurde auch
von uns bei Besprechung der Hysterese gemacht. Daſs infolge Wiederholung eines Reizes eine immer geringere Quantität
allgemeiner Innervation neben den speziellen zweckmäſsigen Bewegungen eintritt, kann seine Erklärung gleichfalls ganz gut
darin finden: daſs das Nervensystem nach Ausführung der von
dem betreffenden Reize erzeugten neuralen Bewegung nicht ganz
in seinen früheren Zustand zurückkehrt, daſs also die Einwirkung
dieses Reizes später eine immer geringere Veränderung im
Nervensystem bedeutet und eine immer geringere Energie-
quantität frei setzt; daſs hievon ein Teil vor allem zur Ausführung der zweckmäſsigen Bewegungen verwendet wird und
immer weniger auf die begleitenden fällt. Diese Erscheinung
ist daher gleichfalls mit unserer Theorie vereinbar. Daſs
schmerzliche Bewegungen, welche zur Verhütung geringerer
Schmerzen erduldet oder sonst aufgezwungen wurden, mit der
Zeit an Schmerzlichkeit verlieren und sogar verlangt werden,
findet seine Erklärung ebenfalls in derselben Thatsache der
Plastizität des Nervensystems, wie die oben erläuterten Erscheinungen. Wenn auch das Hauptgesetz der temporären Bewegungen
die Selbsterhaltung der steten neuralen Bewegungsresultante ist,
so schlieſst dies nicht aus, daſs zur Verhütung gröſserer Schmerzen
erduldete oder sonst aufgezwungene schmerzliche Bewegungen
die stete neurale Bewegungsresultante modifiziren, adaptiren, so
daſs sie später diesen Bewegungen nicht mehr widersteht, ja
diesen gleichgerichtet ist; dies ist aber nicht eine normale, fundamentale Erscheinung des neuro-psychischen Lebens. Wie wir
gleich sehen werden, ist dies auch nicht die typische Art seines
Fortschrittes oder seiner Entwicklung. — Es muſs noch hinzugefügt werden, daſs all diese Erscheinungen der Gewöhnung und
diese Erklärung derselben nicht unbedingt spezielle Centren
für die in Rede stehenden neuralen Bewegungen voraussetzen,
sondern auch mit der Annahme ganz gut vereinbar sind, daſs
die verschiedenen neuralen Bewegungen verschiedene Bewegungen
derselben Nerventeilchen sind und daſs dieselben Nerventeilchen
durch Einübung für verschiedene Bewegungen immer mehr ab-
gestimmt werden.

74.

Auch ist es mit unserer Theorie ganz gut vereinbar, daſs Einübung oder Gewöhnung einen Anteil an der zweckmäſsigen Entwicklung, an dem Fortschritt des psychischen Lebens hat. Zwar ist sie nicht der wichtigste Faktor davon. Die bedeutendste Ursache des Fortschrittes des psychischen Lebens besteht, wie die alltägliche Erfahrung lehrt, vielmehr darin, daſs, wenn durch „Zufall“ oder durch Teilwahrnehmungen zusammensetzendes Denken zweckmäſsige Bewegungen, welche gewissen Uebeln des Lebens steuern, gewisse Bedürfnisse desselben befriedigen, einmal gefunden worden sind, die Energie, welche mit der Lösung dieser Frage beschäftigt war, frei wird und sich anderen zweckmäſsigen Arbeiten zuwenden kann. Andererseits wird aber durch die Erleichterung und Spezialisirung der Bewegungen, welche die Einübung bewirkt, gleichfalls Energie für andere Aufgaben frei.

Endlich ist mit unserer Theorie auch die Annahme ganz gut vereinbar, daſs die gewisse Bewegungen erleichternde und von der allgemeinen Innervation befreiende Wirkung der Einübung auf die Nachkommenschaft vererbt wird und daſs diese daher nach kürzerer Erfahrung und weniger Denken eine Fähigkeit zu jenen Bewegungen erlangt oder gleich mit einer solchen zur Welt kommt. Diese Annahme teilen wir, ohne sie hier näher zu begründen. Dabei muſs bei endzweckmäſsigen Bewegungen, zu denen ein Wesen sofort bei seiner Geburt befähigt ist, vorausgesetzt werden, daſs infolge der Erfahrungen der Vorfahren auf die Nachkommenschaft ein hysteretischer Zustand des Nervensystems vererbt wird, der eine solche zusammengesetzte hysteretische Bewegung ermöglicht, wie wir sie in den Abschnitten 41—48 und 52 beschrieben haben. Diese hysteretische Bewegung kann auch von Bewuſstsein unbegleitet gedacht werden (vgl. oben Abschn. 50).

75.

Zusammenfassung.

Wir wollen zum Schluſs unsere Theorie kurz zusammenfassen, damit der Leser sie leicht überblicke; auch wollen wir ihr Verhältnis zur herrschenden psychologischen Lehre bezeichnen, damit der Leser ihre Bedeutung erwägen könne.

Daſs ein Körper psychische Erscheinungen offenbare, dazu ist es unbedingt notwendig, daſs er lebe. Ein Anlaſs, der eine psychische Reaktion in ihm hervorrufen soll, muſs ihn lebend antreffen und darf sein Leben nicht aufheben. Was bedeutet nun diese Bedingung? worin besteht jenes Leben, welches die Vorbedingung alles psychischen Lebens ist? Besteht es selbst in gewissen speziellen psychischen Erscheinungen? Muſs das Wesen etwa vielleicht eine rote Farbe sehen, oder seine Gliedmaſsen bewegen u. s. w., während jener Anlaſs es trifft? Gewiſs nicht; es ist von einem gewissen Minimum des Lebens die Rede, von dem allgemeinsten, vegetativen Leben, welches von allen temporären Eindrücken unabhängig ist und während der verschiedensten temporären Lebenserscheinungen gleichmäſsig oder ziemlich gleichmäſsig fortdauert, solange überhaupt der Körper lebt. Dieses vegetative Leben ist bei höheren Tieren ein komplizirteres, bei niederen ein einfacheres; sein Wesen besteht bei allen in einer fortwährenden Assimilation und Dissimiliation von Stoff. Diese minimale, vegetative Lebensbewegung ist die Folge von Bedingungen, welche auf der Oberfläche der Erde gewöhnlich nirgends fehlen, von Luft, Wärme, Anziehungskraft.

Und von assimilirbarem Stoff. Wir sagten, daſs jenes vegetative Leben von temporären, psychischen Bewegungen unabhängig sei. Der assimilirbare Stoff wird aber einem groſsen Teil der Lebewesen erst durch eine psychische Thätigkeit derselben zugeführt. Daſs dies aber geschehe, dafür ist wieder die Vorbedingung, daſs früher solcher Stoff dem Wesen nicht fehle, sonst lebte es nicht und könnte nicht weiteren Stoff herbeiführen.

Daſs ein vegetatives Leben dem psychischen vorangehe, ist eine Bedingung des psychischen Lebens bei jedem neuentstehenden Individuum und war eine Vorbedingung der Entstehung des psychischen Lebens auf der Erde im Anfang, denn sonst kämen wir zu dem Schlusse, daſs leblose Körper psychische Erscheinungen offenbarten. Bevor jene Aenderungen im Leben, jene speziellen Bewegungen auftraten, die zum psychischen Leben gehören, muſste irgend eine erste Lebensbewegung vorhanden sein.

Schon diese allgemeine Wahrheit, daſs eine minimale, vegetative, stete Lebensbewegung die Vorbedingung psychischer Erscheinungen ist, zeigt an, daſs jene Bewegung die leitende Kraft in allen psychischen Erscheinungen sei.

Neben jener vegetativen Lebensbewegung tritt nun ein psychisches Leben dann auf, wenn in jener Lebensbewegung gewisse Aenderungen sich einstellen. Deren Ursache mag in der steten Lebensbewegung selbst gelegen sein (Abnützung, Anhäufung verbrauchten Stoffes, Stockung in der Produktion von Energie), oder in der Aenderung der Bedingungen des vegetativen Lebens (Temperaturwechsel, Unreinheit der Luft, Mangel von Nahrungsstoff im Körper), oder endlich in anderen Bewegungen der Aufsenwelt.

Die psychischen Erscheinungen bestehen (materiell betrachtet) in molekularen (neuralen) und molaren (muskularen) Bewegungen. Diese Bewegungen besitzen allgemein einen solchen Charakter, dafs sie das Leben erhalten und jene subjektiven Zustände sichern, bezw. beseitigen, die wir Lust und Schmerz nennen. Unsere Theorie nun wollte die Frage beantworten, warum jene Bewegungen, warum das ganze psychische Leben diesen Charakter hat. — Unsere Antwort lautete wie folgt:

Die Aenderung in der vegetativen Lebensbewegung kann dieselbe aufheben; ist dies der Fall, so stellen sich zweckmäfsige psychische Erscheinungen nicht ein. Hebt aber die Aenderung die vegetative Lebensbewegung nicht auf und verursacht dieselbe neben derselben nur andere Bewegungen, so werden sich von diesen diejenigen leichter einstellen, die jener schon vorhandenen vegetativen Bewegung gleichgerichtet sind, als solche die ihr entgegengerichtet sind, weil sie diesen widersteht, jenen aber nicht — und so liegt schon in dem Widerstand der dem psychischen Leben vorangehenden vegetativen Lebensbewegung die Ursache dessen, dafs das temporäre psychische Leben eine allgemeine Tendenz zur Zweckmäfsigkeit besitzt.

Dies gilt von allen drei Klassen von Veränderungen in der vegetativen Lebensbewegung, die wir oben unterschieden. Auch von denjenigen, die aus der vegetativen Lebensbewegung selbst oder aus den Aenderungen in den Bedingungen derselben stammen. Heben diese die vegetative Lebensbewegung ganz auf, so entsteht keine zweckmäfsige Reaktion; heben sie sie aber nicht ganz auf und bleibt ein Rest derselben vorhanden und treten neben demselben temporäre Reaktionen auf, so ist eine Tendenz zur zweckmäfsigen Auswahl unter denselben gesichert. Sinkt z. B. die Temperatur oder die Quantität des dissimilirbaren Stoffes im Körper in einem solchen Mafse, dafs das Leben auf-

hört, so ist eben alles vorbei; sinken dieselben aber blos in einem
solchen Maſse, daſs die vegetative Lebensbewegung in ihre
früheren Wege dringt, da aber Beeinträchtigung erfährt und
sind Dispositionen zu Bewegungen vorhanden, welche Wärme
oder Nahrung beschaffen, so haben diese infolge jener zurückgebliebenen normalen Bewegung einen Vorzug über solche, die
dieser Bewegung entgegengesetzt sind.

Es könnte gesagt werden, daſs hiemit noch nicht viel erklärt
ist, da doch diese Erklärung das Vorhandensein zweckmäſsiger
Bewegungsimpulse schon voraussetzt und nur den Vorzug derselben über zweckwidrige erklärt; und es könnte gefragt werden,
wie sind denn diese Dispositionen entstanden? Es ist gewiſs
wahr, daſs unsere Erklärung solche Dispositionen voraussetzt;
diese selbst können wir nicht erklären. Die Frage des psychischen Lebens besteht aber nicht nur in der Frage nach der
ersten Entstehung der zweckmäſsigen Bewegungen; sie besteht
auch (und vielleicht hauptsächlich) in der Frage nach dem
Mechanismus, der die zweckmäſsige Auswahl der Bewegungen
bestimmt, wo doch die verschiedensten Bewegungsdispositionen
vorhanden sind und durch jeden Reiz der ganze Körper und
alle Impulse, zu denen Disposition vorhanden ist, innervirt
werden. Diesbezüglich gibt aber unsere Erklärung vollen Aufschluſs. Bedenken wir weiters, daſs die zweckmäſsigen Bewegungen in Beseitigung der reizenden Schmerzen bestehen, so
sehen wir die Bedeutung jener Erklärung, welche es erklärt, daſs
indem die zweckmäſsigen Bewegungen leichter und rascher entstehen und dadurch die schmerzliche Ursache aufgehoben wird,
auch die Möglichkeit aller anderen Bewegungen aufhört. Dies
schlieſst auch in sich, daſs auf Grund hievon die zweckmäſsige
Struktur sich immer mehr und mehr entwickelt. Bedenken wir
endlich, daſs nach unserer Theorie die ursprünglichen Dispositionen nichts mehr bedeuten als eine groſse Beweglichkeit in
allen Richtungen, so werden wir einsehen, wie wenig sie als gegeben voraussetzt.

Wir wiesen oben die Theorie zurück, als wäre die allgemeine
Tendenz zu zweckmäſsigen Handlungen eine Folge günstiger
Variationen und der natürlichen Auslese. Eine allgemeine
Tendenz kann gewiſs nicht auf dieser Grundlage beruhen. Dabei
ist es gewiſs möglich, daſs gewisse Arten von Lebewesen günsti-
gere Dispositionen oder mehrere günstige Bewegungsimpulse,

oder eine gröfsere Quantität potentieller Energie oder gröfsere Widerstandsfähigkeit besafsen als andere und dafs dies die Ursache einer natürlichen Auslese war. Dabei bleibt es doch wahr, dafs von allen günstigen Variationen unabhängig es eine Funktion der bestehenden Lebensbewegung aller lebenden Wesen ist schon durch ihren Widerstand günstigen Bewegungen Vorzug über ungünstige zu geben; dafs nur diese Thatsache jene allgemeine Tendenz zur Zweckmäfsigkeit (im Gegensatz zu einzelnen zweckmäfsigen Bewegungen) und die zweckmäfsige Auswahl unter allen vorhandenen Impulsen erklären kann.

Uebrigens wird dieses Prinzip sofort bedeutsamer, wenn wir auf die weitere Entwicklung unserer Theorie zurückblicken, welche sich auf das höhere und eigentlichere psychische Leben bezieht. Denn wenn auch in betreff eines Reizes keine zweckmäfsigen Bewegungsdispositionen im Organismus vorhanden sind, die sich sofort einstellten und durch ihre günstige Einwirkung auf die stete Lebensbewegung einen Vorzug genössen; wenn vielmehr sich solche Bewegungen erst nach manchen zweckwidrigen Bewegungen einstellen; wenn erst durch eine nicht im Organismus selbst liegende äufsere (ganz „zufällige") Ursache, das Hinzukommen eines äufseren Objektes, eine Bewegung zweckmäfsig wird; wenn erst durch Zusammensetzung mehrerer solcher Erfahrungen die Kenntnis einer zweckmäfsigen Bewegung auftaucht: so geniefsen doch die Hysteresen dieser Bewegungen einen Vorzug über alle anderen Hysteresen und bewirken ein andermal das rasche und sichere Zustandekommen auch solcher zweckmäfsiger Bewegungen. So kommen die Vorstellungen und das Ersinnen solcher zweckmäfsiger Bewegungen und das zweckmäfsige Denken doch infolge des Grundprinzipes unserer Theorie zustande. Da in jedem Augenblick tausende gleichgültiger und sogar zweckwidriger Hysteresen im Nervensystem schlummern und doch eben die — vielleicht einzig — zweckmäfsige infolge jenes Grundprinzipes erweckt wird, und eine einzige neue Erfahrung einer zweckmäfsigeren Bewegung genügt altgewohnte Handlungsweisen zu verdrängen: so zeigt sich hier klar die Bedeutung unseres Grundprinzipes unabhängig von erworbenen und angewohnten Modifikationen.

Vergleichen wir nun mit unserer Theorie die Lehre der heutigen Psychologie. Die Lehre, die wir anführen wollen, ist so der alten, assoziativen wie der neuen, synthetischen gemein, wo wir nicht blos von der einen oder anderen sprechen.

Obwohl das Auftreten einer psychischen Erscheinung das Vorhandensein des vegetativen Lebens selbstverständlich voraussetzt, betrachtet die heutige Psychologie die Vorgänge im Nervensystem infolge äußerer Reize in einer Weise, als wäre der Körper sonst ganz leblos. Sie betrachtet die Einwirkung jener Reize, welche psychische Erscheinungen hervorrufen, nicht als e i n e A e n d e r u n g in einer vorhergehenden Lebensbewegung, und dies ist die Grundursache, daß sie nicht zum richtigen Grundgesetze des psychischen Lebens — der Selbsterhaltung des vegetativen Lebens gegen beeinträchtigende Veränderungen — gelangt.

Obwohl alles psychische Leben auf die Erhaltung des vegetativen ausgeht und dies mechanisch nicht anders als durch die der vegetativen Lebensbewegung innewohnende Kraft begreiflich gemacht werden kann: gibt die heutige Psychologie der vegetativen Lebensbewegung keine Rolle im psychischen Leben.

Dies thut sie, obwohl ihr die Kenntnis dessen nicht fehlt und sie sie manchmal ausspricht, daß bei den niedrigsten Wesen die Einwirkung eines äußeren Reizes immer eine Einwirkung auf den assimilativen und dissimilativen Prozeß ist und sie der Ueberzeugung ist, daß die Entwicklung der Sinne hierauf beruht. Sie überträgt jene in Bezug auf die niedrigsten Wesen gefundene Thatsache nicht auf die höheren Wesen.[1]

---

[1] Nach vollkommener Vollendung dieses Teiles (mit Ausnahme dieses letzten Abschnittes) kam mir VERWORN's Allgem. Physiologie in die Hände. Dieser Physiologe spricht es aus, daß alle speziellen Lebenserscheinungen wesentlich Veränderungen des assimilativen und dissimilativen Prozesses sind. Die Richtung der Lokomotion der Protisten — mit denen er sich in seiner Theorie der Bewegungsrichtung (2. Aufl., S. 502) allein befaßt — führt er aber nicht auf den auswählenden Widerstand dieses Prozesses zurück, sondern auf die polare Störung desselben. Seine Theorie ist offenbar unrichtig. Denn sie erklärt höchstens nur, warum Geißel- und Wimperinfusorien bei schräg von der Seite einwirkenden Reizen ihre Längsaxe in die Richtung der Reizquelle wenden, nicht aber warum ein solches Wesen sich ganz umwendet, wenn sein vorderer Körperpol einem negativ wirkenden Reize oder sein hinterer Pol einem positiv wirkenden Reize zugekehrt ist. Daß die für das Leben des Wesens so wichtige Richtung der Bewegung blos durch die oberflächliche Ursache bestimmt würde, daß die Reizquellen die Längsaxe des Wesens in ihre Richtung zwingen, ist gewiß unglaublich. Zweifelsohne ist die Chemo-, Thermo-, Photo-, Baro-, Thigmotaxis niedrigster Wesen eine Folge desselben Gesetzes, wie die zweck-

Obwohl einzelne günstige Variationen die allgemeine Tendenz zur zweckmäfsigen Bewegung offenbar nicht erklären können, erklärt die heutige Psychologie die zweckmäfsigen „Reflexbewegungen" mittelst günstiger Variationen nnd natürlicher Auslese.

Doch sie kann hievon natürlich keinen Weg zur Erklärung der höheren Handlungsweisen finden, der allgemeinen Tendenz nämlich, dafs alle Lebewesen Freude im allgemeinen suchen und Schmerzen scheuen, und dafs sie, wenn sie die Zweckmäfsigkeit einer neuen Handlungsweise erkennen, diese sofort annehmen und auch neue Handlungsweisen durch zusammensetzendes Denken schaffen.

Die heutige Psychologie besitzt eben kein mechanisches Prinzip der Auswahl von Bewegungen auf Grund ihrer Zweckmäfsigkeit. Obwohl augenscheinlich die Zweckmäfsigkeit und das Bewufstsein derselben der Umstand ist, infolgedessen Bewegungen zustandekommen, denkt sie doch nicht daran, dafs die mechanische Ursache der Auswahl der Bewegungen ein mechanisches Korrelativ der Zweckmäfsigkeit sein mufs.

Die alte Assoziationspsychologie fand ihr mechanisches Grundgesetz der Auswahl der Bewegungen in der Modifikation des Nervensystems durch Einübung, obwohl dies nicht das letzte Gesetz der Auswahl sein kann. Die physiologische Psychologie sucht nach structurellen Verbindungen, welche von der Zweckmäfsigkeit unabhängig sind. Viele Repräsentanten der neueren Psychologie betrachten „das Interesse, den Willen, das psychische Subjekt" als eine materiell nicht erklärbare Thatsache.

---

mäfsigen Bewegungen höherer Wesen. Verworn selbst nimmt dies an, wenn er sagt, dafs „bei höheren Tieren diese cellularphysiologischen Erscheinungen infolge der Mitwirkung des Nervensystems" blos „eine Komplikation erfahren". Seine Theorie aber kann die zweckmäfsige Auswahl der nicht nur lokomotiven Bewegungen der höheren Wesen nun und nimmer erklären.

Wesentliche Zusätze.

Erster Zusatz.

Die Identität des Sitzes und die teilweise Identität des Bewegungskorrelativs aller Bewufstseinszustände.

(Zugleich ein Grundrifs der analytisch-subjektiven Psychologie, welcher die obige physiologische Theorie bestätigt.)

76.

In unserem Beispiele des Fingerschmerzes (Abschn. 41—47) setzte ich voraus, dafs wir spezielle Erfahrungen und Kenntnisse über das Aufhören dieses speziellen Schmerzes besitzen, und über die Mittel, durch welche dasselbe erreicht wird. Die Vorstellungen, durch welche die zweckmäfsigen Bewegungen in diesem Falle vermittelt werden, können spezielle Erinnerungen genannt werden.

Wir gelangen aber zu Vorstellungen über das Aufhören eines Schmerzes, zu dem Wunsche nach dem Aufhören desselben und zu Vorstellungen der zweckmäfsigen Mittel auch in dem Falle, wenn wir nicht spezielle Erfahrungen über das Aufhören dieses speziellen Schmerzes hatten, ja sogar, wenn dieser Schmerz nie früher auftrat. Wir gelangen zu solchen Vorstellungen durch Denken, durch auf anderen, ähnlichen, jedoch blos ähnlichen Erfahrungen beruhende allgemeine Begriffe vom Aufhören von Schmerzen überhaupt, oder (was noch wunderbarer ist), vom Aufhören von Bewufstseinszuständen überhaupt, von Mitteln, die nach unseren Erfahrungen Schmerzen überhaupt, oder Bewufstseinszustände überhaupt aufheben; oder wir gelangen zu zweckmäfsigen Bewegungen auf Grund von Analogien mit ähnlichen speziellen Fällen des Aufhörens von Schmerzen oder Bewufstseinszuständen. So wird z. B. die wünschende Vorstellung, dafs unser Gichtschmerz in der Schulter aufhöre, ganz deutlich

von unseren früheren Erfahrungen des Aufhörens des Gicht-
schmerzes im Beine beeinflußt werden. So werden wir, wenn
wir erfahren, daß zur Linderung der Schmerzen in den Händen,
den Beinen und dem Rücken die Ruhe dieser Glieder geeignet
war, zu dem Gedanken gelangen, daß Ruhe der schmerzhaften
Körperteile überhaupt zweckmäßig ist und diese Ueberzeugung
auch auf die schmerzenden Augen anwenden; so wird auf Grund
von Erfahrungen die allgemeine Ueberzeugung in uns auftauchen,
daß Erscheinungen überhaupt durch Einwirkungen aufgehoben
werden, und wir werden diese höchst allgemeine Wahrheit auf
ganz neue, unbekannte Schmerzen anwenden, in betreff deren
wir über keine näheren Analogien verfügen.

Das Sich-Einstellen solcher allgemeiner oder ähnlicher Vorstellungen wird, im Gegensatz zum Erinnern, in eigentlicherem
Sinne Denken genannt. Wir wissen, daß das Denken, dieses
Sich-Einstellen von Vorstellungen blos ähnlicher primärer Zustände nicht nur nicht zweckwidrig, sondern höchst zweckmäßig ist.

Es fragt sich nun folgendes. Ist dieses Sich-Einstellen allgemeiner oder ähnlicher Vorstellungen neural gleichfalls ein
der durch den aktuellen, speziellen Schmerz beeinträchtigten
steten neuralen Bewegungsresultante gleichgerichteter neuraler
Prozeß, wie das Sich-Einstellen von speziellen Erinnerungen?
Bedeutet die erfahrungsgemäß sich als höchst zweckmäßig er-
weisende Erinnerung, daß der Zahnschmerz infolge der Anwendung gewisser Mittel aufhörte, oder die höchst allgemeine Vorstellung, daß Bewußtseinszustände durch materielle Einwirkungen
aufgehoben werden können, mechanisch eine Verringerung der
speziellen Beeinträchtigung durch ein Geschwür am Finger?

Wenn wir diese Frage verneinend beantworten müssen, so
gilt unsere Theorie von einem überaus großen Teile des Bewegungsverlaufes, von dem durch eigentliches Denken vermittelten
nicht, und in diesem Falle ist sie höchstwahrscheinlich überhaupt
unrichtig.

Es will aber scheinen, daß wir auf diese Frage keinesfalls „ja"
antworten können. Es scheint unmöglich zu sein, daß das neurale
Korrelativ der Erinnerung, daß ein stechender Rückenschmerz
einmal aufhörte und zwar infolge von Anwendung von Senf-
pflaster, neural eine Verringerung der neuralen Bewegung wäre,
die einen dumpfen Kopfschmerz verursacht; und doch kann bei

dem letzteren Schmerze jene Erinnerung, und zwar höchst zweckmäßig, auftreten. Und je fernere Aehnlichkeiten vorgestellt werden, je kühner, weittragender und geistreicher das Denken ist, desto größer scheint die Unmöglichkeit, von der wir sprechen. Es scheint ausgeschlossen zu sein, daß der neurale Prozeß, welcher der Erinnerung entspricht, daß Wasser das Ofenfeuer löscht, eine Verringerung der der eigenen Fieberhitze entsprechenden neuralen Bewegung sei; und doch kann bei Fieberhitze diese Erinnerung höchst zweckmäßig auftreten. Ebenso scheint es unmöglich, daß meiner allgemeinen Vorstellung, daß Veränderungen einer Erscheinung durch Veränderungen in der Umgebung verursacht werden, eine materielle Veränderung meiner speziellen Neuralgie sei, und doch gelangt das Denken zur Erkenntnis von Heilmitteln mit Hilfe solcher allgemeinen Kenntnisse. Wenn wir von der so natürlichen und allgemein angenommenen Voraussetzung ausgehen, daß ein Ton und die Vorstellung eines Tones eine neurale Bewegung anderer Nervenstoffteile, anderer Centren sei, als die einer Farbe, die Empfindung und die Vorstellung der Hand eine neurale Bewegung in anderen Teilen, als die des Fußes, so scheint es ausgeschlossen, daß die neuralen Bewegungen, welche der einen Art von Vorstellungen entsprechen, die der anderen Art von primären Bewußtseinszuständen entsprechenden neuralen Bewegungen verändern sollen. Und ebenso betreffs der allgemeinen Begriffe, wenn wir voraussetzen, daß ihnen andere neurale Bewegungen entsprechen, als den speziellen Wahrnehmungen.

Man könnte sich dieser Schwierigkeit folgendermaßen entziehen wollen. Man will vielleicht sagen, die der ähnlichen speziellen Vorstellung oder der allgemeinen Kenntnis entsprechende neurale Bewegung sei noch nicht eine Veränderung jener speziellen neuralen Bewegung, welche Gegenstand des Denkens bildet; die Erkennung der Aehnlichkeit mit derselben, die Anwendung auf dieselbe bilde eine solche Veränderung. Bei dieser Auffassung aber bleibt die Schwierigkeit, w a r u m sich also jene ähnliche Vorstellung oder jener allgemeine Begriff z u e r s t einstellt, um erst d a n n als ähnlich empfunden und angewendet zu werden. Auch ist es bei dieser Auffassung unmöglich sich vorzustellen, was denn diese Anwendung, ja was schon das Bewußtsein der Aehnlichkeit neural bedeutet. Ich sehe, daß meine Villa eine häßliche Gliederung hat; dieser un-

.ángenehmen Wahrnehmung entspricht eine neurale Bewegung. Da erinnere ich mich der schönen Gliederung einer BACH'- schen Fuge; dieser Vorstellung entspricht angeblich eine zweite hysteretische neurale Bewegung in anderen Nervenstoff- teilchen. Diese ist ermöglicht durch die vorangegangene primäre Wahrnehmung. Warum sie sich eben jetzt einstellt, bleibt un- erklärt, da doch die der Vorstellung der schönen Fuge entsprechende neurale Bewegung nach der üblichen Voraussetzung keine Ver- änderung der der Wahrnehmung des häfslichen Hauses ent- sprechenden neuralen Bewegung ist. Es fällt mir nun ein, daſs meine Villa der Fuge gleich gegliedert viel schöner wäre. Dies ist nun gar nicht zu verstehen. Warum stellt sich dieser hyste- retische Prozeſs ein? Wir hatten ja keine Wahrnehmung dieser Villa als so gegliedert. Warum verändert sich die neurale Be- wegung, welche dem Bilde der Villa entspricht? Wie ist es möglich, daſs aus der speziellen Hysterese einer Menge von Tönen die Form ohne den Inhalt heraustrete und sich in die Form der Villa hineinsetze, sich mit ihr verschmelze? Doch, wie gesagt, bietet vor dieser Verschmelzung oder Anwendung das Bewuſstsein einer Aehnlichkeit zweier Fälle dieselbe Schwierigkeit. Aus An- laſs meines Fingerschmerzes stellt sich die Vorstellung des früher erfahrenen Kopfschmerzes und seines Aufhörens ein. Dies ist angeblich eine, in anderen Teilen des Nervensystems vor sich gehende, neue hysteretische neurale Bewegung neben der primären des Fingerschmerzes; sie wird erklärt durch die hyste- retische Fähigkeit des Nervensystems im allgemeinen. Doch warum stellt sich die Erkenntnis der Aehnlichkeit der beiden Fälle ein? Woher diese angeblich dritte neurale Bewegung, welche weder ein primärer Eindruck, noch eine Hysterese eines vorangegangenen Eindruckes ist.

Mit einem Wort, alles Denken ist unbegreif- lich, wenn wir voraussetzen, daſs die hilfreichen Vorstellungen ähnlicher Fälle, oder die allge- meinen Begriffe, die sich aus Anlaſs eines Schmerzes einstellen, besondere, in anderen Teilen des Nervensystems verlaufende Prozesse sind, welche zu jenem Bewegungszustande des Schmerzes und des Wunsches nach Aufhören des Schmerzes hinzukommen.

Das Denken mittelst allgemeiner Begriffe und Aehnlichkeiten kann nur in dem Falle begriffen werden, wenn wir voraussetzen, dafs die neurale Bewegung, welche den entsprechenden Vorstellungen ähnlicher Fälle und den allgemeinen Sätzen entspricht, eine der steten neuralen Bewegungsresultante gleichgerichtete Veränderung, eine Verminderung jener neuralen Bewegung ist, welche dem aktuellen, s p e z i e l l e n Schmerze entspricht; dafs jene neuralen Bewegungen sich einstellen, weil dies der Fall ist; dafs also jene neuralen Bewegungen sich aus der Verringerung dieser Bewegung entwickeln; dafs also den Vorstellungen, dafs der Zahnschmerz infolge gewisser Mittel aufhörte, oder dafs die BACH'sche Fuge schön ist, oder dafs Bewufstseinszustände sich infolge von materiellen Einwirkungen verändern, neurale Bewegungen entsprechen, welche auch eine Verminderung des Fingerschmerzes und der Häfslichkeit der Villa bilden. Dies aber heifst soviel, dafs alle verschiedenen speziellen primären oder hysteretischen Bewufstseinszustände, welche unter einen allgemeinen Begriff gefafst werden können, und der Bewufstseinszustand dieses allgemeinen Begriffes selbst, wenigstens teilweise durch ein und dieselbe neurale Bewegung hervorgebracht werden. Da aber alle unsere Bewufstseinszustände unter denselben allgemeinen Begriff des „Bewufstseinszustandes", des „Etwas", der „Veränderung" gehören, da thatsächlich das Denken allgemeine, auf alle Gegenstände bezügliche Sätze aufstellt und von jedem Bewufstseinszustand auf jeden anderen zweckmäfsig folgert, so ginge die obige Voraussetzung eigentlich dahin, dafs a l l e n unseren speziellen wie auch unseren allgemeinen Bewufstseinszuständen teilweise immer dieselbe neurale Bewegung entspricht; dafs also das Hören eines Tones, das Sehen einer Kirche, das Denken einer mathematischen Deduktion, ein Zorngefühl wenigstens teilweise dieselbe neurale Bewegung seien.

Wie sehr auch diese Annahme der geläufigen Ansicht widerspreche, dafs die verschiedenen Sinnesempfindungen, Farbe, Ton, verschiedene Bewegungen in verschiedenen Centren sind, so bekennen wir uns zu derselben. Ja wir glauben dieselbe ganz beweisen und des Charakters einer blofsen Voraussetzung entkleiden zu können.

Wir schicken uns nun an, dies zu thun.

77.

Wir wollen zuerst beweisen, daſs allen unseren speziellen Bewuſstseinszuständen teilweise dieselben Bewegungen in denselben Teilen des Nervensystems entsprechen; später wollen wir auf die allgemeinen Begriffe zurückkommen. Den Beweis für die Richtigkeit jener Behauptung liefern folgende Erwägungen.

Hat jemand noch nie eine hellblaue Farbe gesehen und hat auf sein Auge in allen Farben nur dieselbe Helligkeit eingewirkt, so wird er von einer dunkelblauen Farbe unmöglich den Bewuſstseinszustand haben können, daſs sie eine dunkelblaue Farbe ist; er wird blos den Bewuſstseinszustand der Bläue im allgemeinen, nicht aber jener speziellen Abart von Bläue besitzen können. Sieht er später eine hellblaue Farbe, so wird in ihm die Erinnerung an jene frühere, als an eine von dieser verschiedene dunkelblaue Farbe auftauchen können; diese Erinnerung ist möglich, ohne daſs er früher den primären Bewuſstseinszustand der Dunkelheit gehabt hätte. Auch wird später die primäre Wahrnehmung derselben dunkelblauen Farbe nunmehr im Gegensatz zur Vorstellung der hellblauen Farbe ein Bewuſstseinszustand einer dunkelblauen Farbe sein können. Dies könnte zur Annahme führen, daſs das von uns angenommene Individuum auch bei Unkenntnis von Helligkeitsunterschieden doch irgend ein Bewuſstsein der Dunkelheit jener Farbe besessen haben müsse. Doch diese Annahme wäre ein Irrtum. Denn denken wir uns, ein anderer Mensch, der verschiedene Helligkeiten empfunden hat, wollte ihn auf die Dunkelheit der Farbe aufmerksam machen; wie könnte er sie ihm begreiflich machen? Gewiſs, er könnte ihm sagen: „Du kennst laute und leise Töne, schwere Dinge und leichte; denke dir nun einen solchen Unterschied in der Bläue, in der Farbe.“ Vielleicht könnte sich jenes Individuum infolge dieser Andeutung irgend ein Bewuſstsein der Dunkelheit bilden; doch wäre dies ein höchst unklares Bewuſstsein. Doch eben diese Andeutung würde gleichfalls zeigen, daſs der Bewuſstseinszustand der vorliegenden Spezialität eines allgemeinen Begriffes nur dadurch möglich ist, daſs auch andere Spezialitäten auf das Nervensystem eingewirkt und Hysteresen zurückgelassen haben. Denn jede Andeutung wäre wieder nur eine Berufung auf verschiedene Grade von Intensität; hat aber ein Individuum keine

Kenntnis solcher, so kann es auch keinen Bewufstseinszustand der speziellen Intensität in einem gewissen Falle haben.

Dieses Beispiel zeigt die Wahrheit an, dafs der Bewufstseinszustand einer Spezialität, die unter einen allgemeinen Begriff gehört, nur infolge der Einwirkung und Hysterese einer anderen Spezialität desselben Begriffes möglich ist, und dafs ohne diese die erste Spezialität nicht das primäre Bewufstsein jener ersten Spezialität erwecken könne. Dieser Satz gilt nicht nur von den Spezialitäten einer speziellen Farbe, der Bläue, sondern auch von den speziellen Farben, Blau, Rot, Grün, welche unter den allgemeinen Begriff Farbe gehören. Wäre die ganze Welt in eine einzige gelbe Farbe getaucht, so hätten wir keinen Bewufstseinszustand dieser Gelbheit. Schwände jene Welt infolge des Schliefsens unserer Augen von unserem Bewufstsein hinweg, so hätten wir das Bewufstsein des Gesehenen, oder des Sichtbaren, oder der Farbe im Gegensatz zu „keiner Farbe“, doch das Bewufstsein der Gelbheit hätten wir nicht. Hörten wir Töne, fühlten wir Gerüche, Hunger u. s. w., so könnten wir das Gesehene oder die Farbe von diesen Erscheinungen unterscheiden, doch jenes Gelbe wäre nur das Sichtbare oder die Farbe für uns. Daraus folgt, dafs das erste, was das Kind **sieht**, das Gesehene oder das Sichtbare oder die Farbe (im Gegensatz zu anderen Bewufstseinszuständen), nicht aber ein spezielles Sichtbares, eine spezielle Farbe ist. Es folgt daraus, dafs das Bewufstsein des Tones, der Farbe, früher auftritt, als das Bewufstsein irgend einer Spezialität derselben. Wie unmöglich dies uns auch erscheine, ist es doch wahr. Dieser Bewufstseinszustand ist nicht der spätere allgemeine Begriff der Farbe, unter welchen bewufst verschiedene Farben gehören; doch er ist auch nicht der einer speziellen Farbe. Er ist kein allgemeiner, sondern ein unspezialisirter Bewufstseinszustand.

Es folgt hieraus, dafs der erste Bewufstseinszustand des Kindes, den die erste Veränderung, sei es das Auftauchen einer Farbe, eines Tones, oder eines ganzen Gegenstandkomplexes in ihm hervorruft, ein für uns Erwachsene ganz unbegreiflich unspezialisirter primärer Bewufstseinszustand des Etwas ist; dieses Etwas selbst wird nur im Gegensatz zu dem früher nicht bewußten früheren Zustande bewußt, der jetzt ein anderes Etwas ist, nicht aber in seiner später bewußt werdenden Spezialität.

Es folgt aber hieraus keineswegs, als würde sich das Bewußtsein, das ein spezieller Reiz hervorruft, mit Einwirkung einer jeden weiteren Spezialität desselben Begriffes verändern; als würde z. B. das Bewußtsein der Bläue sich verändern, wenn nach Einwirkung von Blau und Rot die von Grün, Gelb u. s. w. eintritt. Jede dieser Farben steht in unserem Bewußtsein eben in demselben Verhältnis zu Blau, wie Rot. Es ist wahr, wir werden uns einer Spezialität nur im Gegensatz zu anderen Spezialitäten desselben allgemeinen Begriffes bewußt; doch das Auftreten anderer Spezialitäten, die in demselben Verhältnis zu dem allgemeinen Begriffe stehen, wie die früher aufgetretenen Spezialitäten, ist eben kein Auftauchen neuer Gegensätze, neuer Verhältnisse, Unterschiede; das Bewußtsein von blauen Farben verändert sich nur durch Auftreten von Verschiedenheiten von Bläue, oder Subqualitäten von welcher Farbe immer. Die höchste Spezialität unserer Bewußtseinszustände folgt demselben Gesetze, wie die richtige Definition; sie wird gegeben durch proximum genus und ultima differentia; stellt sich kein noch speziellerer Unterschied ein, so verändert sich der Bewußtseinszustand nicht.

Auch wenn schon Einwirkungen der hellblauen Farbe oder heller Farben überhaupt stattfanden, erweckt später das Auftreten einer dunkelblauen Farbe nicht unbedingt das Bewußtsein ihrer Dunkelheit. Die ersten Male, wenn wir eine bisher nie gesehene dunkelblaue Farbe sehen, wird diese unbedingt, wenn sonst unsere Aufmerksamkeit nicht durch andere Dinge sehr in Anspruch genommen ist, die Erinnerung an die bisher gesehene hellere Bläue erwecken und im Gegensatz zu dieser als dunkel erscheinen; doch haben wir sie öfters gesehen, so kann sie später ohne das Bewußtsein dieses Gegensatzes und ihrer eigenen besonderen Dunkelheit erscheinen. Folgt sie aber später unmittelbar auf die Wahrnehmung einer hellblauen oder überhaupt einer hellen Farbe, oder erwarteten wir den Anblick einer hellen Farbe, oder dachten wir soeben über Helligkeitsunterschiede nach, so wird ihre Dunkelheit auffallen.

Jede Wahrnehmung kann in ihrer, durch alle unsere Erfahrungen ermöglichten, höchsten Spezialität oder in einer geringeren auftreten. Ich kann einen Ton hören, ohne mir dessen bewußt zu werden, von was für einem Gegenstande er stammt, wie hoch er ist, aus welcher Richtung er kommt. Ich kann, von meinen Gedanken erwachend, aus dem Fenster schauen und die gegenüberstehenden Bäume sehen, ohne zu bemerken, daß sie dunkelgrün, daß sie mißgeformt, daß sie Linden sind. Ich kann auf die Hunde draußen sehen, ohne zu bemerken, wie lustig ihr Spiel ist, welche Form ihre Lokomotion annimmt, oder mir kann eben dies auffallen. Bin ich nicht gewohnt, in meiner Stube sitzend, Trompetentöne zu vernehmen, so wird mir diese Spezialität des Tones auffallen; ebenso jede u n g e w o h n t e Veränderung in der Umgebung. Es wird mir auch alles auffallen, was eine Beziehung zu meinen aktuellen Gedanken hat, d a s s p e z i e l l e V e r h ä l t n i s des Wahrgenommenen zu diesen.

Wie dies alles umfassend subjektiv auszudrücken sei, scheint auf den ersten Augenblick sehr schwer zu beantworten zu sein. Halten wir uns aber an die Fälle, wo wir klar sehen, was die Ursache des Bewußtwerdens einer Spezialität ist, so wird die Beantwortung leicht. Es is gewiß, daß wir einer Spezialität nicht bewußt werden können, wenn wir a n d e r e Spezialitäten desselben Begriffes n i c h t k e n n e n. Im Falle des Kontrastes ist es klar, daß derselbe uns auffällt, weil die zwei Bewußtseinszustände in vielen Beziehungen gleich, in der bemerkten Spezialität ungleich sind; es ist also hier klar, daß wir uns der Veränderung oder Abweichung von einer Gleichheit bewußt werden. Ebenso ist es im Falle des Ungewohnten klar, daß es auffällt, weil das Ungewohnte infolge seiner teilweisen Gleichheit mit dem Gewohnten dieses zu erregen anfängt und uns der Gegensatz auffällt. Dies ist auch in allen anderen Fällen die Ursache des Bewußtwerdens einer Spezialität. Wie wir später eingehend sehen werden, werden wir uns der Spezialität, die auf unsere aktuellen Gedanken Bezug hat, nur im Gegensatze zu dem Bewußtseinszustande bewußt, daß a n d e r e s, w a s n i c h t d i e s e S p e z i a l i t ä t w a r, unsere Gedanken nicht fördert oder beeinträchtigt, sich nicht auf sie bezieht.

Es scheint als sei es unmöglich, einen Gegenstand zu sehen, ohne dessen bewußt zu werden, daß er rot, grün u. s. w., daß er ein Hund sei. Doch näher betrachtet ist dies nicht wahr. Wir können zerstreut sein und überhaupt uns eines Eindruckes unbewußt bleiben, oder wir können das bloße Bewußtsein von Etwas, von einem Dinge haben. So z. B., wenn wir in unsere

Gedanken vertieft auf der Straſse gehend, den Hindernissen aus-
weichen, ohne die Bäume von den Gaslampen zu unterscheiden.
Es ist wahr, daſs wir, wenn wir von unserer Arbeit ausruhend
aus dem Fenster blicken, der Verschiedenheit der Gegenstände
bewuſst werden, über die unser Blick schweift, doch nur in dem
Masse, in welchem dies zu unserer Zerstreuung notwendig ist,
oder in welchem wir Ungewohntes oder stark Konstrastirtes oder
auf unsere Gedanken Bezügliches sehen.

Später werden wir die volle Berechtigung erhalten, das in
den Fällen des Kontrastes sich zeigende Gesetz der Spezialisirung
zu verallgemeinern. Machen wir jetzt diese Verallgemeinerung
(als eine höchst wahrscheinlich richtige), so kommen wir zum Ergebnis, daſs das Bewuſstsein einer Spezialität, das Bewuſstsein
gleich entfernter Spezialitäten desselben allgemeinen Begriffes,
das Bewuſstsein einer Verschiedenheit inmitten einer Gleichheit
in sich enthält. Nicht als würde ich, wenn ich das Bewuſstsein
von Rot habe, das Bewuſstsein von Grün, Gelb u. s. w. besitzen,
sondern blos das Bewuſstsein von Nicht-Rot; das Bewuſstsein
von Rot ist eine fortwährende Bewegung zwischen Rot und
Nicht-Rot, zwischen Rot und Ansätzen zu anderen Bewuſstseinszuständen und darunter anderen Farben.[1]

Mag dies dem Leser wie unklar immer erscheinen, daſs die
Entstehung des Bewuſstseins von Spezialitäten die Einwirkung und Hysteresen anderer Spezialitäten desselben
Begriffes voraussetzt, und mit Bezug auf diese geschieht; daſs
alle unsere Bewuſstseinszustände als Unterschiede zu den vorhergehenden auftreten, ist klar und gewiſs. Wollen wir uns aber
eine Vorstellung der neuralen Seite der Entstehung und des

---

[1] Wir werden später erkennen, daſs von den Farben, von welchen
Rot sich unterscheidet, darum keine besonders im Bewuſstsein hervortritt,
weil die Bewegungsansätze, die diesen verschiedenen Farben entsprechen,
gleichmäſsig auftreten, und nicht ein Ansatz kräftiger als die anderen sich
verwirklicht. Der allgemeine Begriff Farbe tritt aber im Bewuſstseinszustand Rot stärker hervor, als die Vorstellung anderer Bewuſstseinszustände, weil im Bewegungszustande Rot auch die den anderen Farben
entsprechenden Bewegungszustände stärker enthalten sind, als die allen
anderen Bewuſstseinszuständen entsprechenden. Würde uns Rot in einer
sonst grünen Erscheinung ungewohnt auffallen, so entspräche diesem
Bewuſstseinszustande ein stärkerer Ansatz zur Bewegung Grün und eine
Abweichung davon zu Rot; in diesem Falle würde neben dem scheinbar
substantiellen Bewuſstseinszustande Rot auch das Bewuſstsein dieses
speziellen Unterschiedes auftreten.

späteren Eintrittes von speziellen Bewuſstseinszuständen machen, so kommen wir zu folgendem Ergebnis.

Das neurale Korrelativ der Thatsache, daſs alle unsere Bewuſstseinszustände als den früheren teilweise ähnlich und von ihnen teilweise verschieden und nur in dieser Unterschiedenheit erscheinen, können wir uns nicht anders vorstellen, als daſs die neurale Bewegung, welche einem jeden Bewuſstseinszustande entspricht, auch die neuralen Bewegungen in sich enthält, welche den früheren Bewuſstseinszuständen entsprachen, daſs aber diese jetzt durch eine Bewegung verändert werden; daſs auch der erste Bewuſstseinszustand die Veränderung einer ursprünglichen Bewegung durch eine neuhinzukommende war; daſs also alle unsere Bewuſstseinszustände im Laufe des Lebens so entstehen, daſs zu einer ursprünglichen Bewegung neue verändernde Bewegungen hinzukommen, daſs diese weiterdauern, zu diesen neue verändernde Bewegungen hinzukommen, und daſs jeder spätere Bewuſstseinszustand durch eine solche Aufeinanderwirkung von Bewegungen in demselben Stoffe zustandekommt. Dem Bewuſstwerden der dunkelblauen Farbe als dunkelblauen entspricht teilweise dieselbe neurale Bewegung wie der Einwirkung der hellblauen; die Veränderung dieser Bewegung (welche infolge dieser Veränderung ein bloſser Ansatz bleibt) durch eine andere wird als dunkelblaue Farbe bewuſst. Ebenso hat das Bewuſstwerden der gelben Farbe auch die neuralen Bewegungen zum neuralen Korrelativ, welche früher bei Einwirkung der grünen, roten Farben u. s. w. stattfanden, und eine Abänderung dieser Bewegungen erscheint als Gelb. Ebenso hat aber das Bewuſstwerden eines Tones als Tones auch dieselbe neurale Bewegung zum neuralen Korrelativ als die frühere Einwirkung von Farben, Gerüchen u.s.w., und die Veränderung dieser Bewegungen wird als Ton bewuſst. Ebenso war der erste Bewuſstseinszustand die Veränderung einer früheren Bewegung durch eine andere und jeder spätere Bewuſstseinszustand eine Veränderung dieser Veränderung. Während der Wahrnehmung oder Vorstellung der dunkelblauen Farbe als dunkelblauen geht auch jene Bewegung vor sich, welche der Einwirkung der hellblauen Farbe entsprach und jener Wahrnehmung oder Vorstellung entspricht eine Veränderung der letzteren Bewegung, welche ein bloſser Ansatz bleibt, durch eine neue. Während der Wahrnehmung oder Vorstellung der roten Farbe als solcher, geht auch jene Bewegung vor sich, welche der Einwirkung von Gelb, Grün u. s. w. entsprach, und vice versa und dem Bewufstseinszustand entspricht die kräftige Ausführung eines dieser verschiedenen Ansätze. Während eines jeden Bewufstseinszustandes Ton, Farbe, Hunger, Zorn gehen alle Bewegungen vor sich, welche allen anderen früheren Bewufstseinszuständen entsprachen, und auch die ursprüngliche Bewegung, welche dem ersten Bewufstseinszustande voranging, und dem aktuellen Bewufstseinszustande entspricht die Veränderung aller anderen Bewegungen durch eine von ihnen verschiedene.

Es geht vom Anfang des Lebens an immer dieselbe ursprüngliche Bewegung vor sich und die Bewufstseinszustände entsprechen der Veränderung dieser einen Bewegung durch andere Bewegungen, dem Widerstreite zwischen dieser einen Bewegung und anderen, neuen und zwischen verschiedenen solchen neuen, welche auch fortwährend vor sich gehen.

Einem speziellen Bewufstseinszustand entspricht ein höchst komplizirter neuraler Vorgang. Er wird hervorgerufen indem die neurale Bewegung Ansätze zu allen anderen Bewegungen annimmt — zu der durch die steten Reize unterhaltenen vegetativen und den infolge der vorhergegangenen Einwirkungen bestehenden hysteretischen — und eine Abweichung von all' diesen erfährt.

Jeder spezielle Bewufstseinszustand ist eine Bewegung derselben Teile des Nervensystems. Jeder Reiz ruft einen Ansatz zu verschiedenen Bewegungen derselben Teile des Nervensystems hervor, wovon dann gewisse hervorgebracht werden und einen Bewufstseinszustand verursachen, welcher durch den Gegensatz dieser Bewegung zu jenem Ansatz bestimmt wird.

Jeder Bewufstseinszustand hat dieselbe Thatsache zum materiellen Korrelativ, nämlich die Aenderung einer steten, ursprünglichen Bewegung derselben Nervenstoffteile, welche Aenderung bei verschiedenen Bewufstseinszuständen nur nach Gröfsenbestimmungen und Richtung variiren kann.

78.

Dieses Ergebnis sagt nichts anderes aus, als das inmitten aller temporären Veränderungen die stete vegetative neurale Bewegung erhalten bleibt, und daſs nur Veränderungen (Beeinträchtigungen und Förderungen) derselben und Veränderungen dieser Veränderungen bewuſst werden. Dieser Satz, den wir auf Grund der Kenntniſs der steten vegetativen extraneuralen Bewegung des Körpers und der Thatsache, daſs diese Bewegung durch neurale Bewegungen hervorgerufen wird, auf den ersten Seiten (p. 25) dieses Buches aufstellten, wird durch eine ganz anders geartete Untersuchung, eine Analyse unserer Bewuſstseinszustände bestätigt.

Wir machten die objektive, materielle Annahme, daſs die Zweckmäſsigkeit unserer Bewegungen durch das inmitten von Beeinträchtigungen stete Vorhandensein ein und derselben neuralen Bewegung ermöglicht wird; und jetzt sehen wir, daſs das Bewuſstsein der Verschiedenheit und Aehnlichkeit unserer Bewuſstseinszustände, das Unterscheiden und Vergleichen, das Denken und Folgern durch dieselbe Thatsache ermöglicht wird.

Unser erster temporärer Bewuſstseinszustand ist „Etwas" im allgemeinen und dabei auch Etwas Spezielles nur dadurch, daſs er die vegetative neurale Bewegung nicht aufhebt; dadurch, daſs die Erinnerung des früheren Zustandes gegensätzlich auftaucht; durch diesen Widerstreit entsteht das Bewuſstsein von Diesem und Jenem von Etwas und Etwas Anderem. Dadurch, daſs von einer späteren temporären Einwirkung dasselbe gilt; daſs sie selbst eine Veränderung der steten vegetativen Bewegung ist, diese aber nicht aufhebt, ist sie auch Etwas, Etwas Drittes, mit beiden früheren Etwassen unter einen gemeinsamen Begriff gehöriges. Und so fort. Alle späteren temporären Veränderungen der steten vegetativen neuralen Bewegung sind Bewuſstseinszustände, einander verwandt, weil sie diese Bewegung verändern aber nicht aufheben und mehr oder weniger verwandt, je nachdem sie sie in ähnlicher oder unähnlicher Weise verändern.

Durch dieses mechanische Verhältnis von Bewegungen, die stets fortdauern, und einander verändern, sind von Anfang an das Bewuſstsein von Aehnlichkeit und Verschiedenheit, allgemeine und abstrakte Begriffe, Denken und Einheit des Bewuſstseins gegeben. Ohne die Annahme hingegen, dafs die verschiedenen Bewufstseinszustände teilweise gleiche, teilweise verschiedene Bewegungen derselben Nervenstoffteilchen sind, dafs die einmal stattgefundenen Bewegungen weiterdauern, und dafs die Gleichheit und der Widerstreit der Bewegungen unmittelbar als Aehnlichkeit und Verschiedenheit bewufst wird, läfst sich unser Bewufstsein von der Aehnlichkeit und Verschiedenheit unserer Bewufstseinszustände, d. h. unser Bewufstsein überhaupt, und das verallgemeinernde, anwendende, zusammensetzende Denken physiologisch nicht erklären.

Die Thatsache, dafs jeder Reiz das Bewufstsein einer teilweise ähnlichen, teilweise verschiedenen Spezialität im Verhältnis zu vorhergehenden Bewufstseinszuständen, dafs er das Bewufstsein von Gleichheit und Unterschied erweckt, hat daher dieselbe materielle Thatsache zum Korrelativ, als diejenige Eigenschaft des Bewufstseins, dafs es Bewegungen auslöst, die Schmerzen beseitigen und Freuden sichern. Denn jene Thatsache ist die Folge davon, dafs kein Reiz die von anderen Reizen erregten primären Bewegungen oder die infolge solcher zurückgebliebenen hysteretischen Bewegungen ganz aufhebt, dafs vielmehr bei der Einwirkung jedes Reizes die früheren Bewegungen fortdauern und sogar die aus früheren primären Bewegungen zurückgebliebenen hysteretischen Bewegungen sich kräftiger zu regen beginnen, dafs ein Widerstreit der Bewegungen vorhanden ist. Darauf beruht das Bewufstsein von Gleichheit und Unterschied. So beruhen alle Funktionen des neuro-psychischen Lebens auf der einen Eigenschaft des neuralen Widerstandes oder Widerstreites.[1] Aus diesem Widerstreite der verschiedenen Ansätze

---

[1] Diese Lehre mufs von jener gewöhnlichen Lehre der Relativität der Bewufstseinszustände unterschieden werden, als würden wir uns stets blos des Unterschiedes des unmittelbar vorhergegangenen oder eines vorhergegangenen Bewufstseinszustandes bewufst. Gegenüber dieser Lehre wird mit Recht gefragt: „Wie entstand der erste Bewufstseinszustand?" Dann: „Warum fühlen wir den Ton D nach C anders als d nach c, da doch der Unterschied in beiden Fällen gleich ist?" Auch mufs unsere Lehre von jener unterschieden werden, nach welcher wir immer blos eine Veränderung des Bewufstseins fühlen können. Gegen diese wird mit Recht eingeworfen, dafs wir längere Zeit demselben Ton lauschen können.

Unsere Lehre bringt zuerst in die Psychologie als Grundlage, auf welche alles Bewufstsein bezogen wird, die stete vegetative Bewegung,

kommt einmal der eine, ein andermal der andere Ansatz siegreich hervor, während die anderen blos Ansätze bleiben; während
all' diesen Veränderungen der ursprünglichen Bewegung bleibt
aber, so lange das Leben dauert, doch eine solche neurale Bewegung vorhanden, dafs die vegetative Lebensbewegung vor sich
geht und höchstens nur beeinträchtigt wird. Immer bleibt eine
solche Bewegungsresultante zurück.

79.

Wenden wir die gewonnenen Ergebnisse auf die uns beschäftigende Frage an. Sie lehren uns folgendes.

Die während des Fingerschmerzes, bezw. der Wahrnehmung
der häfslichen Villa sich einstellende Bewegung, welcher die
Vorstellung vom Aufhören des Zahnschmerzes, bezw. die Vorstellung der schöngegliederten Fuge entspricht, ist teilweise dieselbe Bewegung in denselben Nervenstoffteilchen, welche auch
dem Aufhören des Fingerschmerzes sowie der schönen Gliederung der Villa entspricht, nur mit irgend einer Abweichung in
der Gröfse oder Richtung der Bewegung. Die Bewegung, welche
der Wahrnehmung oder der Vorstellung der schönen Gliederung
der Fuge entspricht, geht nicht in anderen (akustischen) Centren
oder Zellen vor sich, als die Bewegung, welche der Wahrnehmung oder Vorstellung der Villa entspricht, sondern in denselben; sie ist die teilweise Aufhebung der Bewegung, welche

---

welche während aller temporären Veränderung vor sich gehen mufs.
Nach unserer Lehre wird nicht ein Bewufstseinszustand mit einem
anderen verglichen (was roher „Atomismus" ist), sondern jeder Bewufstseinszustand mit einem von ihm abweichenden allgemeinen Bewufstseins-
ansatz. Nach unserer Lehre wird nicht der Uebergang eines Bewufstseinszustandes in den anderen bewufst (was ein totes, nur durch das temporäre
Bewufstsein zum Leben erwecktes Nervensystem voraussetzt), sondern der
fortwährende Widerstreit einer Bewegung zu den steten neuralen originalen
und den ihr aufgepfropften, mit ihr in fortwährendem Widerstreit stehenden
hysteretischen Bewegungen. Das D ist daher nicht nur eine Veränderung
von C, das d von c, sondern alle diese Töne sind Veränderungen auch
anderer Bewegungen und erhalten dadurch einen anderen Inhalt als blos
den des Verhältnisses zu dem zeitlich benachbarten Ton. Der Inhalt eines
Bewufstseinszustandes wird nicht nur durch den augenblicklichen temporären Kontrast bestimmt, sondern durch seinen Kontrast zu allen neuralen
Bewegungsansätzen.

dem Gefühl der Häfslichkeit der Villa entspricht, darum stellt
sie sich ein; sie weicht nur irgendwie von dieser Aufhebe-
bewegung ab, darum wird sie nur als ähnlich bewufst. Denn
die einem Ton entsprechende neurale Bewegung ist nur eine Abweichung von den allen anderen Bewufstseinszuständen entsprechenden Bewegungen in denselben Nervenstoffteilchen. Dafs
dem so ist, wird dadurch bewiesen, dafs die nur ähnlichen Vorstellungen durch hinzukommende Anwendungs-, Modifikations-
vorstellungen, d. h. durch Bewegungen, welche jene Abweichung
aufheben, in auf den aktuellen Fall bezügliche Vorstellungen
umgewandelt werden können. Das Aufhören aller Schmerzen
und die Vorstellungen vom Aufhören welcher Schmerzen immer
sind teilweise dieselbe Bewegung, nämlich, die Verringerung
einer Beeinträchtigung der steten neuralen Bewegungsresultante,
einer ihr entgegengerichteter Bewegung, die bei verschiedenen
Schmerzen höchstens nur nach Gröfsenbestimmungen und Richtung variiren kann. Auch die allgemeinere Vorstellung, dafs
irgend ein Bewufstseinszustand sich einmal infolge einer gewissen
Thätigkeit verändert hat, ist thatsächlich eine Abschwächung
der jetzigen neuralen Bewegung, welche einen ganz anderen,
schmerzlichen Bewufstseinszustand verursacht. Da alle Bewufstseinszustände Veränderungen der einen steten vegetativen neuralen
Bewegung sind, ist es begreiflich, dafs die Vorstellung des
Aufhörens oder der Veränderung eines jeden Bewufstseinszustandes, einer jeden Veränderung der ursprünglichen Bewegung wenigstens zum Teil eine Herstellung dieser letzteren
sein kann. Selbst wenn als Analogie die Veränderung eines
lustbetonten Bewufstseinszustandes herbeigezogen wird, ist dies
der Fall. Denn obwohl ein lustbetonter Bewufstseinszustand der
steten neuralen Bewegungsresultante gleichgerichtet ist, so ist er
dies nicht ganz. Eine Bewegung kann nur dann eine Einwirkung
sein, nur dann eine Veränderung verursachen, wenn sie auf
Widerstand, auf Hemmung trifft. Eine lustbetonte Einwirkung
ist nur insoferne lustbetont, als sie teilweise der steten neuralen
Bewegungsresultante gleichgerichtet ist (vgl. Ende des Abschn. 19),
dabei ist sie immer auch eine Beeinträchtigung. Das Aufhören
einer Lust ist daher teilweise dieselbe Veränderung der Bewegungsresultante im Gegensatze zu einem anderen Zustande,
wie das Aufhören eines Schmerzes.

Natürlich werden aber von den durch frühere Erfahrungen
ermöglichten hysteretischen Bewegungen immer diejenigen sich
einstellen, welche die aktuelle Beeinträchtigung der steten
neuralen Bewegungsresultante mit der geringsten Abweichung
aufheben, dieser Resultante jetzt im gröfsten Mafse gleichgerichtet sind; entferntere Analogien nur dann, wenn keine
näheren bekannt sind, und auch dann nur schwer.

80.

Doch noch weiteres lehren uns die obigen Ergebnisse.

Die Thatsache, dafs sich bei einem Schmerze die auf das
Aufhören anderer Schmerzen bezüglichen Erinnerungen einstellen — das allgemeine Denken — ist nicht eine späte Blume
der Entwicklung oder eine Frucht exzeptioneller geistiger Kraft;
es ist etwas Natürliches, von Anfang an Daseiendes und beruht
darauf, dafs die Vorstellung des Aufhörens des einen Schmerzes
eine Bewegung ist, welche auch das Aufhören des anderen
Schmerzes ist. Denken ist im geistigen Leben so alt' wie Erinnern, und allgemeine Begriffe so alt wie spezielle Empfindungen;
es ist keine spezielle Empfindung möglich, ohne Bewufstsein
ihrer Verschiedenheit, aber auch ihrer Aehnlichkeit mit
anderen Spezialitäten desselben Begriffes. Die spätere Entwicklung besteht blos darin, dafs infolge der Vermehrung der
Eindrücke immer mehr Eindrücke als verschieden und ähnlich
mit einander in Verhältnis gebracht werden und abstraktere, allgemeinere Begriffe entstehen.

81.

Doch noch viel wichtiger ist eine andere Folgerung aus den
obigen Ergebnissen.

Das Anfängliche ist sogar das, dafs das Mittel, welches das
Aufhören des Zahnschmerzes bewirkt, ohne weiteres, ohne Aenderung als solches aufgefafst wird, was auch jeden anderen Schmerz
aufhebt, oder dafs der Umstand, der nach unserer Erfahrung
eine Veränderung bewirkt hat, als solcher aufgefafst wird, der
jede andere erwünschte Veränderung bewirken kann; dafs uns
gar nicht einfällt, dafs ein Fingerschmerz durch ein anderes
Mittel aufgehoben werden mufs, als ein Fufsschmerz. Das Anfängliche ist das schrankenlose Uebertragen des einmal Er-

fahrenen auf alles Aehnliche. Erst müssen Erfahrungen uns belehren, daſs dies nicht richtig ist, daſs eine Einwirkung auf unseren Fuſs nicht eine Einwirkung auf unseren Finger ist, damit wir zur Spezialisirung der Mittel gelangen. Wir sehen, daſs niedrige Tiere auf verschiedene äuſsere Reize gleich reagiren. Wir sehen, daſs der primitive Mann den Elefanten ein Bergtier nennt. Wir sehen, daſs Kinder sich leichter einbilden, daſs ein Stück Holz ein Kind, daſs ein Stuhl ein Wagen ist, als ein Erwachsener. Wir wissen, daſs wir im Anfang alle Neger als gleich sehen und erst später zu unterscheiden lehren. Das Bewuſstsein geht nicht vom Speziellen zum Allgemeinen, sondern vom Ununterschiedenen und Allgemeinen zum Unterschiedenen, welches es wieder unter das Allgemeine faſst.

Wenn wir daher später wissen, daſs wir das Mittel irgendwie abändern müssen, so ist dies die Folge späterer Erfahrungen. Es stellt sich die neurale Bewegung ein, welche die Vorstellung des Aufhörens des Zahnschmerzes durch ein Mittel bedeutet; doch da stellt sich die Hysterese der primären Erfahrung ein, daſs der Fingerschmerz durch dieses Mittel n i c h t aufgehoben wurde, oder es stellt sich die Hysterese der primären Erfahrung ein, daſs in verschiedenen Raumabteilungen stattfindende Erscheinungen durch auf verschiedene Orte gerichtete Einwirkungen verändert werden; erst durch diesen Widerstand, den die Restitutionsbewegung der steten, neuralen Bewegungsresultante erfährt, stellt sich die spezielle Frage nach dem speziellen Mittel gegen den Fingerschmerz ein und das weitere Nachdenken oder Erinnern.[1]

---

[1] Zu Obigem muſs aber noch folgendes hinzugesetzt werden. Der Umstand, daſs das Aehnliche nur teilweise dieselbe Bewegung ist, ist aber auch ein Hindernis dessen, daſs verallgemeinerndes Denken, und zwar von weithergeholten, geringen Aehnlichkeiten ausgehendes, stattfinde. Wenn der Fingerschmerz auch von Anfang an dem Zahnschmerz als ähnlich erkannt wird, so wird er auch als verschieden erkannt. Nur bei groſser Aehnlichkeit wird ein Uebertragen geschehen. Die Verschiedenheit kann die Aehnlichkeit ebenso verdunkeln, wie die Aehnlichkeit die Verschiedenheit. Es bleibt aber doch wahr, daſs b e i E r k e n n u n g d e r A e h n l i c h - k e i t, als das einzig Mögliche in der Not, das gleiche Verfahren, die gleiche Bewegung angewendet werden wird, wenn noch keine Spezialisation der Erfahrung stattfand, wie sehr auch ein Unterschied der beiden Schmerzen im Bewuſstsein vorhanden und es undeutlich bewuſst sei, daſs das Aufhören des einen Schmerzes nicht ganz ein Aufhören des anderen sei.

Daraus sehen wir, wie unrichtig die Auffassung ist, als würde die Erfahrung, durch die wir unsere Kenntnisse über die Welt, über die Existenz und die Eigenschaften der verschiedenen Dinge erhalten, darin bestehen, daſs äuſsere Gegenstände und Ereignisse ihnen entsprechende Eindrücke in uns erwecken würden; daſs wir z. B. zu der Erkenntnis, daſs ein Hund beiſst, dadurch kämen, daſs dem Gegenstand Hund und dem Ereignis Beiſsen eine gewisse Wahrnehmung von Farbe, Gestalt und Schmerz entspräche. Es ist oft gesagt worden, daſs die Bewuſstseinszustände, die die äuſseren Dinge und Geschehnisse in uns erwecken, nicht das wirkliche Wesen dieser wiedergeben, sondern nur irgendwelche Symbole, subjektive Zeichen derselben seien. Diesen Satz wollen wir hier nicht eingehend kritisiren; wir wollen aber hier darauf hinweisen, daſs nicht einmal das wahr ist, daſs, was wir später einen gewissen Gegenstand nennen, in uns stets einen gewissen, speziellen ihm entsprechenden Bewuſstseinszustand erwecke. Der Bewuſstseinszustand, den ein Gegenstand in uns erweckt, wechselt fortwährend im Laufe unseres Lebens. Derselbe Gegenstand, den wir später Hund nennen und der das Bewuſstsein des Hundes, einer gewissen Gestalt, einer gewissen Farbe, des Beweglichen, des Lebenden in uns erweckt, ist am Anfang unseres Lebens für uns ein höchst unbestimmtes, nur im Gegensatze zu der durch diesen Unterschied bewuſst werdenden unveränderten steten neuralen Bewegung bestimmtes Etwas. Wir können daher am Anfang unseres Lebens nicht zu der Kenntnis kommen, daſs ein Hund beiſst, wie oft er uns auch dies anthue.

Unsere erste Erfahrung ist eine Veränderung in unserem Bewuſstsein, welches erst durch diese Veränderung erwacht; sie ist eine Erfahrung von Etwas und Etwas sehr unbestimmtem Anderem. Infolge dieser Veränderung und ihrer Wiederholung erwarten wir nunmehr stets diese Veränderung, als eine mögliche, oder wenn sie vorhanden ist, erwarten wir die Rückkehr zum früheren Zustand; wir haben das Bewuſstsein verschiedener Bewuſstseinsmöglichkeiten (welche uns später als objektiv daseiende Gegenstände und eine Welt erscheinen, wenn wir erkennen, daſs wir unter denselben durch unseren Willen wählen können), verschiedener Etwasse, und wir haben auf einmal Erinnerung, Erwartung, einen Zeitbegriff, den Begriff eines bleibenden Ichs, die Einheit des Bewuſstseins und einen Willen, der die primär nicht vorhandene Bewufstseinsmöglichkeit wünscht oder verabscheut. Auf die erste Veränderung folgt eine zweite, die wieder eine Veränderung der ersten ist. Jetzt erwarten wir schon Verschiedenes, ohne dafs wir in einem gewissen Augenblick mehr das eine, als das andere erwarten würden. Treten nun mehrere Verschiedenheiten ein; geht die Veränderung von verschiedenen Verschiedenheiten zu verschiedenen Verschiedenheiten, so gelangen wir zum Bewufstsein, dafs nicht immer jede Bewufstseinsmöglichkeit vorhanden ist, sondern ein gewisser Bewufstseinszustand zu einem anderen, gewissen führt. Doch diese spezielle Kenntnis ist nicht anders möglich, als durch die Kenntnis anderer Spezialitäten, von denen wir wissen, dafs sie nicht diesen Verlauf nehmen. Die Erfahrung und Kenntnis eines gewissen, speziellen Zusammenhanges setzt die fortwährende Kenntnis anderer Spezialitäten voraus; ihr entspricht die neurale Bewegung in allen Richtungen, von denen sie aber eine Abweichung erfährt, während sie in gewissen Richtungen abläuft. Die Kenntnis, dafs ein Pflaster einen Schmerz lindert, kann nur durch die sie begleitende Kenntnis entstehen, dafs andere Dinge den Schmerz nicht lindern. Die bleibenden Eigenschaften eines Gegenstandes können durch Eindrücke dieses einzigen Körpers nicht gelehrt werden, sondern nur dadurch, dafs andere Gegenstände diese Eigenschaften nicht besitzen. Jede spezielle Kenntnis setzt eine Masse, das Ganze aller unserer Kenntnisse voraus. Jede spätere spezielle Erfahrung wird mit mit Hilfe des Schatzes unserer früheren Erfahrung gemacht und ist eine Modifikation derselben. Erst ist diese Modifikation eine arge Ueberraschung, später aber wissen wir, dafs wir in verschiedenen Fällen Verschiedenes zu erwarten haben; doch auch in diesen Fällen können wir dieses Verschiedenen nur gewärtig sein und es erfahren, indem wir es als eine Abweichung von dem bisher Erfahrenen auffassen. Der Geisteszustand der Menschheit in ihren Erfahrungen ist ganz der des wissenschaftlichen Experimentators; wie dieser nicht ohne eine bisherige Kenntnis ein Experiment anordnen kann, so ist es der Menschheit überhaupt unmöglich eine spezielle Erfahrung zu machen, ohne dafs diese im Verhältnis zur bisherigen Erfahrung stehe.

Erfahrung ist daher die Erfahrung der Modifikation der steten neuralen vegetativen Bewegungsresultante und der Modifikation früherer Modifikationen derselben. Eine Erkenntnis ist ein Resumé aller Modifikationen und Remodifikationen, die unsere stete neurale vegetative Bewegungsresultante bis zur Entstehung dieser Erkenntnis erlitten hat. Die Vorstellung, dafs ich zu einem Zwecke einen schweren Gegenstand bedarf, ist eine Wiederholung der primären Veränderung, die mich den Gegensatz zwischen schwer und leicht lehrte. Der Satz „ein Hund beifst" hat seinen Sinn nur durch die folgenden Sätze, die darin enthalten sind: „ein Haus beifst nicht, aber auch ein Kalb nicht; hingegen kann so ein grofser, wie ein kleiner Hund beifsen; doch mufs er lebend sein, die Farbe und Gestalt genügt nicht; er brennt und kratzt auch nicht, aber er beifst" u. s. w. Die Erkenntnis, „der Hund beifst" hat auch nur dadurch praktischen Wert für uns, dafs der Hund etwas von anderem Verschiedenes bedeutet; dadurch wissen wir, was wir aufzuheben haben, um dem Gebissenwerden zu entrinnen; wir wissen, dafs wir einen Nicht-Hund herbeizuführen haben; alles, was im Gegenstande Hund mit anderen Gegenständen gemein ist, können wir ja nicht eliminiren, solange wir überhaupt Bewufstsein haben. Es gilt immer nur die Abweichungen von der steten neuralen Bewegungsresultante und Abweichungen von Abweichungen zu erkennen, um zu der widerstandslosesten neuralen Bewegung, und zwar mittels Hinzufügung und Wegnahme von Gegenständen und Eigenschaften, zurück zu gelangen.[1] Die neurale Bewegung, die einer speziellen Kenntnis,

---

[1] Die „Relativität" all' unserer Bewufstseinszustände wird am Anfange fast aller Psychologien ausgesprochen, doch wird diese fundamentale Thatsache in der Lehre vom Denken und Handeln nicht immer festgehalten. Diese wird so vorgetragen, als würden einzelne Gegenstände, Empfindungen, Wahrnehmungen als solche für sich bewufst, erkannt werden, und unser Handeln bestimmen. Doch kein Mensch kann anders erkennen, dafs „ein Hund" beifst, dafs er sich vor „einem Hunde" zu hüten hat, als dadurch, dafs er sich erinnert, dafs alles andere, was er im selben Augenblick wahrnimmt, und dessen er sich erinnert, nicht beifst. Kein Mensch kann erkennen, dafs ein Pflaster den Schmerz lindert, wenn er nicht das Pflaster im Gegensatz zu allem anderen auffafst. Es wird in der Psychologie noch oft so gesprochen, als würden „Reize", „Empfindungen" des Handelns hervorrufen. Trotz der am Anfang hingeworfenen und nicht ernst genommenen Lehre von der Relativität wird doch so gesprochen, als würde die dunkel-

einem speziellen Gedanken, ja einer speziellen Wahrnehmung
entspricht, ist nicht eine einfache neurale Bewegung, die von gewissen sensorischen Nerven blos zu gewissen Centren, von diesen
mittels „Assoziationsfasern" zu anderen Centren führt (um dann
blos zu gewissen motorischen Nerven zu führen); sie ist eine
universelle Bewegung des ganzen Nervensystems, die in gewissen
Bewegungsarten Widerstand und Abweichung erfährt, um dann in
andere überzugehen, und dieser Widerstand und diese Abweichung
wird als spezieller Bewufstseinszustand bewufst. Und zwar macht
die von einem Reize erregte neurale Bewegung in ihrem Verlauf Ansätze zu allen Veränderungen, die die stete neurale Bewegungsresultante während unseres Lebens erfahren hat, um
zuletzt durch die inneren neuralen Kräfte zur geringsten Beeinträchtigung der steten neuralen Bewegungsresultante zu gelangen. Der Anblick eines Panzers ruft in uns das Gefühl der
Kälte und Glätte nur dadurch hervor, dafs in uns auch eine Bewegung der Wärme und Rauhheit vor sich geht. Es ist ja auch
gewifs, dafs in jedem Falle unseres Denkens, in jedem
speziellen Gedankengang das stete Bewufstsein einer ganzen
Welt, aller unserer Kräfte, aller bekannten allgemeinen Gesetze
des Weltalls wirken mufs. Dem gleichmäfsigen Ansatze der Bewegungsarten entspricht das stete, undeutliche Bewufstsein unseres
Daseins, einer Welt (was dasselbe ist) und des Zeitlaufes; auf
diesem Hintergrunde des Bewufstseins entsteht ein deutlicher
Bewufstseinszustand, indem die Bewegung inmitten aller verschiedenen Ansätze in einer Bewegungsart kräftiger ausgeführt
wird. Findet im Falle einer höchst verblüffenden Erscheinung,
eines Unverständlichen Etwas, eines mafslosen Staunens oder

---

blaue Farbe vom Anfang an eine i h r entsprechende spezielle Bewegung
hervorrufen, als würde der Organismus vom Anfang an e b e n s i e festzuhalten oder zu vermeiden suchen (obwohl wir sehen, dafs ein Kind im Anfang alles in den Mund nimmt). Das einzige Wesentliche im psychischen
Leben ist aber nebst Lust und Unlust jene „Relativität", jenes Unterscheiden
und Vergleichen. Nicht die angebliche (gefühlsneutrale) „Empfindung", sondern der Begriff, die Begrenzung, ist das Element, aus dem das geistige
Leben entsteht. Den Uebergang zur richtigen Auffassung sehen wir darin,
dafs, während die ältere, englische Psychologie den Begriff der „Apperzeption" gar nicht kannte, die Lehre vom Begriff und vom Denken fast ganz
der Logik überliefs und von der Empfindung ausging, die neue Psychologie
nun schon den Begriff der Empfindung fast gar nicht kennt, und von der
Apperzeption und dem Denken ausgeht.

Schrecks keine Auswahl der neuralen und extraneuralen Bewegung, kein Denken und Handeln statt, so entsteht eine Undeutlichkeit des Bewuſstseins und ein Erstarren der Bewegung. Alles neuro-psychische Leben besteht in einem gleichzeitigen Ansatz zu verschiedenen Bewegungen und einer Auswahl unter denselben.

82.

Hier bestätigt nun analytische, introspektive Psychologie unsere objektive, physiologische Theorie. Wir gingen von der physischen Frage aus, was denn materiell im Körper der Auswahl zweckmäſsiger Bewegungen entsprechen könne, und kamen rein auf Grund physischer Kenntnisse zur Annahme, daſs dies nur darin bestehen könne, daſs gewisse Bewegungen gewissen anderen stets vorhandenen Bewegungen gleich gerichtet sind und infolgedessen leichter zustande kommen, während andere jenen Bewegungen entgegengerichtet sind und Widerstand erleiden; darum nahmen wir an, daſs jeder temporäre Reiz ununterschiedlich alle temporären Bewegungsarten des Nervensystems initiire und daſs die Auswahl erst durch die Kontrole anderer Bewegungen geschehe. Hier nun sehen wir auf Grund analytischer Psychologie, wie recht wir in der Annahme hatten, daſs jeder Reiz alle möglichen Bewegungsarten des Nervensystems initiire; denn wir sehen, daſs ein Bewuſstseinszustand nur infolge der verschiedenen Ansätze möglich ist.

Hier sehen wir, wie recht wir hatten, anzunehmen, daſs auch das Sich-Einstellen der einfachen, speziellen Erinnerung, daſs ein Fingerschmerz durch ein gewisses Mittel geheilt werden können, ein neuraler Bewegungsansatz zu allen Bewegungsarten sei, welche das Nicht-Aufhören des Schmerzes bei Nicht-Anwenden des Mittels (unter allen anderen Umständen) bedeuten, und erst nebst dieser allgemeinen Bewegung eine zur stärkerer Ausführung gelangende zusammengesetzte Bewegung, welche das Anwenden jenes Mittels und das Aufhören des Schmerzes bedeutet. Wir sehen, daſs bei allen Schmerzen immer eine Bewegung durch dieselben Nervenstoffteilchen, das ganze Nervensystem und alle extraneurale Teile des Körpers geht, daſs diese Bewegung aber überall auf Widerstand trifft und jenen Verlauf nimmt, welcher den geringsten Widerstand erfährt, welcher den neuralen Kräften am wenigsten entgegengerichtet ist.

83.

Der „atomistischen" Lehre der älteren Assoziationspsychologie wurde in neuerer Zeit glücklicherweise entgegengetreten. Scharfsinnige analytische Psychologen legten auf Grund der Analyse unserer Bewußtseinszustände dar, daß die Lehre, als würde sich das Bewußtsein aus der Assoziation spezieller Bewußtseinszustände (Empfindungen) zusammenthun, eine Unmöglichkeit sei.

Doch in der Physiologie herrscht derselbe unrichtige Atomismus. Nicht nur wurde bis heute (mit Ausnahme einiger ganz willkürlicher und unverständlicher Hypothesen) nicht gesucht, das neurale Korrelativ der Zweckmäßigkeit, des „Interesse", der Auswahl, der „geistigen Aktivität", der „Einheit des Bewußtseins" festzustellen; nicht nur blieb die physiologische Psychologie ein neuraler Erklärungsversuch der alten Assoziations-psychologie, während doch die introspektive Psychologie selbst sich ganz veränderte: die Physiologie produzirte auf ihrem eigensten Gebiete einen unmöglichen Atomismus, der ein genaues Gegenbild des Atomismus der Assoziationslehre ist.

Die Lehre der speziellen Reflexe, die Lehre, daß die Einwirkung gewisser Reize ihrer eigenen Natur zufolge nur oder hauptsächlich gewisse Centren, gewisse motorische Nerven und gewisse Muskeln und in gewisser Weise errege, ist ebenso unrichtig wie die Lehre der speziellen Empfindungen und Assoziationen. Der isolirte, spezielle Reflexbogen ist eine eben solche falsche Erfindung wie die isolirte spezielle Empfindung und die spezielle Assoziation. Und ebenso, wie ein richtiges System der subjektiven Psychologie nicht mit der Empfindung beginnen darf, so darf ein richtiges System der physiologischen Psychologie nicht mit dem Reflexbogen beginnen. Beide müssen den Gedanken des toten, erst durch temporäre Reize zum Leben erregten Nervensystems aufgeben und von der durch die steten Reize unterhaltenen steten vegetativen neuralen Bewegung ausgehen und alle temporäre Reizung, als deren Veränderung darlegen. Darin haben sie nun auf einmal alles: Empfinden, Erfahren, Erinnerung, Zeitbegriff, Denken, Gefühl, Wollen, Glauben an ein objektives Dasein neben dem aktuellen Bewußtseinszustande, das metaphysische Bewußtsein eines unbekannten, steten, absoluten Etwas, das sich ändert, und

auf einmal Ich und die Welt ist, temporäre Veränderung der
Bewegung und zweckmäfsige Auswahl derselben.

84.

Kehren wir aber zu unserem Manne zurück, der zur Behebung seines Fingerschmerzes nicht durch Erinnerung, sondern
durch Denken gelangt. Betrachten wir nun den Fall, in welchen
er nicht von der Behebungsweise des Zahnschmerzes, sondern
von allgemeinen Kenntnissen über Behebung von Schmerzen im
allgemeinen zur Behebung des Fingerschmerzes gelangt. Dafs
diesen allgemeinen Kenntnissen eine neurale Bewegung entspricht, welche eine Verringerung des speziellen, aktuellen
Schmerzes bildet, werden wir jetzt ohne weiteres glauben. Doch
warum wird diese Bewegung jetzt von jener allgemeinen
Vorstellung begleitet? Indem die von den Fingerschmerz ange-
regte allgemeine neurale Bewegung von allen anderen Bewegungsarten abweicht und in die Bewegung übergeht, welche verschiedenen Verfahren und dem Aufhören verschiedener Schmerzen entspricht; indem sie von der Richtung dieser Abweichung nicht
kräftig in eine spezielle Bewegungsart abweicht, sondern in
allen ihren Spezialisirungen von Aufhören von Zahn-, Ohren-,
Rückenschmerz u. s. w. durch verschiedene Verfahren gleichmäfsig fortschreitet, entsteht der allgemeine Begriff des Aufhörens eines Schmerzes durch ein Verfahren. Indem dann zu
ihrer ersten Abweichung die weitere Abweichung der Modifizirung des Mittels auf den vorliegenden, speziellen Fall infolge weiteren Denkens über das Verhältnis des Fingers zu
anderen Gliedern kräftiger erfolgt: entsteht die Anwendung der
allgemeinen Kenntnis über Verfahren bei Schmerzen auf diesen
Fall. Die allgemeine Kenntnis, der allgemeine Begriff stellt sich daher ein, weil Ansätze zu verschiedenen Spezialisirungen der Bewegungen beginnen, aber keiner derselben stärker ausgeführt
und im Gegensatz zu den anderen bewufst wird.
So entsteht ein auf verschiedene spezielle Fälle anwendbarer
allgemeiner Bewufstseinszustand. Und so ist eine mathematische
Deduktion mit ihrer Feststellung von abstrakten Gleichheiten
und Unterschieden thatsächlich teilweise dieselbe Bewegung, wie
der spezielle, primäre Bewufstseinsverlauf des Zornes und des

Wunsches nach Dreinhauen bei einer Beleidigung oder das Wahrnehmen von Grün oder von Harmonie. Diese Auffassung der
den allgemeinen Begriffen unterliegenden Bewegung beruht auf
der Annahme, daſs, insoferne unser Bewuſstsein nicht spezialisirt
ist, ihm ein gleichmäſsiger Ansatz zu allen Arten von neuralem
Bewegungsverlauf entspricht, und daſs ein spezieller Bewuſstseinszustand nur in der kräftigeren, wirklichen Ausführung einer
dieser Ansätze besteht. Ebenso wie beim Auftauchen eines ganz
unbestimmten Etwas, einem höchsten Staunen und Schreck, ein
Ansatz zu allen Arten von Identifizirung und deren Widerstreit
deutlich wahrnehmbar ist, ist bei einem allgemeinen Begriffe die
kräftige Auswahl gewisser Ansätze gegenüber anderen schon durch-
geführt, unter diesen selbst aber noch nicht. Ganz gleich stark
werden die verschiedenen Ansätze nicht sein, einer wird über-
wiegen (wir können uns beim Denken eines allgemeinen Begriffes
immer bei der Vorstellung einer Abart des Bewuſstseinszustandes
oder einer seiner Teile oder Symbole oder eines Teiles der letzteren ertappen), doch wird dieser Ansatz nicht s o kräftig ausge-
geführt, wie im Falle, wo diese Abart deutlich gedacht wird
(wir ziehen z. B. bei Aufstellung eines allgemeinen Satzes den
deutlichen Gedanken an jede spezielle Abart immer zurück und
schwanken zwischen den verschiedenen Abarten).

BERKELEY leugnete bekanntlicherweise, daſs wir allgemeine
Begriffe hätten. Da wir (dies ist sein Gedankengang) stets nur
s p e z i e l l e primäre Bewuſstseinszustände haben, können auch
nur Hysteresen solcher zurückbleiben. Dieser falschen Ansicht
liegt der Irrtum zugrunde, als wäre der spezielle Bewuſstseinszustand das einfachste, das geringste, ein unauflösbares psychisches
und neurales Gebilde, eine einfache neurale Bewegung. Wäre
dem so, so wäre es thatsächlich nicht zu verstehen, wie noch
etwas einfacheres dasein könne. Wir sahen aber, daſs ein
spezieller Bewuſstseinszustand ein höchst zusammengesetztes
psychisches Gebilde, eine Gegensätzlichkeit zu anderen psychischen
Gebilden, eine höchst zusammengesetzte neurale Bewegung, ein
Ansatz zu allen Bewegungsspezialisirungen ist, auf die eine
Spezialisirung in eine gewisse Bewegungsart stärker folgt. Da
also der spezielle Bewuſstseinszustand ein Mehr als das allgemeine ist; da es möglich ist, daſs die Bewegung zu verschiedenen
Spezialisirungen sich ansetze, ohne in eine derselben mit der
zur Spezialvorstellung nötigen Stärke ausgeführt zu werden,

so kann ein allgemeiner Begriff entstehen, bevor er eine spezielle Anwendung erführe, ja diese Bewegung kann in andere Bewegungsarten übergehen, zu anderen (speziellen oder allgemeinen) Bewußtseinszuständen im Bewußtseinsverlauf führen, ohne erst in irgend eine jener ersteren angesetzten speziellen Bewegungsarten besonders stark zu übergehen.

85.

Hier sehen wir auch, daß wir recht hatten anzunehmen, daß der Vorstellung vom Aufhören des Schmerzes teilweise ein und dieselbe neurale Bewegung entspreche, möge die Vorstellung welche Färbung immer besitzen, möge sie eine Erinnerung des Aufhörens in der Vergangenheit, die Erwartung desselben in der Zukunft, die allgemeine Ueberzeugung des Aufhörens eines solchen Schmerzes zu allen Zeiten, oder blos imaginativ, möge sie wünschend oder fürchtend sein. Alle unseren, wie immer gefärbten, hysteretischen Vorstellungen sind das Fortbestehen jener Veränderungen, sind Wiederholungen derselben Bewegungen, welche die stete neurale Bewegung in der Vergangenheit erfahren hat; doch existiren in diesem Chaos von teilweise gleichen, teilweise verschiedenen, verschieden veränderten, verschieden zusammengesetzten Bewegungen vor der Hand nicht die Unterschiede zwischen Vergangenheit, Zukunft, allgemeine Vorstellung, Einbildung u. s. w. Auch diese Unterschiede kommen durch Auswahl unter den verschiedenen Ansätzen zustande; die Spezialisirung in dieser Beziehung geschieht dadurch, daß die Bewegung inmitten all' dieser Ansätze einen gewissen Verlauf nimmt, welcher durch die stete neurale Bewegungsresultante bestimmt wird. Diese Bewegungen oder Veränderungen, obwohl wir sie alle in der Vergangenheit erlebten, ermöglichen es, daß dieselben Veränderungen auch jetzt vor sich gehen, aber so abweichend, daß sie Veränderungen des gegenwärtigen Bewußtseinszustandes sind; und so haben wir Erwartung von Zukunft. Doch dieselben Veränderungen können auch in ihrer vorhergegangenen Spezialisation kräftig auftreten und ermöglichen auch uns jenen spezialisirten Verlauf vorzustellen, wie die betreffenden Veränderungen andere Veränderungen aufhoben; und so können wir dieselbe Vorstellung, die wir früher als Erwartung der Zukunft hatten, als Erinnerung der Vergangenheit besitzen. Oder aber dieselbe Veränderung der Bewegung kann stattfinden ohne kräftigere Innervirung der weiteren Veränderung, welche sie zu einer Veränderung des gegenwärtigen Bewußtseinszustandes oder des vergangenen macht, und so haben wir eine allgemeine Wahrheit. In welcher dieser Spezialisirungen eine Vorstellung auftritt, hängt davon ab, ob die erwartende, die erinnernde, oder die allgemeine Vorstellung der steten neuralen Bewegungsresultante gleichgerichtet ist.

Doch alle diese Spezialisirungen enthalten den Begriff der Wirklichkeit (der Vergangenheit, der Zukunft, oder in allen Zeiten). Wir hatten aber auch darin recht, daß wir in der Vorstellung einer Wirklichkeit teilweise dieselbe Bewegung annahmen, wie in der bloßen Imagination. In demselben Verhältnisse, in dem alles Bewußtsein besteht, in dem Widerstreit verschiedener Bewegungen, in dem Vorherrschen gewisser derselben über andere haben wir auch Wirklichkeit. Wird diese Stärke gegenüber dem schwachen Ansatz aller anderen Bewegungen angesetzt, und wenn sie auch durch den gegenwärtigen Bewußtseinszustand abgeschwächt wird, so haben wir Vorstellung von Wirklichkeit in der Vergangenheit und Zukunft; ohne diese Spezialisirung in Stärke, mit der Spezialisirung der Schwäche zu stärkeren Ansätzen, haben wir „b l o ß e Vorstellung, Einbildung". Durch die Spezialisirung der Stärke infolge der Uebereinstimmung mit der Resultante aller Bewegungen haben wir die wünschende Vorstellung; durch die Spezialisirung der Abschwächung infolge des Widerstreites mit der Resultante aller Bewegungen haben wir Aversion. U. s. w., u. s. w.

86.

Wir können, wenn wir keine speziellen Erinnerungen besitzen, sondern denken, zur Behebungsweise unseres Fingerschmerzes durch einen Zwischenbewußtseinszustand, durch eine F r a g e gelangen: „was für Arznei könnte wohl den Fingerschmerz aufheben?" Was bedeutet nun dieser fragende Zustand, diese mögliche Phase des zweckmäßigen neuralen Bewegungsverlaufes? Ist diese auch eine neurale Bewegung, welche eine Verringerung des Fingerschmerzes bildet, und darum sich einstellt? Und warum folgt auf die Frage die daraufpassende Antwort? Was bedeutet dieses Verstehen der Frage?

Daſs die Frage einer neuralen Bewegung entspricht, die eine Verringerung des Fingerschmerzes bildet, ist klar. Es ist darin schon die allgemeine Kenntnis enthalten, daſs der Fingerschmerz durch eine Arznei aufgehoben werden könne; es frägt sich nun blos, durch welche. Jede Frage ist schon eine teilweise Aufhebung eines Schmerzes, und dadurch enthält sie ihren speziellen Inhalt, ohne dies wäre sie ein bloſses Fragezeichen ohne Worte. So steckt in ihr daher schon eine Restitution der steten neuralen Bewegungsresultante, die Bewegung hat aber noch nicht die gehörige entschiedene Spezialisation und Abweichung von anderen gleich spezialisirten Bewegungsarten erreicht; sie erreicht sie aber durch weitere Hilfsvorstellungen, die sie aus ihren der steten neuralen Bewegungsresultante nur wenig gleichgerichteten Ansätzen — der blos allgemeinen oder der analogen Kenntnis — herausheben in die richtige Spezialisirung. Daſs die Frage ein Ansatz zu verschiedenen Spezialisationen desselben allgemeinen Begriffes ist, ohne daſs noch eine Auswahl getroffen wurde, ist subjektiv höchst deutlich wahrnehmbar.

Es wurde gefragt, was es neuro-psychisch zu bedeuten habe, wenn ich einen Namen suche, ihn nicht finden kann, aber weiſs, daſs verschiedene Namen oder versuchte Lautzusammenstellungen nicht die richtigen sind. Es wurde gefragt, wie es möglich sei, daſs ich eine „Vorstellung“, eine „Idee“ habe und doch nicht habe. Faſst man das Bewuſstsein so auf, daſs es immer aus gewissen speziellen Bewuſstseinszuständen, Ideen oder Bewegungen besteht, so ist dieser Bewuſstseinszustand wahrhaftig nicht zu verstehen; faſst man aber das deutliche Bewuſstsein als eine Auswahl aus verschiedenen, einander widerstreitenden Ansätzen der Veränderung derselben einen Bewegung auf, so kann er erklärt werden. Von allen Ansätzen hat die Bewegung schon jenen Verlauf genommen, welcher Namen, Lauten, Lautzusammensetzungen entspricht, doch unter diesen hat sie noch keine kräftige Auswahl getroffen. Verschiedene Ansätze zu einer kräftigen Auswahl befriedigen nicht; denn es geht im Nervensystem eine Zusammensetzung von Bewegungen vor sich, durch welche ein gewisser Namen in Zusammenhang mit einem gewissen Orte, Ereignisse u. s. w. gegeben ist. Es geht infolge der Erinnerung des Ortes, des Ereignisses u. s. w. diese zusammen-

gesetzte Bewegung stärker vor sich und es wird gefühlt, daſs
jene Ansätze desselben nicht ganz gleichgerichtet sind, sondern
ihr widerstreiten. Jene Zusammensetzung aber gibt dennoch
nicht ein klares Bewuſstsein des Namens, weil sie von verschiedenen Ansätzen beeinträchtigt ist und nicht kräftig genug
ausgeführt wird. Die Ursache hiervon aber kann sein, daſs sie
schon lange nicht primär vor sich ging, daſs sehr viele verschiedene Namen seither gehört wurden; oder es kann die Ursache Müdigkeit, Mangel an Bewegungsenergie sein, infolge
deren die Bewegung, die dem Orte u. s. w. entspricht, nicht
weiter fortschreiten kann. — Daſs jener Bewuſstseinszustand des
Suchens nach einem Namen ein Ansatz zu mehreren Spezialitäten
ohne kräftige Auswahl ist, zeigt sich darin, daſs wir behufs Auffindung des Namens die verschiedensten Kombinationen von
Silben zu versuchen pflegen.

Es ist höchst wichtig daran festzuhalten, daſs alles Denken
eine Hysterese vorhergegangener neuraler Bewegungen, Bewegungsveränderungen oder Abweichungen und ein Widerstreit und ein
Zusammenwirken zwischen diesen und der steten vegetativen
Bewegung ist und nichts anderes. Allgemeine Begriffe, undeutliche Begriffe und Fragen sind ebenso blos Hysteresen, wie
spezielle Erinnerungen, nur daſs der allgemeine Bewegungsansatz nicht in einer Spezialisation so kräftig ausgeführt wird, wie bei
diesen. Nur durch das Festhalten dieser relativ einfachen
mechanischen Auffassung, kann eine neue Psychologie entstehen, welche einmal eine exakte Physiologie besitzt; nur so
kann verhütet werden, daſs die ältere Assoziationspsychologie
über die neue Psychologie — mit ihren Begriffen von „Apperzeption", „Apperzeptionssystemen", „Rückwirkung des Bewuſstseins auf seinen Inhalt", „Apprehension von Form ohne deutliche Apprehension der Teile" (STOUT) — nicht den Vorzug der
Klarheit und Naturwissenschaftlichkeit besitze. Wenn ich ein
Gebäude im Denken nur als Gebäude, nicht aber als Hotel oder
Kirche auffasse, also gewisser Eigenschaften desselben bewuſst
werde, anderer aber nicht, so ist dessen neurales Korrelativ,
daſs jene Bewegungsveränderung, welche Gebäude im Gegensatz zu anderen Gegenständen entspricht, meiner steten vegetativen Bewegung mehr gleichgerichtet ist, als die anderen
Gegenständen entsprechenden Bewegungsabweichungen, ohne daſs
ihr von den weiteren Veränderungen jener ersten Veränderung

eine mehr gleichgerichtet wäre, als die andere. Wenn ich einmal
zu einem gewissen Zwecke blos Papier verlange, ein andermal
dünnes, oder hartes Papier, so ist es klar, dafs dies im letzteren
Falle erfolgt, weil meine neurale Bewegung in der Vergangenheit
eine Abweichung erlitten hat von den allen anderen Arten
Papier entsprechenden Bewegungen und diese Abweichung in
einem Falle der steten vegetativen Bewegung gleichgerichtet war.
In dem Falle, wo ich blos Papier verlange, entstehen alle Ansätze
zu verschiedenem Papier ohne kräftige Abweichung zu einem
derselben. Wenn ich nach einer Reihenfolge von Tönen nur
das Bewufstsein habe, dafs ich eine Reihenfolge von Tönen
hörte, ohne die einzelnen Töne (nach Höhe u. s. w.) festzuhalten,
so sind in diesem Erinnerungsbilde die stattgefundenen Tonbewegungen schon ziemlich gleichmäfsig in Ansätze zu allen
anderen Tonbewegungen übergegangen, die Bewegungsveränderung des Nacheinanders von Tönen besteht aber noch sehr
kräftig. Dies wird die Folge des Interesses, der gleichen
Richtung dieser Bewegung zur steten vegetativen Bewegungsresultante sein; in Fällen anderen Interesses werde ich eine Erinnerung auch der speziellen Töne zurückbehalten. Apperzeption
einer Einwirkung unter einen Begiff, das deutliche Bewufstsein
nur gewisser Eigenschaften eines Gegenstandes, „Apprehension
einer Form ohne deutliches Bewufstsein ihres Inhaltes" besteht
daher darin, dafs die Einwirkung von den Millionen verschiedenen hysteretischen Bewegungsveränderungen, die sie infolge der
über sie und ähnliche Einwirkungen gemachten Erfahrungen
kräftiger erregen kann — oder besser gesagt, da sie allen
anderen Einwirkungen ähnlich ist, von allen hysteretischen
Bewegungsansätzen, die in uns vorhanden sind — gewisse
kräftig anregt, andere nicht. Diese sind aber gleichfalls immer
da, und das deutliche Bewufstsein ist immer eine Auswahl aus
unendlich vielen, einander widerstreitenden Ansätzen, deren Vorhandensein die stete dunkle Kenntnis von Allem Möglichen
entspricht.

Die Gleichgiltigkeit alles substantiellen Bewufstseinsinhaltes für das psychische Leben, und die eine einzige neuro-psychische Grundthatsache.

(Eine analytisch-psychologische Abhandlung, welche die obige physiologische Theorie bestätigt.)

87.

Die Lehre, die in dieser Abhandlung dargelegt werden soll, kann am besten mittelst einer ganz phantastischen Vorstellung verständlich gemacht und bewiesen werden. Es ist nämlich unsere Absicht, die Wirksamkeit gewisser Thatsachen und die Unwirksamkeit anderer im psychischen Leben festzustellen; und eine Methode, dies zu erreichen, besteht darin, dafs wir uns einen Fall vorstellen, wo blos die ersteren Faktoren, nicht aber die letzteren vorhanden sind, und dafs wir dann auf Grund unserer bisherigen Kenntnisse zu bestimmen suchen, was für Folgen dies haben würde. Wir operiren also hierbei mittelst unserer bisherigen Kenntnisse; wir machen nicht neue Erfahrungen; doch machen wir uns klar, was unsere bisherigen Kenntnisse eigentlich aussagen. Es ist nicht genug, Erfahrungen und Kenntnisse zu haben, man mufs sie auch ordnen und ihren Sinn herausziehen. Eine solche phantastische Vorstellung, wie wir sie planen, ist hierzu geeignet. Es ist die Methode, die Ricardo, der gröfste Denker auf dem Gebiete der politischen Oekonomie, in dieser Wissenschaft mit grofsem Erfolge angewendet hat.

Unsere phantastische Vorstellung ist höchst abstrus und dabei noch höchst verwickelt; sie wird die Vorstellungskraft und die

Geduld des Lesers auf die Probe stellen; dennoch ist sie das
Mittel, wodurch die darzulegende Lehre noch am leichtesten begreiflich gemacht und bewiesen werden kann. Sie ist so abstrus
und verwickelt, daſs es vielleicht mir selbst, der ich sie formulire,
nicht gelingen wird, sie klar und ganz in dem Sinne zu fassen,
in welchem ich sie fassen will; doch wird der Leser, so hoffe
ich, den beabsichtigten Sinn erkennen und die daraus sich ergebenden Folgerungen einsehen.

88.

Denken wir uns einen Menschen, der, mit unten festzustellenden Ausnahmen, gar kein Bewuſstsein hätte. Er sehe
nicht Farben, er sehe und taste nicht Formen, er habe keinen
Geruch-, keinen Geschmacksinn, kein Gehör (mit einer gleich darzulegenden Ausnahme), keine Empfindung seiner inneren Zustände, seiner Bewegungen, kein Bewuſstsein von Raum und
Zeit; die diese Bewuſstseinszustände bei uns hervorrufenden
neuralen Bewegungsverhältnisse wären bei ihm von solchen
Bewuſstseinszuständen nicht begleitet. Denken wir uns aber,
daſs, während in der äuſseren Welt um ihn her und im
extraneuralen Inneren seines Körpers Veränderungen vor sich
gehen, ein anderer Mensch fortwährend Töne von sich gebe
(eine sonderbare Sprache spräche), die in gewisser Weise den
Bewuſstseinszuständen entsprächen, die jener erste Mensch erführe, wenn er ein normales Bewuſstsein hätte. In folgender
Weise. Diese Töne drückten alle A e h n l i c h k e i t e n und V e r -
s c h i e d e n h e i t e n von Bewuſstseinszuständen aus, die jener
erste Mensch erfahren würde. Ein Ton wäre z. B. a, eine
Farbe b; ein starker Ton $a\,u$, eine helle Farbe $b\,u$; ein Gegenstand, der einen Ton herausgibt $a\,m\,n\,p\,b$. Darin ist nun schon
auch die Annahme begriffen, daſs diese Sprache bei zeitlichen
und räumlichen Verhältnissen d e r s e l b e n Bewuſstseinszustände,
die sonst nicht in diesen Verhältnissen sich einstellen, es aus-
spräche, daſs es d i e s e l b e n Bewuſstseinszustände in diesen Verhältnissen sind, denn die Bewuſstseinszustände in jenen Verhältnissen sind den Bewuſstseinszuständen auſserhalb dieser Verhältnisse teilweise ähnlich, teilweise nicht. Das zeitliche Nacheinander
einer Farbe und eines Tones wäre $a\,x\,b$, das räumliche Nebeneinander, wobei Ton von Farbe rechts wäre, hieſse $a\,e\,b$, Ton von

12*

Farbe links hiefse $a\ \ddot{a}\ b$. Eine gewisse Farbe wäre ein kurzes, eine andere ein langes a, eine dritte ein dem o nahe stehendes a. Wie gesagt, fänden in diesem Systeme von Zeichen auch die Bewegungsempfindungen und -Bilder, sowie die organischen Gefühle ihren Ausdruck.

Es ist eigentlich unmöglich ein so komplizirtes System von Zeichen wirklich auszuführen. Einigermafsen haben wir es in der Sprache, in welcher Worte, welche verwandte Begriffe ausdrücken, infolge von Weiterbildung und Zusammensetzung häufig ähnlich sind. Wir nehmen aber an, 1. dafs die verschiedenen Zeichen und Zusammensetzungen der Zeichen durch ihre eigenen Aehnlichkeiten und Verschiedenheiten alle Aehnlichkeiten und Verschiedenheiten der Gegenstände ausdrückten; 2. dafs diese Sprache von einem normalen Menschen fortwährend gesprochen würde, während er jene Bewufstseinszustände hätte, welche die Ausdrücke jener Sprache bezeichnen; 3. dafs das Individuum, in dessen Nähe jene Sprache gesprochen würde, die Bewufstseinszustände nicht hätte und nie gehabt hätte, die jene Ausdrücke bezeichnen, dafs es also deren Sinn in der Wirklichkeit nicht versteht, wenn es auch die Sprache hört.

Zusammengefafst: wir nehmen ein System von Zeichen an, welche in ihrem substantiellen Charakter gar nichts mit der Wirklichkeit gemein hätten, sondern ganz willkürlich wären, die aber die Gleichheiten und Verschiedenheiten der Wirklichkeit widerspiegelten, indem sie in gleichen, bezw. verschiedenen, und teilweise gleichen, teilweise verschiedenen Fällen der Wirklichkeit einander gleich, bezw. von einander verschieden, bezw. zum Teil gleich, zum Teil verschieden wären.

Nehmen wir an, jenes Individuum höre diese immertönende Sprache; deren substantielle Bedeutung in der Wirklichkeit wäre ihm unbekannt, dafür ist sie aber immer in seinem Bewufstsein.

Nehmen wir an (1), jenes Individuum nehme die Gleichheiten und Verschiedenheiten zwischen diesen willkürlichen Zeichen wahr, ebenso wie wir sie unter unseren Bewufstseinszuständen wahrnehmen.

Nehmen wir an (2), jenes Individuum hätte ein Bewußtsein der Veränderungen, des Anfanges und des Aufhörens, in jenen Zeichen.

Nehmen wir an (3), jenes Individuum hätte in seinem Zeichensystem ebenso „Erfahrungen“, wie wir in dem unseren; es würde das zeitliche und räumliche Verhältnis mehrerer derselben Zeichen, die es sonst schon kennt, wahrnehmen; nur daß statt, der Empfindung von Nebeneinander und Nacheinander in seinem Bewußtsein ihm ein $a\,x\,b$, u. s. w. ertöne.

Nehmen wir ferner an (4), daß jenes Individuum gewisse jener Zeichen wolle, andere nicht wolle, und zwar diejenigen wolle, bezw. nicht wolle, welche den (lustbetonten bezw. unlustbetonten oder mittelbar zweckmäfsigen bezw. unzweckmäfsigen) Bewußtseinszuständen entsprechen, welche wir wollen, bezw. nicht wollen.

Hier bleiben wir einen Moment stehen. Der Leser sieht aus unserer bisherigen Darstellung, daß wir ein Bewußtsein zeichnen wollen, welches nichts von dem substantiellen Inhalt unserer Bewußtseinszustände, sondern nur mit den unserigen zusammenfallende Bewußtseinszustände von Gleichheit und Verschiedenheit, von Aufhören und Entstehen, von Veränderung, von Im-Verhältnis-Stehen, von Verhältnissen hätte. Auch sieht der Leser aus dem Titel unserer Abhandlung, daß wir ausführen wollen, daß der substantielle Inhalt unserer Bewußtseinszustände für das psychische Leben ganz gleichgiltig sei. Eines nun ist neben der Wahrnehmung von Gleichheiten und Verschiedenheiten oder Verhältnissen (wir werden später sehen, daß dieser Ausdruck nichts anderes als Gleichheit und Verschiedenheit bedeutet) nicht gleichgiltig, sondern höchst wesentlich, **unerläfslich** für das psychische Leben, nämlich, daß das lebende Wesen gewisse (ihm nützliche) Dinge wolle, andere (ihm schädliche) Dinge nicht wolle. Zwar der Inhalt dieser B e w u f s t-s e i n s z u s t ä n d e von Wollen und Nicht-Wollen ist auch gleichgiltig, es können statt unserer Lust und Unlust, und statt unseres Wollens und Nicht-Wollens bei einem Individuum ganz andere Bewußtseinszustände vorhanden sein; für ein lebendes und psychologisches Individuum ist es aber **unerläfslich**, daß Bewußtseinszustände jene **zwei entgegengesetzte Strebungen des Festhaltens und Entfernens** hervorrufen. Die Kenntnis der substantiellen Welt, das Bewußtsein derselben Substantialitäten, welche in unserem Bewuſstsein sind, ein Bewuſstsein von Gleichheiten und Unterschieden d i e s e r Substantialitäten, ist, wie wir zeigen werden, unnötig; das Bewuſstsein der Gleichheit und Verschiedenheit von Bewuſstseinszuständen (was immer als gleich und verschieden erscheine) ist, wie wir zeigen werden, der einzige notwendige intellektuelle Bewuſstseinszustand; ebenso notwendig ist aber jenes Wollen gewisser Bewuſstseinszustände und das Nicht-Wollen anderer, diese nicht-intellektuellen Bewuſstseinszustände, welche auf keiner Kenntnis oder Erfahrung beruhen, denn Erfahrung kann ja nur lehren, was lustbetont oder nützlich, was unlustbetont oder schädlich ist, nicht aber, daſs das Lustbetonte gewollt, das Unlustbetonte nicht gewollt werde.

Wir nehmen also an, daſs jenes Individuum seine $a\ m\ n\ p$ u. s. w. ebenso wolle, bezw. nicht wolle, wie wir gewisse Farben, Formen, Töne, Geschmäcke, z. B. ein Weib, eine Speise, ein Musikstück wollen, andere, ein Geschwür, Hitze nicht wollen. So schwer ist es uns vorzustellen, daſs jemand etwas will, bezw. nicht will, ohne uns vorzustellen, daſs dasselbe in ihm Lust, bezw. Unlust hervorrufe, daſs es unserem Zweck besser dient, wenn wir annehmen, daſs gewisse Zeichen in unserem Individuum Lust, andere Unlust, und daher Wollen bezw. Nicht-wollen derselben hervorrufen. Diese Bewuſstseinszustände des Gefühls und des Wollens belassen wir daher unserem Individuum. Wir lassen es vorläufig dahingestellt, ob diese Bewuſstseins-zustände etwas Substantielles sind oder Relationen. Wenn wir daher später darlegen, daſs unser Individuum ohne unser Bewuſst-sein von „der Wirklichkeit entsprechenden“ Substantialitäten ein psychisches Leben führen kann, so muſs darunter nur das Fehlen intellektueller, Erkenntnis-Substantialitäten, Ton, Farbe u. s. w. verstanden werden. Wir werden aber unten sehen, daſs Gefühl auch blos Bewuſstsein von Gleichheit oder Unterschied ist.

Doch kehren wir zur Liste jener Bewuſstseinszustände, Funktionen oder Fähigkeiten zurück, die wir unserem phantastischen Individuum belassen wollen.

Nehmen wir an (5), es könnte, wenn es wollte, die Muskel-bewegungen machen, die wir machen können, obwohl diese Muskelbewegungen seinem Bewuſstsein nicht Bewegungsempfin-dungen und Bilder von Bewegungen, sondern blos jene von uns angenommenen Zeichen liefern würden, und das Wollen jener Bewegungen bei ihm ein Wollen jener Zeichen wäre.

Nehmen wir an (6), daſs in seinem Bewuſstsein Erinnerungen und Vorstellungen jener Zeichen auftauchen würden, bei denselben Anlässen, bei welchen in uns Erinnerungen und Vorstellungen unserer primären Bewuſstseinszustände entstehen.

Nehmen wir an (7), daſs es diese Erinnerungen und Vorstellungen als Erinnerungen und Vorstellungen jener primären Zeichen erkenne.

Nehmen wir endlich an (8), daſs es erkenne, daſs gewisse Bewegungen und Veränderungen (in seinem künstlichen Zeichenbewuſstsein ausgedrückt) gewisse jener Vorstellungen verwirklichen, die „schwachen, ideellen" Zeichen in „wirkliche, lebhafte" umändern.

Dieses Individuum nun könnte ein ebensolches rationelles psychisches Leben führen, es könnte sich vernünftig erhalten, sich vor Beeinträchtigungen schützen, alles Lebensfördernde sichern und es hätte dasselbe System von Kenntnissen und Wissenschaft, wie wir.

Daſs es statt der Bewuſstseinszustände Speise, Weib, Ruhe, bezw. Geschwür, wildes Tier, Hitze u. s. w. gewisse Laute jener Zeichensprache hört; daſs in einem mit dem Hören dieser Zeichen zusammengesetzten Bewuſstseinszustande Lust und Unlust, Wollen und Nichtwollen in ihm auftaucht; daſs es statt der Erinnerung, daſs (das Gesichtsbild von) Dünger, Erde, die Bewegungen (Bewegungsbilder und -Empfindungen) des Ackerns, Säens u. s. w. Vorbedingungen der eſsbaren Speisen sind, eine Veränderungsreihe von Lauten im Bewuſstsein hat: macht gar keinen Unterschied in seinem Wollen, Denken und Handeln; es ist nur nötig, daſs er wolle, denke, daſs er gewisse Zeichen wolle; daſs die Reihe von Veränderungen, die diese gewollten oder nicht gewollten Zeichen hervorruft, in seinem Bewuſstsein auftauche, daſs er diese ganze Reihe wolle, bezw. nicht wolle. Es ist weiters nötig, daſs dem Wollen der Bewegungszeichen, der Zeichen, welche bei ihm statt unserer Bewegungsbilder und -Empfindungen eintreten, die wirkliche Bewegung folge; diese Thatsache ist aber keine Thatsache des rationellen, psychischen, bewuſsten Lebens, des Denkens, sie ist etwas auſserhalb demselben liegendes Körperliches. Diese Bewegungen werden dann auch in seinem Falle die wirklich nützlichen äuſseren Stoffe und Be-

wegungen wirklich herbeischaffen und hervorrufen, wenngleich in
seinem Bewufstsein statt Dünger, Bewegung u. s. w. ein *a m n p* u. s. w.
ist. Auch bei uns sind es nicht die Gesichts-, Tastbilder u. s. w.,
welche gewisse, von uns als Mittel gewollte Gegenstände und
Erscheinungen, z. B. Dünger, Chinin, eine Bewegung liefern, um
derethalben wir diese Gegenstände wollen, sondern darüber bestimmt einzig und allein die Lust, zu der sie — durch Verwirklichung wieder anderer an und für sich ebenfalls gleichgiltiger
Vorstellungen — führen. Auch bei uns gelten all diese Wahrnehmungen und Vorstellungen blos als Z e i c h e n , blos als von
allem anderen V e r s c h i e d e n e s und W i e d e r z u e r k e n n e n d e s ,
mit dem Lust verbunden ist. Auch im verallgemeinernden
Denken, wo wir das über gewisse Gegenstände Erfahrene auf
andere übertragen, hat für uns nur die Gleichheit und Verschiedenheit zwischen diesen Gegenständen, nicht aber deren
substantieller Inhalt Bedeutung. Und auch bei Gegenständen,
welche nicht als Mittel, sondern als unmittelbar lust- oder unlustbetont gewollt oder gescheut werden, ist dieses Gefühl und das
Verhalten des Willens von dem durch diese Gegenstände ge-
lieferten erkennenden Bewufstseinszustand unabhängig, selbst
wenn dieser Bewufstseinszustand durch dieselben Sinne und zur
selben Zeit, wie jenes Gefühl geliefert wird. Zwar mufs ich den
süfsen, sauern oder gefühlsneutral anders zu bezeichnenden Geschmack einer Speise empfinden, um sie zu geniefsen und zu
wollen — denn dieselbe Veränderung, die das Gefühl gibt, liefert
auch irgend einen Geschmack — , doch kann dieser Geschmack
sehr verschieden sein; das Kind geniefst und will seine erste
Speise, obwohl sie ihm keinesfalls denselben erkennenden, unter-
scheidenden Bewufstseinszustand gibt wie später, nach dem Erkennen anderer Speisen. Auch können sehr verschiedene Speisen
im selben Zustande des Hungers angenehm sein; und andererseits liefert eine Speise denselben erkennenden Bewufstseinszustand, auch wenn ich nicht hungrig bin und sie nicht mag.
Ich mufs den Dogenpalast sehen, um ihn zu geniefsen und sehen
zu wollen, doch nicht die E r k e n n t n i s der Parallelen, Pro-
portionen und Symmetrien, die auf mich lusterregend einwirken,
erregt diese Lust. — All dem entspricht neural folgendes. Ueber
das Gefühl und dem Gewolltwerden eines Gegenstandes ent-
scheidet der Umstand, ob seine Einwirkung — unmittelbar oder
durch die Verwirklichung anderer Gegenstände — die stete vege-

tative Bewegung erhöht, vergröfsert oder aber verringert, hemmt;
diese Wirkung mufs vorhanden sein, damit unser lebens-
förderndes, rationelles Verhalten zu dem Gegenstande sich er-
gebe. Ueber den erkennenden Bewufstseinszustand bestimmt die
Modalität an Gröfse und Richtung, in der die Einwirkung eines
Gegenstandes die stete neurale Bewegung verändert und das Verhältnis dieser Einwirkung zu anderen Einwirkungen bezw. zurückgebliebenen hysteretischen Ansätzen. Diese Verhältnisse ent-
scheiden nicht über das Verhalten unseres Willens, ihr Beruf
ist blos als unterscheidende Zeichen zu dienen. Es ändert daher
nichts an der psychischen Fähigkeit des Individuums, wenn diese
Verhältnisse gar kein Bewufstsein liefern und wir sie mit willkürlichen, aber dasselbe Unterscheiden und Wiedererkennen er-
möglichenden, Einwirkungen ersetzen. Ja, wir könnten sogar
sagen, es ändert gar nicht an der psychischen Fähigkeit des
Individuums, wenn auch jene zur Erkenntnis führenden Einwirkungen ganz ausblieben; doch wir können dies nicht sagen
von dem Fall, wo die Erkenntnis durch dieselbe Einwirkung geliefert wird, die auch die stete vegetative Bewegung vergröfsert
oder hemmt. Das Merkwürdige nun ist, dafs den drei so verschiedenen Klassen von Bewufstseinszuständen, Erkenntnis, Gefühl und Bewufstsein der Verwirklichbarkeit einer Vorstellung
durch ein Mittel doch immer nur das Gleichgerichtetsein und
der Widerstreit von Bewegungen zugrunde liegt und in allen
dreien dieses Verhältnis bewufst wird; wobei aber im Bewufstseinszustande des Gefühls, der Verwirklichung (wie auch von
Wahrheit oder Unwahrheit und endlich auch in der blofsen Erkenntnis der Gleichheit und Ungleichheit) das blofse Gleichgerichtetsein bezw. der Widerstreit von Bewegungen bewufst
wird, in anderen erkennenden Bewufstseinszuständen auch eine
Gröfsen- und Richtungsmodalität der Veränderung, des Widerstreites.

Hieraus folgt, dafs der erkennende, intellektuelle substantielle Inhalt unserer Bewufstseinszustände für unser ganzes psychisches Leben
absolut gleichgiltig ist, und dafs die intellektuellen substantiellen Inhalte unserer Bewufstseinszustände nur als Verschiedenheiten und Gleichheiten in unserem psychischen Leben eine Rolle

spielen, wobei was immer als gleich oder verschieden erscheinen mag.[1]

Wie wir vorausschickten, faſst unsere obige phantastische Vorstellung nur zusammen, was wir aus unseren bisherigen Erkenntnissen und Erfahrungen wissen; blicken wir nun, auch ohne jene phantastische Vorstellung vor Augen zu halten, auf unser psychisches Leben, so sehen wir diese Wahrheit, einmal auf sie aufmerksam gemacht, ganz klar.

Denn erstens folgt nicht vermittelst eines Schlusses daraus, daſs etwas eine Speise, daſs es rot oder grün u. s. w. ist, daſs es Lust und Unlust in uns erweckt, und daſs wir es wollen oder nicht wollen; wir können dieselbe Speise mehreremal sehen und erkennen und einmal hungrig sein, das anderemal nicht; folgt es ja nicht einmal (vermittelst eines Schlusses) daraus, daſs etwas Freude bezw. Schmerz verursacht, daſs wir es wollen bezw. nicht wollen; daſs wir Freuden wollen, Schmerzen nicht wollen, daſs wir gewisse Bewuſstseinszustände wollen, gewisse nicht wollen, folgt mittelst keiner logischen Operation aus dem Inhalte dieser Bewuſstseinszustände. Zweitens folgt daraus, daſs ein Gegenstand rot, grün ist, daſs er einen gewissen Ton von sich gibt, absolut keine andere Kenntnis über denselben Gegenstand; wir müssen erst durch Erfahrungen Kenntnisse über rot, grün, Ton u. s. w. erhalten haben, und daraus folgern wir blos, daſs gleiche, ähnliche Bewuſstseinszustände dieselben Erscheinungen im Gefolge haben werden. Aus dem gefühlsneutralen substantiellen Bewuſstseinszustande selbst folgt daher für unser Wissen und Handeln absolut gar nichts.

Diesem Satze gegenüber könnte eine Ausnahme als vorhanden erscheinen. Aus unseren Begriffen der Gröſse, des Raumes, der Zeit, der Bewegung und der Kraft folgen nicht auf Grund von Erfahrung, sondern blos durch Denken unbedingte Wahrheiten. Doch alle diese Wahrheiten sind Wahrheiten der Gleichheit und

---

[1] Nachdem wir im Ersten Zusatz erkannten, daſs unsere Bewuſstseinszustände nur als Unterschiede von, und Gleichheiten mit früheren neuralen Zuständen auftreten, und daſs sie zum Zweck eines psychischen Lebens als solche auftreten müssen (S. 167), erkennen wir hier, daſs sie nur als solche für unser psychisches Leben eine Bedeutung haben. Hier sehen wir also noch einmal, daſs nicht „die Empfindung“, sondern (neben Lust und Unlust) die Unterscheidung, Vergleichung und das Wiedererkennen, der Begriff der Ausgangspunkt alles Bewuſstseinslebens ist.

des Unterschiedes; sie entstehen nur dadurch, dafs dieselben substantielle Bewufstseinszustände oder Begriffe von Gröfse, Raum, Zeit, Bewegung, Kraft, nachdem sie aus Erfahrung gewonnen wurden, fortwährend festgehalten und mit einander verglichen werden; die logische Operation in allen diesen Axiomsystemen der Gröfse, des Raumes, der Zeit, der Bewegung, der bewegenden Kraft und den Deduktionen aus ihnen ist dieselbe. Wenn einmal die Begriffe oder Unterschiede und Gleichheiten in Gröfse, Zeit, Raum, Bewegung auf Grund von Erfahrung erkannt sind, sind jene Wahrheiten blos Folgerungen aus dem Widerstreit und der Gleichheit der Begriffe. Selbst wenn wir das innerste Wesen von Dünger, Erde, Speise, Chinin als gewisse Bewegungen, und deren Wirkungen auf unseren Körper als Wirkung von Bewegung auf Bewegung feststellen, so folgern wir in unseren Deduktionen nicht aus dem substantiellen Wesen der Bewegung, sondern wir übertragen nur das, was wir in gewissen Fällen von Bewegung erfahren haben, auf gleiche oder ähnliche Fälle, oder wir deduziren vermittelst Gleichheit und Unterschied der Bewegung. Würde uns, was wir als Bewegung erkennen, als mefsbare Intensität (z. B. Temperatur), ruhende Linien oder Zeit erscheinen, wir würden auf Grund von Gleichheit und Unterschied ebenso deduziren können. Unser Individuum könnte auf dem Gebiete seines willkürlichen Zeichenbewufstseins dieselben Kenntnisse erlangen und dieselben Folgerungen machen, wenn jenes System von Zeichen jene Unterschiede zwischen Rechts und Links, Vor- und Nacheinander, Kraft und entgegengesetzter Kraft ausdrückte. Es ist aber unmöglich, Zeichen zu ersinnen, welche die Verhältnisse von Mehr und Weniger, von Veränderungen, Unterschieden im Raume, in Zeit, in Bewegung ausdrückt, ohne mit denselben identisch zu sein.

89.

Ich weifs nicht, welchen Eindruck diese Erkenntnis der völligen Gleichgiltigkeit der substantiellen Bewufstseinszustände für unser psychisches Leben auf den Leser macht. Auf mich selbst wirkt sie höchst überraschend; auch erscheint sie mir als eine Wahrheit von unabsehbarer Tragweite nicht nur in der Psychologie, sondern in aller Naturwissenschaft. Ich will hier aber blos auf ihre philosophische Bedeutung hinweisen.

Die alte philosophische Lehre besteht darin, daſs wir nur unsere eigenen Bewuſstseinszustände erkennen; doch faſsten BERKELEY und seine Nachfolger diese Bewuſstseinszustände als so viele von einander unabhängige, absolute Bewuſstseinszustände oder Veränderungen in uns auf. Es wurde oft gesagt, daſs diese „Relativität“ unserer Kenntnisse von keinem Schaden ist, da ja unsere Freuden und Schmerzen aus diesen Erscheinungen stammen und wir daher nur diese zu erkennen haben. Wir sehen aber jetzt, daſs es sogar ganz gleichgiltig ist, was für Bewuſstseinszustände wir haben; nicht die Erkenntnis substantieller Phänomene, die Erkenntnis der schönen Welt, wovon der Wissensschwärmer träumt, ist für uns von Wichtigkeit, sondern nur daſs wir Verschiedenheiten erkennen, um durch Herbeiführung und Wegnahme derselben zu Freuden zu gelangen und Schmerzen zu beseitigen, was immer auch als verschieden erscheine; und daſs wir d i e s e l b e n Bewuſstseinszustände w i e d e r e r k e n n e n, und dieselben Verschiedenheiten herbeizuführen. Hieraus ergibt sich folgendes. Die von der Psychologie erkannte, aber nie ernst genommene p s y c h o - l o g i s c h e Relativität unserer Bewuſstseinszustände hat eine fundamentale erkenntnistheoretische Wichtigkeit; die metaphysische Relativität ist nur ein Teil von ihr; unsere erkennenden Bewuſstseinszustände sind nicht von einander unabhängige Veränderungen unser selbst, Erkenntnisse so vieler besonderer Phänomene, sondern Veränderungen von einander; nur dadurch nützen sie uns; nur dadurch liefern sie uns eine einheitliche Welt, sowohl in dem Sinne, daſs alle Erscheinungen verwandt sind, wie in dem Sinne einer Welt in e i n e m Raume und e i n e r Zeit (welches letztere wir im zweitfolgenden Abschnitt näher sehen werden); das nie näher — als Unterschied — Erkennbare ist das während aller Veränderungen in uns g l e i c h bleibende; der Bewuſstseinszustand, der nicht Veränderung einer Veränderung, sondern Veränderung unseres bleibenden Wesens ausdrückt, ist das Gefühl und das höchst unspezialisirte erkennende Bewuſstsein von Etwas.

90.

(Eingeschaltete, für den Gedankengang nebensächliche Anwendungen.)

Die Gleichgiltigkeit unserer substantiellen Bewuſstseinszustände für das psychische Leben ist die Ursache dessen, daſs wir mit

flüchtigen, unklaren Vorstellungen, oder blos mit Worten denken
können. Es genügt, dafs im Denken ein Zeichen die Vorstellung
eines Verhältnisses zu einem anderen Zeichen hervorrufe; dann
kann schon das Denken fortschreiten. (S. oben die Anmerkung
S. 74.) Dieselbe Thatsache ist auch die Ursache davon, dafs wir
ein nützliches System des Wissens aufstellen können, in dem
wir statt aller Erscheinungen die sie begleitenden Bewegungen
als Zeichen gebrauchen.

91.

Besteht jene lange, unsystematische Liste von psychischen
Fähigkeiten oder Funktionen, die wir unserem Individuum als
Erfordernisse eines rationellen psychischen Lebens und Handelns
doch belassen mufsten, wirklich nur in dem Bewufstsein von
Gleichheit und Unterschied, von Gleichgerichtetsein und Widerstreit von Bewegungen, wie wir andeuteten? Besteht in diesem
Verhältnis von Bewegungen und dem Bewufstsein dieses Verhältnisses wirklich alles neurale und psychische Leben? Dies
wollen wir jetzt untersuchen.

Die unter 1. gestellte Forderung des Sich-Einstellens eines
Bewufstseins, oder Vorstellungen, von Unterschieden und Gleichheiten ist identisch mit der Forderung, dafs bei dem Sich-Einstellen neuer Bewufstseinszustände die alten irgendwie mit-
existiren, dafs die alten neuralen Bewegungen bei dem Sich-
Einstellen neuer auch von statten gehen, und die Gleichheit und
der Konflikt der beiden, der alten und der neuen, Bewegungen
gefühlt werde, dafs also die neue Bewegung die alte nicht aufhebe.

Alle anderen Forderungen, welche zum rationellen psychischen
Leben gehören, fallen aber unter dieselbe Beschreibung.

Die Forderung 2., dafs das Individuum Veränderung, Aufhören und Entstehen, von Bewufstseinszuständen wahrnehme,
entspricht zweifelsohne dieser Beschreibung. Höbe der Bewufstseinszustand b den Bewufstseinszustand a sofort auf, so könnte
kein Bewufstseinszustand der Veränderung entstehen. Ist der
Bewufstseinszustand a wie b eine Bewegung des Nervensystems,
so mufs der Bewufstseinszustand, dafs a sich in b ändert oder
änderte, eine zusammengesetzte Bewegung sein, in welcher beide
Bewegungen noch vorhanden sind, welche andere Elemente diese
Bewegung auch sonst besitze.

Die Wahrnehmung oder Erfahrung räumlicher Nebeneinander ebenso wie zeitlicher Nacheinander und Gleichzeitig-
keiten (3) ist gleichfalls eine Veränderung des Bewufstseins, bei
welcher der eine Bewufstseinszustand noch existirt, wenn der
andere anfängt; jene Wahrnehmung ist gleichfalls nur eine
Wahrnehmung eines Unterschiedes, blos möglicherweise eines
doppelten Unterschiedes zwischen zwei Qualitäten und ihrer
zeitlichen oder räumlichen Lage. Hätte das Bewufstsein nicht
die Eigenschaft, dafs ein neuer Bewufstseinszustand den
alten nicht immer sofort aufhebt; hätte das Nervensystem
nicht die Eigenschaft, dafs seine vorhandene Bewegung sich
neuen Bewegungen gegenüber erhält, so würden Bewufstseinszustände einander vergebens in der „objektiven Zeit“ oder im
„objektiven Raume“ folgen, wir hätten das Bewufstsein davon
nicht.

Es ist ein fundamentaler Fehler der heutigen Psychologie,
dafs sie es nicht klar einsieht, dafs die Wahrnehmung von
zeitlichen und räumlichen Verhältnissen dieselbe Funktion ist,
wie das Vergleichen; wobei aber in betreff der Zeitverhältnisse
dies jedenfalls mehr erkannt wurde, als in betreff der Raumverhältnisse. Es wurde auch klar eingesehen, dafs die Kenntnis von
Gleichheiten und Unterschieden (dieser höchst wichtige Teil der
Erkenntnis der Welt, wie die heutige Psychologie die Sache auffafst, besser gesagt, diese einzige Kenntnis) nicht auf Erfahrung
beruht im gewöhnlichen, althergebrachten Sinne, nach welchem
für sich daseiende objektive Verhältnisse ihnen entsprechende
innere Verhältnisse hervorbringen würden, sondern auf einer
eingebornen, inneren Thätigkeit des Vergleichens (darauf, dafs
neue Bewegungen in ein mechanisches Verhältnis zu alten gelangen). Aber dabei wurde doch geglaubt, dafs ein anderer Teil
der Erkenntnis der Welt doch durch den Prozefs erlangt werde,
dafs objektive Verhältnisse ihnen entsprechende innere Verhältnisse erwecken. Neben dem Vergleichen wurde ein Erfahren
oder Erkennen als eine andere psychische Funktion unterschieden.
Das Wahrnehmen räumlicher und zeitlicher Verhältnisse ist aber
gleichfalls blos ein Wahrnehmen des Unterschiedes, ein Vergleichen. Raum und Zeit sind gewisse Arten des Unterschiedes,
des Vergleichens unserer Bewufstseinszustände.

Wäre es nicht wegen jener Eigenschaft des Nervensystems,
dafs der vorhandene Bewegungszustand nicht aufhört, wenn ein

neuer anfängt, so würde die Welt sich uns nicht in jenen Paaren der Erscheinungen zeigen, welche die zeitlichen und räumlichen Verhältnisse sind (ebenso wie nicht in Paaren des Unterschiedes und der Gleichheit); „die Welt selbst" spaltet sich nicht in solche Paare, in Verhältnisse. Daſs die Jungfrau südlich vom Mönch ist, wird mir infolge desselben Vergleichens bewuſst, wie daſs sie millionenmal gröſser ist, als der Fingernagel eines zu Zeiten Miltiades gelebten Jünglings Glaukon war, und nicht infolge einer anderen besonderen Art des Erkennens oder Erfahrens von räumlichen Verhältnissen. Zeit und Raum sind wirklich Formen, in welche wir unsere Bewuſstseinszustände infolge einer inneren Eigenschaft des Nervensystems ordnen, wie Kant es lehrte; doch diese Eigenschaft, diese Form unserer Seele ist blos eine Abart der allgemeinen Form der Gleichheit und des Unterschiedes, welche selbst daher entsteht, daſs neue Bewegungen zu bestehenden alten hinzukommen und in ein mechanisches Verhältnis zu diesen geraten; und die Mannigfaltigkeit der Welt selbst ist uns auch nur durch dieselbe Eigenschaft gegeben, was Kant nicht einsah. Andererseits ist daher Raum und Zeit ebenso blos Erfahrung, wie die Mannigfaltigkeit selbst.

Ohne jene Eigenschaft des Nervensystems hätten wir überhaupt keine Kenntnis von Verhältnissen, denn ein Verhältnis ist das Bewuſstsein der Veränderung unseres Bewuſstseins, das Korrelativ des Konfliktes der vorhandenen und neuen neuralen Bewegung; es ist ein Verhältnis zwischen diesen beiden. Wir hätten keine Sätze, denn das Aussagen, die Paarung von Subjekt und Prädikat ist dasselbe Erkennen von Veränderung, von Neuem, welches zum Alten hinzukommt, es aber nicht aufhebt. Unser ganzes Gespräch beruht darauf, daſs wir zum Alten, das jemand weiſs, was Neues hinzufügen, und so das Alte verändern.

Wir sagten oben (Abschn. 35 u. ff.), daſs all unsere endzweckmäſsigen Handlungen, all unser Handeln und Denken darauf beruht, daſs wir Erfahrungen hatten und Hysteresen von Erfahrungen haben. Dies war eine seichte Psychologie, die ein Versenken in tiefere Wasser verlangt. Denn es konnte gefragt werden, warum haben wir überhaupt solche sonderbar in Verhältnisse verknüpfte Bewuſstseinszustände, wie Erfahrungen es sind, und warum stellen sich Hysteresen solcher ein? Warum haben wir nicht blos einzelne „Empfindungen" und Hysteresen solcher? Hier

sehen wir nun, warum dies so ist, und wir sehen, daſs es infolge
derselben Eigenschaft des Nervensystems so ist, infolge deren
wir auch zweckmäſsig handeln. Wir sehen hier auch, warum
wir Erfahrungen haben, daſs unsere Schmerzen aufhören, und
wodurch sie aufhören; die Ursache hiervon ist, daſs das Schwinden
der Schmerzen allmählich geschieht, und daſs, während die durch
das Sehen, Tasten u. s. w. der Mittel hervorgerufene neurale Bewegung auftritt, die der Empfindung oder Vorstellung der betreffenden Schmerzen entsprechenden Bewegungen noch fortdauern, daſs mit anderen Worten neue Eindrücke uns inmitten unserer Schmerzen treffen. Dadurch haben wir Erfahrungen davon, wie unsere Schmerzen aufhören. Wir sehen
also, wie sehr wir recht hatten (Absch. 45) von einer zusammengesetzten Bewegung zu sprechen. Und wir sehen, daſs die
Hysteresen dieser Erfahrungen nichts anderes sind, als die
Wiederholung jener selben Aenderung der neuralen Bewegung,
die primär stattfand.

Wir überspringen nun die Fähigkeiten 4 und 5, die wir
unseren Individuen belieſsen, und gehen zu 6 über. Daſs das
bei gewissen Anlässen eintretende Auftauchen von Erinnerungen
der an den betreffenden Gegenständen gemachten Erfahrungen
über zeitliche und räumliche Verhältnisse nichts anderes ist,
als das Restituiren einer alten zusammengesetzten Bewegung,
von der die neue abweicht, ist nach Obigem klar.

Ebenso ist es klar, daſs die Erkenntnis der Vorstellungen
als Vorstellungen gewisser primärer Zustände (7) ein Ansatz zu
den alten primären Bewegungen ist, von denen die neuen irgendwie abweichen und daſs diese Gleichheit und Abweichung bewuſst wird.

Und ebenso beruht (8) die Erkenntnis dessen, daſs gewisse
körperliche Bewegungen und gewisse Ereignisse gewisse Vorstellungen „verwirklichen“ auf demselben Vorhandensein alter
Bewegungen, wenn neue auftauchen. Denn die Erfahrung, daſs
eine gewisse Veränderung eine andere Veränderung im Gefolge
hat (zeitliches Nacheinander), fällt, wie wir gesehen haben, unter
diese Beschreibung. Und das Bewuſtsein einer Vorstellung als
einer Vorstellung von Etwas (Primärem), fällt, wie wir soeben
gesehen haben, unter dieselbe Beschreibung. Das Bewuſtsein,
daſs die Veränderung eine Verwirklichung ist, beruht auch
auf dem Widerstreit des Ansatzes der früheren primären Be-

wegung und der neuen, und ist das Gefühl der Verminderung
dieser ·Abweichung.

Wir sind ·nun durch alle 8 Erfordernisse zu einem psychischen Leben gegangen, mit Ausnahme·4 und 5. Betrachten wir
nun Erfordernis 5.

Die Eigenschaft, dafs ein Lebewesen beweglich sei, Bewegungen, und zwar zweckmäfsige, ausführen könne, gehört
gar nicht zum psychischen Leben, zum Intellekt; dazu gehört
blos, dafs es im gegebenen Fall eben die ·zweckmäfsigen Bewegungen wolle. Dieser letztere Theil des Erfordernisses 5 aber
gehört eigentlich zu 4, von welchem wir unten besonders sprechen
werden.

So sehen wir, dafs **alle Funktionen eines psychischen Lebens
darin bestehen, dafs während im Nervensystem eine neue Bewegung auftritt, die früheren nicht aufhören und dafs ein
Widerstreit oder ein Zusammenwirken zwischen den früheren
und der ·neuen vorhanden ist.**

92.

Zwar fanden wir dies bisher nur in betreff der intellektuellen
Funktionen des ·Unterscheidens und Vergleichens, des Erkennens,
der Erfahrung und Erinnerung, nicht aber in betreff des Gefühlslebens, der Lust und Unlust, des Wollens und Nichtwollens,
denn wir liefsen ja Erfordernis 4 bei unserer Untersuchung aus.

Dafs in betreff dieser fundamentalsten Bewufstseinszustände
dasselbe der Fall sei; dafs auch diese daher stammen, dafs
während neue Bewegungen in unserem Nervensystem sich einstellen, die erste und älteste Lebensbewegung nicht nur nicht
aufhört, sondern dafs sie inzwischen aller Veränderungen die
stete Resultante bleibt; dafs das materielle Korrelativ der Lust
und Unlust, des Wollens und Nichtwollens das mechanische Verhältnis der Unterstützung bezw. gegenseitigen Hemmung zwischen
dieser Resultante und jeder neuen Bewegung sei: diese Behauptung stellten wir in diesem ganzen Buche auf. Sie wird
durch die soeben durchgeführten analytisch-psychologischen Untersuchungen höchst wahrscheinlich gemacht.· Denn wenn alle anderen psychischen Funktionen auf das Sich-Erhalten der vorhandenen neuralen Bewegung zurückführbar sind, wird dies wohl
auch von Lust und Unlust, von Wollen und Nichtwollen gelten.

Davon überzeugt uns aber vollkommen die folgende Erwägung, welche auch zeigt, daſs hier nicht eine verallgemeinernde Geistreichelei ausgeführt, sondern das wirkliche Wesen des psychischen Lebens bezeichnet wurde.

Warum ist zu einem psychischen Leben Unterscheidung und Vergleichung, Erfahrung, Erinnerung, warum dieses Bestehen einer Bewegung neben der anderen notwendig? Wir haben auf diese Frage schon mehreremal auf eine subjektive, psychologische Weise geantwortet (s. besonders S. 167). Unsere Antwort lautete: Damit wir von einem Zustande zum anderen zurückgehen können. Nur durch das Erkennen des Unterschiedes, der Veränderung, des Mehr oder Weniger, des Ueberganges im Vergleich zum früheren Zustande und durch auf dieser Erkenntnis beruhende Wegnahme und Hinzuthun ist dies möglich. Das stete Vorhandensein der steten neuralen vegetativen Lebensbewegung sichert aber das Zurückgehen bis zur unbeeinträchtigtesten Lebensbewegung, von allen widerstandsvolleren, gehinderteren Bewegungsarten zur möglichst ungehinderten. In dem Sich-Erhalten dieser Bewegung inmitten des Konfliktes mit anderen Bewegungen besteht das tiefste Wesen alles psychischen, wie überhaupt alles Lebens.

Wir wollen aber die Antwort auf jene Frage jetzt rein neural, materiell, physiologisch formuliren. Wir stellen sie zuerst in betreff der Erfahrung. Warum ist zu einem vernünftigen psychischen Leben, zum zweckmäſsigen Handeln, zur Selbsterhaltung eines Wesens Erfahrung (räumlicher und zeitlicher Verhältnisse) nötig? warum ist es nötig, daſs die eine neurale Bewegung nicht aufhöre, wenn die andere anfängt, daſs sie zusammenbestehen, daſs eine zusammengesetzte neurale Bewegung vorhanden sei, und die Hysterese einer solchen zurückbleibe? Damit, wenn infolge einer Veränderung der Bewegung Schmerz oder Beeinträchtigung des Lebens vorhanden ist, doch noch ein Ansatz zu jenem Bewegungszustande existire, in welchem jener Schmerz, jene Beeinträchtigung nicht vorhanden ist, und der Organismus zu diesem Zustande zurückkehren könne. Würden die Schmerz verursachenden Bewegungsarten so eintreten, daſs sie die frühere Bewegungsart auf einmal ganz aufhöben, so wäre in unserem Nervensystem ein anderesmal kein hysteretischer Ansatz zur schmerzlosen Bewegungsart vorhanden. Durch die zusammengesetzte Bewegung der Erfahrung ist daher die Möglichkeit der

Rückkehr zur Schmerzlosigkeit gegeben. Und ebenso mit Freuden. Würden Freuden durch eine neue Bewegungsart mit plötzlicher Aufhebung der früheren entstehen, so wäre bei einem anderen Auftreten der letzteren kein Ansatz zur freudigen vorhanden. Das Bestehen beider zusammen, welches sich subjektiv in der Erfahrung eines Verhältnisses kundgibt, sichert den Ansatz zur lustbetonten Bewegung im Falle des Mangels an Lust.

Und dasselbe gilt von allen anderen psychischen Funktionen, vom Erinnern, Denken, Vergleichen, die alle ein Zusammenbestehen von einander teilweise widerstreitenden, teilweise gleichgerichteten Bewegungen sind. Warum ist zum psychischen Leben Erinnerung auf Grund von Erfahrung nötig? warum ist es nötig, dafs bei teilweiser Wiederholung einer Bewegung die alte, ganze Bewegung vorhanden sei und der neuen widerstreite? Damit, wenn die neue mangelhafte eine lebensbeeinträchtigende, schmerzliche ist, ein Ansatz zur zweckmäfsigeren vorhanden sei. Und aus demselben Grunde mufs jeder Bewufstseinszustand als Unterschied von allen anderen beliebigen auftreten; während eines jeden müssen die Ansätze zu früheren Bewegungen fortbestehen, damit eine Umkehr immer möglich sei.

Jenes tiefste Wesen alles neuro-psychischen Lebens, welches darin besteht, dafs immer ein Ansatz zu allen möglichen Bewegungsarten vorhanden ist, dafs keine Bewegung die früheren aufhebt, dafs immer ein Widerstreit und die Möglichkeit einer Auswahl vorliegt, hat seinen Nutzen darin, dafs inmitten der Veränderungen um und in uns immer die Möglichkeit einer Rückkehr zum besseren Zustande vorhanden ist, einer Veränderung der Veränderung. Dies zeigt nun, dafs dieses Vorhandensein verschiedener Ansätze, ihr Widerstreit, ihr Gleichgerichtetsein und die Auswahl unter ihnen wirklich das tiefste Wesen des neuropsychischen Lebens ist. In jener auf einmal bestehenden Möglichkeit zu Verschiedenem, welche sich im wählenden Willen und im Bewufstsein einer objektiven Welt deutlich kundgibt, besteht alles Bewufstsein und alles psychische Leben. Jene Möglichkeit, welche alle unsere Kenntnisse widerspiegelt, ist auch unsere Kenntnis der ganzen Welt, die für uns als Möglichkeit von Bewufstseinszuständen da ist, welche von den aktuellen verschieden sind. Es wurde das Wesen des Bewufstseins oft so hingestellt (z. B.

von Spencer), daſs es linear, rein successiv sei; doch dies ist nicht sein tiefstes Wesen. Dieses besteht vielmehr darin, daſs es auf einmal allseitig ist, und die lineare Folge unserer deutlichen Bewuſstseinszustände ist nur eine Auswahl aus dieser Allseitigkeit.

Welcher von allen diesen Bewegungsansätzen, welche bei der Einwirkung eines jeden Reizes, während eines jeden Bewuſstseinszustandes immer vorhanden sind, wird aber ausgeführt werden? Welche Reihe von Veränderungen oder Ablenkungen wird in dem Wirrwarr einander zu verändern suchenden neuralen Bewegungen, welche verschiedene Vorstellungen, Kenntnisse, Wünsche, verwirklichende und verhindernde extraneurale Bewegungen bedeuten, zustande kommen? In welche Bewegungsart wird die durch den Reiz erregte Bewegung ablaufen? Wonach werden wir den bestehenden Bewegungszustand als wünschenswert oder als zu vermeidenden fühlen? welche Kenntnisse oder „Assoziationen" über ihn werden in uns deutlich aufsteigen? womit werden wir ihn vergleichen? welche extraneurale Bewegungen werden entstehen? Welch' allgemeines Gesetz beherrscht die Abwicklung dieses Bewegungsstreites?

Möge welcher Reiz, welcher Bewuſstseinszustand immer diesen Prozeſs erregt haben, wenn er das Leben nicht aufhebt und wenn überhaupt ein Bewuſstseinszustand eintritt, und bevor noch ein Bewuſstseinsverlauf, eine Veränderungs- oder Abwicklungsreihe anfängt, immer ist im Nervensystem eine Bewegung vorhanden, welche die vegetativen extraneuralen Bewegungen, die Bewegung der Eingeweide, die Athmung, den Blutumlauf erregt und im Gange hält. Möge von allen anderen neuralen Bewegungen welche immer die Oberhand gewinnen; möge die Einwirkung eines Reizes welchen Bewuſstseinszustand immer erwecken und wie immer aufgefaſst werden, jene Bewegung besteht. Sie wird nie ein aufgehobener, zurückgetriebener Ansatz, sie ist immer die Resultante der Bewegung. Sie ist durch das Ueberwiegen einer oder der anderen verändernden Bewegung in verschiedenen Fällen auf verschiedene Weise verändert — und der verschiedenen Weise der Veränderung entspricht der jeweilige Bewuſstseinszustand — immer aber geht sie von statten.

Es wird vielleicht gesagt werden, ihr stetes Von-Statten-Gehen sei eine abseits liegende Thatsache, welche mit dem Bewuſstseinsverlaufe nichts zu thun habe, nicht eine stete Resultante des

Bewegungsverlaufes, welcher dem Bewuſstseinsverlaufe entspricht.
Doch diese Auffassung ist unhaltbar. Es ist eine experimentell
festgestellte Thatsache, daſs die Einwirkungen derselben temporären Reize, welche Bewuſstseinszustände, Denken und Handeln,
hervorrufen, auch jene vegetativen Bewegungen verändern, und
daſs diese mit jedem Gedanken im Gedankenzuge verändert
wird. Wir wissen, daſs eine Steigerung derselben Reize das
vegetative Leben aufhebt. Wir wissen, daſs bei Verminderung
oder Erhöhung des vegetativen Lebens durch Kälte, Reiz- oder
Lähmungsmittel dieselben temporären Reize einen anderen Bewuſstseinsverlauf hervorrufen als sonst. Wir sahen, daſs die
Entstehung des ersten Bewuſstseinszustandes eine vorhergehende
Lebensbewegung — deren Veränderung er ist — und jeder
spätere, verschiedene Bewuſstseinszustand das Bestehen derselben
Lebensbewegung voraussetzt.

Hier haben wir daher eine stete resultirende Bewegung, eine
stete Kraft, welche nie ein besiegter Ansatz wird, und welche
daher auf die weitere Abwicklung der Bewegung, auf den Ab-
fluſs der Energie wirken muſs, welche bestimmen muſs, welche
Wirkungen die aktuell gewordene Energie hervorruft. Jene stete
Bewegungsresultante muſs als Widerstand wirken gegenüber der
Ausführung aller Bewegungsansätze, welche ihr widerstreiten.
Es können solche ausgeführt werden, doch nur bei Entwicklung
einer groſsen Menge von Energie, schwer, schwerer als die Ablenkung der Energie in solche Bewegungsansätze, welche jener
Bewegungsresultante gleichgerichtet sind, und so wird immer
die Tendenz zu einer jener Bewegungsresultante gleichgerichteten
Bewegung vorherrschen.

Doch dies wird durch die folgende Erwägung noch klarer
gemacht. Alle jene Bewegungsansätze sind Funktionen jener steten Bewegungsresultante, sie sind
durch ihr Bestehen bedingt. Wird sie durch die Einwirkung eines Reizes aufgehoben, so erweckt die Einwirkung
dieses Reizes keinen Bewuſstseinszustand seiner Einwirkung,
welcher ja nur durch den Gegensatz der Bewegung zu allen
anderen Ansätzen entsteht, und keinen Bewuſstseinsverlauf, kein
Denken und keine extraneurale Lebensbewegung. Ebenso erweckt er diese nicht, oder nur in geringem Maſse, wenn jene
Bewegungsresultante im Schlafe, in Ohnmacht, wegen Mangel an
guter Luft, an Wärme u. s. w. vermindert ist. Alle diese An-

sätze stehen daher zu der von den steten Reizen des Universums im Gange erhaltenen steten vegetativen Lebensbewegung in demselben Verhältnisse, wie die verschiedenen Bewegungsansätze eines durch die Gravitation im Fluſs erhaltenen Stromes im Augenblicke, wo er auf ein Hindernis stöſst und wo verschiedene Wellen und Ablenkungsansätze in ihm entstehen. Das Hindernis kann in diesem letzteren Falle gewiſs ein solches sein, daſs der Strom gegen seine Richtung diametral zurückgetrieben wird, oder daſs statt eines starken Stromes eine Zersplitterung der Bewegung des Wassers in alle Richtungen, ein See, entsteht, oder daſs die Quelle statt nach Süden sich nach Norden wendet. Immer aber wird die Tendenz vorhanden sein, erst und leichter eine Bewegung anzutreten, welche dem jetzigen bestehenden Flusse nicht widerstreitet.

Der Auswahl eines Ansatzes, als eines der steten Bewegungsresultante gleichgerichteten, entspricht das Gefühl dessen, daſs er der möglich lustbetonteste Bewuſstseinszustand ist, und das endgiltige Wollen desselben; möge er auch infolge seines Gegensatzes zu anderen Ansätzen und auch der ursprünglichen Bewegung gegenüber vorübergehend blos als Vorstellung, möge er als Wahrnehmungs-, als Denkarbeit, als teilweise schmerzlich empfunden werden.

Wir sehen also, daſs die einzige Thatsache, welche im neuropsychischen Leben eine Rolle spielt, welche das ganze neuropsychische Leben, alle Bewuſstseinszustände und allen Bewuſstseinsverlauf bestimmt, ein **Verhältnis** von Bewegungen, ihr **Widerstreit** und ihre **gleiche Richtung** ist.

93.

Und nun kehren wir zu unserem phantastischen Individuum zurück.

Wir sahen auf Grund analytisch-psychologischer Betrachtung, daſs er denken und handeln könnte, wenn **alle** seine gefühlsneutralen, erkennenden Bewuſstseinszustände in ihrem absoluten Inhalte verändert würden, aber ihre Verhältnisse der Gleichheit und des Unterschiedes behielten. Diese Thatsache bedeutet materiell, daſs derselbe — dem Denken und Handeln entsprechende — Bewegungsverlauf zustandekäme, wenn alle durch Einwirkung temporärer Reize zustandekommende Bewegungen gleichmäfsig — an Gröfse oder Richtung — verändert würden. Das Verhältnis aller dieser, ihr Aufeinanderwirken, ihr Einander- Ein- und Ausschliefsen bliebe in diesem Falle derselbe. Dafs unser Individuum statt unserer intellektuellen Bewufstseinszustände jene Töne der Zeichensprache höre, sich ihrer erinnere u. s. w., bedeutet materiell so viel.

Wir mufsten jedoch unserem Individuum das Wollen und Nichtwollen der Bewufstseinszustände, die unseren gewollten bezw. nichtgewollten Bewufstseinszuständen entsprechen, belassen. Dies aber bedeutet materiell, dafs wenn wir auch alle temporären Einwirkungen gleichmäfsig verändern, diese die ihnen allen vorangehende vegetative Lebensbewegung doch ebenso erhöhen bezw. hemmen wie bisher. Dies aber ist unmöglich. Es ist auch analytisch-psychologisch, subjektiv gewifs, dafs nur diese Farben-, Ton-, Geschmack-, Geruch-, Tasteinwirkungen (Schnitte, Bisse, Streicheln), chemische Einwirkungen, die wir kennen, jene Lust und Unlust, jenes Wollen und Nichtwollen hervorrufen, die wir fühlen. Solange unser vegetatives Leben, die steten Bewegungen unseres Organismus dieselben sind, können nur dieselben Einwirkungen dasselbe Festhalten und Entfernen hervorrufen. Wenn auch die gleichmäfsige Veränderung der Bewegungsveränderungen in ihrem Verhältnis zu einander (im Denken über die Mittel) nichts ändern würde, ihr Verhältnis zur ursprünglichen Bewegung würde sie ändern. Und wie bei derselben inneren vegetativen Bewegung nur dieselben Einwirkungen dieselbe letzte Richtung der Bewegung hervorrufen, so können nur diese Einwirkungen das Auslösen von Energie oder das Auslösen derselben Energiemenge, das extravegetative Leben überhaupt, dieselbe prärationelle, allem Psychischen unterliegende Thatsache der Bewegung bewirken. Ja, wir sahen auch sogar, dafs es unmöglich wäre ein System von einwirkenden Bewegungen thatsächlich herzustellen, welche in demselben Verhältnis der Gleichheit und des Unterschiedes zu einander stehen, ohne mit den wirklich einwirkenden Bewegungen identisch zu sein.

Unsere These, dafs alles Absolute im psychischen Leben gleichgiltig sei und alles Psychische ein Verhältnis von Bewegungen bedeute, will daher nicht sagen, dafs die auf uns einwirkenden Bewegungen thatsächlich durch andere abgelöst werden könnten, ohne das psychische Leben zu verändern. Sie will nur aussagen, dafs es blos das Verhältnis von Bewegungen ist, welches im psychischen Leben zum Ausdrucke kommt und dasselbe bestimmt. Infolge der in uns vor sich gehenden vegetativen Bewegungen können nur dieselben Einwirkungen dieselben Veränderungen hervorrufen, aber die Veränderungen sind eine Folge des Verhältnisses jener Bewegungen zu einander und zu jener inneren Bewegung.. Dieses Verhältnis, dieses fortwährende Aufeinanderwirken und Verändern von stets vor sich gehenden Bewegungen erzeugt den linearen Verlauf unserer deutlichen Bewufstseinszustände; und es erzeugt auch jenes dunkle Bewufstsein eines Absoluten, eines Ich's und einer Welt, das sich ändert.

94.

Doch jetzt erst kommen wir zur wichtigsten Folgerung aus unserer analytisch-psychologischen Untersuchung. Die ganze Geschichte der subjektiven, introspektiven Psychologie besteht in der Entwicklung der hier vorgetragenen Lehre. Die Physiologen aber sind der Ansicht, dafs die zweckmäfsigen Reflexe durch die Struktur des Nervensystems und durch die Leitung von Energie von gewissen afferenten Nerven zu speziellen, besonderen Centren und motorischen Nerven gesichert werden und erklärt werden können. Sie sind der Meinung, dafs ein in das Auge fallendes grelles Licht eine fortschreitende Veränderung in einem gewissen kleinen Teile des Nervensystems verursacht, in Bahnen, welche von den Enden des Augennervs zu den motorischen Nerven der Augenlider führen, und dafs diese in einer Richtung fortschreitende Bewegung das Schliefsen der Augen hervorruft. Sie glauben, dafs es eine Eigenschaft des grellen Lichtes, dieser absoluten Reizqualitität, an und für sich sei, in einem vor der Lichteinwirkung leblosen Teile des Nervensystems eben diese Bewegungen hervorzurufen. Es fällt ihnen — Physiologen! — nicht ein, dafs diese Bewegung die Folge des mechanischen Verhältnisses der vom Reiz verursachten neuen Bewegung zur früheren, während allem Wechsel von Lichteindrücken vor sich gehenden vegetativen Bewegung ist. Es fällt ihnen — Physiologen! — nicht ein, dafs das Schliefsen der Augenlider durch das Verhältnis (der afferenten Rückwirkung) dieses Bewegungsantriebes zur steten vegetativen Lebensbewegung bestimmt wird. Es fällt ihnen nicht ein, dafs jedes extraneurale Organ, indem es afferente, die stete vegetative Lebensbewegung verändernde, Rückwirkungen hat, sich sozusagen in einem widerstehenden Medium bewegt, und sie suchen die Bewegung sozusagen in einem Lebensvacuum zu erklären. Emsig suchen die experimentellen Forscher nach einer spezielleren Leitungsstruktur vom Augennerven zu den ·motorischen Nerven der Augenlider. Sie gleichen jemandem, der an dem Damme stehend, bei welchem ein Fluſs seine Bewegung ändert, aus den Eigenschaften des Terrains bestimmen wollte, warum eine Bewegung eben in eine gewisse Richtung eintritt, ohne die stete Gravitationskraft in Rechnung zu ziehen. Sie machen sich von dem komplizirten Bewegungsverlauf im Nervensystem, vom Verlauf der Bewegung nach allen Richtungen und in alle Bewegungsarten und dem Zurücktreiben in gewisse Richtungen und in gewisse Bewegungsarten keinen Begriff.

Doch ist es möglich, daſs, wenn schon eine scheinbar einfache „Empfindung" ein höchst komplizirtes Totalergebnis der Bewegung des ganzen Nervensystems ist, der sogenannte einfache Reflex dies nicht sei? Ist es möglich, daſs, wenn alles durch Denken vermittelte zweckmäſsige Fortschreiten der Bewegung durch das mechanische Verhältnis der neuen Bewegung zur alten verursacht wird, es bei den durch Denken nicht vermittelten zweckmäſsigen Bewegungen anders sei? Nie und nimmer. Das von uns angenommene Individuum bedarf zu einem psychischen Leben nebst Denken und Wollen auch zweckmäſsiger „einfacher Reflexe". Doch dieselben werden durch dasselbe Bestehen der früheren Bewegung neben der durch einen temporären Reiz verursachten neuen Bewegung gesichert, wie die höchsten Funktionen des Intellekts und die verwickeltesten Handlungen; sie sind gar nicht einfache Reflexe.

95.

Endlich wollen wir noch in kurzer Skizze die Thatsache feststellen, daſs die in diesem und dem vorhergehenden Zusatze enthaltenen Ausführungen auch eine Stellungnahme in jener alten Frage bedeuten, ob die all' unserem Denken zugrunde liegenden Denkgesetze und Axiome, von deren Wahrheit wir unbedingt, mit Ausschluſs der Möglichkeit des Entgegengesetzten, überzeugt sind, ihre Entstehung und diese ihre Unbedingtheit

der wiederholten ausnahmslosen Erfahrung oder der inneren
Natur unseres Bewufstseins, des Denkorganes, des Nervensystems
verdanken. Die obigen Ausführungen widersprechen schlankweg
der ersteren Lehre des Empirismus, und sie geben auch positiv
den tiefsten Grund der Entstehung der Unbedingtheit jener
Ueberzeugungen. Diese Ueberzeugungen und ihre Unbedingtheit
stammen aus folgender Thatsache. Jedem unserer Bewufstseinszustände entspricht eine neurale Bewegung, welche mit allen
anderen einmal stattgefundenen und immer auch weiter vor sich
gehenden neuralen Bewegungen teilweise im Widerstreit, teilweise
denselben gleichgerichtet ist; dieser Widerstreit und
dieses Gleichgerichtetsein wird unmittelbar bewufst, gefühlt; ja, der Bewufstseinszustand besteht eben im
Bewufstwerden dieses Widerstreites und dieser Gleichheit. In
jedem Bewufstseinszustande sind daher gewisse Verhältnisse zu
anderen Bewufstseinszuständen, gewisse Wahrheiten, bei seinem
ersten Auftreten unbedingt gegeben; das Gegenteil derselben
kann nicht geglaubt werden, ohne dafs der Bewufstseinszustand
ein anderer werde; dieser Bewufstseinszustand ist eben dieses
Verhältnis zu anderen Bewufstseinszuständen, und neben dem
Auftreten des Bewufstseinszustandes und dem damit verbundenen
hysteretischen, vorgestellten Auftreten des Verhältnisses
zu den Hysteresen anderer Bewufstseinszustände ist keine
primäre Erfahrung und Wiederholung von Erfahrung zur
Erkenntnis dieser Verhältnisse nötig. Diese Wahrheiten können
als analytische, im Begriffe des Bewufstseinszustandes enthaltene, Wahrheiten erscheinen, wenn wir auf einmal an alle
Verhältnisse dieses Bewufstseinszustandes zu allen anderen
denken und all' diese Verhältnisse in seinen Begriff einschliefsen;
sie können synthetische Wahrheiten genannt werden, wenn wir
den Bewufstseinszustand nur im Verhältnisse zu gewissen Bewufstseinszuständen bestimmen, und die Verhältnisse zu anderen
als etwas neu hinzukommendes auffassen. Diese auf einen Bewufstseinszustand bezüglichen Sätze erscheinen daher analytisch
oder synthetisch, je nachdem sofort mit der dem Bewufstseinszustande entsprechenden Bewegungsveränderung oder erst später
gewisse andere ihr gleichgerichtete oder widerstreitende Bewegungen kräftig angesetzt oder ausgeführt werden. All' diese
Wahrheiten sind aber schon im Bewufstseinszustande inbegriffen.
— Erläutern wir dies durch einige Beispiele.

Daſs *A* nicht auch Nicht-*A* sein kann, weiſs ich von jeder
Erfahrung unabhängig und unbedingt, denn ich fühle, sobald
ich Nicht-*A* denke, daſs dies eine Abweichung von *A* ist; ich
fühle die Abweichung, den Widerstreit der beiden Bewegungen
unmittelbar als Unterschied. Die Unmöglichkeit des Glaubens
an die Wirklichkeit (in der Gegenwart, Vergangenheit oder
Zukunft) eines *A*, welches auch Nicht-*A* sein sollte, besteht in der mechanischen Unmöglichkeit, daſs dieselben
Nervenstoffteilchen sich auf einmal in zwei Richtungen thatsächlich bewegen; sie können blos einen Ansatz in einer
Richtung haben, den ein anderer Ansatz besiegt; in diesem
Falle sind sie auch immer (denn der Bewuſstseinszustand *A* ist nicht
anders möglich als durch den Widerstreit der ihm entsprechenden Bewegung mit einer anderen Bewegung Nicht-*A*) und darum
weiſs ich immer, daſs *A* nicht Nicht-*A* ist (dies liegt in ihm, in
seinem Dasein, in seinem Begriff), und dieses Wissen wird mir
klar bewuſst, wenn der Ansatz der Veränderung von *A* in
Nicht-*A* stärker erregt wird und entweder *A* sich erhält oder
Nicht-*A* eintritt.[1]

Daſs, wenn *B* gröſser ist als *A*, und *C* gröſser als *B*, *C* auch
gröſser als *A* ist, und zwar um mehr als *B* selbst, fühle ich unmittelbar und unbedingt; denn wenn in meinem Nervensystem
die *A* entsprechende Bewegung vor sich geht, und dann die
Veränderung dieser Bewegung durch die Bewegung *B*, und die
weitere dieser Abweichung gleichgerichtete Veränderung durch *C*
stattfindet, fühle ich unmittelbar die stärkere Abweichung infolge
von *C*. Unser Bewuſstsein besteht immer und nur im Bewuſstsein des Widerstreites und des Gleichgerichtetseins neuraler Bewegungen; wenn ich daher die obigen Verhältnisse nicht fühlen
könnte, hätte ich überhaupt kein Bewuſstsein. Es ist daher

---

[1] Hier sei nebenbei erwähnt, daſs der Bewuſstseinszustand, der Gedanke, „nicht-etwas“, z. B. „nicht grün“ in dem Satze, daſs Schnee nicht
grün ist, physiologisch, neural nicht anders zu begreifen ist, als daſs ein
Bewuſstseinszustand eine Abweichung von anderen Bewegungen und daſs
ein allgemeiner Begriff (hier „nicht-etwas“, „nicht-grün“) eine Abweichung
in verschiedene Bewegungsarten ist, ohne eine kräftige, fixirte, nicht mehr
schwankende Ausführung der einen. Wären unsere Bewuſstseinszustände
soviele besondere Bewegungen und nicht Veränderungen von Bewegungen,
so wäre es unverständlich, wie aus den Bewegungen grün, rot, gelb u. s. w.
eine hysteretische Bewegung entstehen kann, welcher der Bewuſstseinszustand nicht-grün entspricht.

nicht nötig jene Verhältnisse primär zu erfahren, und ihr Bewufstsein tritt unumstöfslich ein, mit dem ersten Auftreten der Bewegungen *C* zu den Bewegungen *A* und *B*.

Dasselbe ist auch auf die Ueberzeugung anwendbar, dafs wenn *B* zeitlich auf *A*, und *C* auf *B* folgt, *C* auch später auf *A* folgt.

Die Ueberzeugung davon, dafs wenn *A* gleich *B*, und *B* gleich *C* ist, *A* auch gleich *C* ist, beruht auf derselben Thatsache, wie die Ueberzeugung davon, dafs *A* nicht auch Nicht-*A* sein kann.

Der Satz, dafs zwischen zwei Punkten *A*, *B* die Gerade die kürzeste Linie ist, ist ein Gefühl dessen, dafs ich durch die Abweichung in eine zweite Richtung, in die krumme Linie, zu dem Raume zwischen *A* und *B* noch mehr Raum dazugebe; er ist ein unmittelbares Gefühl des teilweisen Gleichgerichtetseins aller neuralen Bewegungen, welche Raum oder Fortbewegungen bedeuten. Er ist gegeben und zwar unbedingt gegeben mit dem ersten Auftreten des Bewufstseinszustandes Vorne und Hinten oder Oben und Unten neben dem Bewufstseinszustande Rechts und Links, den wir schon bisher hatten.

Der Satz, dafs die korrespondirenden Winkel, welche bei Schneiden von Parallelen durch dieselbe Gerade entstehen, gleich sind, ist durch das Gefühl der teilweisen Gleichheit der neuralen Bewegungen, welche Parallelen bedeuten, wie auch durch das Gefühl der teilweisen Gleichheit der neuralen Bewegungen, welche verschiedenen Teilen derselben Geraden entsprechen, unbedingt und schon in der Vorstellung gegeben. Ebenso ist es dadurch unbedingt gegeben, dafs einer dieser korrespondirenden Winkel mit dem Nachbarwinkel der anderen 180 ° ausmacht.

Die Ueberzeugung von der Gesetzmäfsigkeit der Natur ist durch die Hysterese des Nervensystems unbedingt gegeben; dadurch, dafs früher stattgefundene primäre Bewegungen weiterdauern; dafs primäre oder hysteretische Wiederholungen der früheren Bewegungen, wenn ein Ansatz zu ihrer Veränderung gegeben ist, welche in verschiedene einander widerstreitende Bewegungsarten ablaufen kann, in jene Bewegungsart oder Veränderung übergehen, welche primär stattfand, zu welcher also die stärkste hysteretische Disposition vorhanden ist. Es ist genug, dafs einmal die Bewegung *A* primär durch die Bewegung *M N P* verändert stattgefunden habe, die Bewegung *A'* aber durch *M' N' P'*, dafs das Kind bei Wiederauftreten oder der

Vorstellung vom Wiederauftreten von $A\ MNP$ und nicht $M'N'P'$ erwarte; es ist nicht eine mehrmalige Erfahrung, eine primäre, wirkliche Erfahrung der Gesetzmäfsigkeit der Natur dazu nötig.

Ebenso genügt es, dafs nach der Bewegung $AMNP\ A'$ er‑ scheine, damit das Kind nicht sicher auf MNP rechne, sondern eine Abweichung für möglich halte; diese Abweichung der Be‑ wegung ist schon in der Abweichung A' von A gegeben und im Verhältnisse der teilweisen Gleichheit und teilweisen Verschieden‑ heit sogar die Art der Abweichung, die zu erwarten ist.

Eben darin ist schon die Ueberzeugung gegeben, dafs alles eine Ursache haben mufs; denn auf A folgt unbedingt MNP, wenn nicht eine Abweichung von A' vorhanden ist.

Das Axiom, das jedes klare, unwidersprochene Urteil wahr ist, wie auch jenes andere, dafs jeder Satz wahr ist, dessen Gegenteil zu glauben unmöglich ist, beruht physiologisch auf derselben Thatsache, wie die Ueberzeugung, dafs A nicht Nicht-A sein kann. Das Bewufstsein, dafs Kenntnisse, welche nicht (aus Gleichheit und Unterschied zweier Bewufstseinszu‑ stände) deduzirt sind, sondern auf Erfahrung beruhen, nicht unbedingt sind und durch neue Erfahrung umgeworfen werden können, beruht physiologisch auf dem fortwährenden Wechsel und Widerstreit primärer Einwirkungen. Der ewige Zweifel, die Ueberzeugung, dafs man nichts sicher wissen kann, dafs man sich in Allem, auch in der logischsten Deduktion irren kann, die Ueberzeugung von der steten Möglichkeit des Irrtums, ist die subjektive Begleiterscheinung des fortwährenden Widerstreits der verschiedenen Bewegungen im Nervensystem.

So sind alle Denkgesetze und Axiome vom ersten Bewufstseinszustande, d. h. von der ersten Veränderung der steten neuralen Bewegungs‑ resultante an, auf die sie sich beziehen, gegeben, ebenso wie die Auswahl der zweckmäfsigen Be‑ wegung durch „Reflexe“ und durch das prak‑ tische Axiom, dafs das Leben erhalten und Lust gesucht und Unlust gemieden werden soll. Und jene Denkgesetze und Axiome, wie die durch Denken nicht vermittelten „Reflexe“ und das stete Suchen der Lust und Meiden der Unlust und das Denken und die durch Denken vermittelten zweck‑

mäfsigen Handlungen haben ihre Ursache in demselben Fortbestehen der ersten Bewegungen und
aller späteren sie verändernden Bewegungen, in
dem Widerstreit und im Zusammenwirken derselben und dem Ablauf der Bewegung in Richtung
der Resultante der Bewegung — in dieser einen
einzigen neuro-psychischen Grundthatsache. Die
Axiome und Denkgesetze sind die Selbsterhaltung
des Bewufstseins, und dadurch des Lebens, ebenso
wie das Suchen der Lust und das Meiden der Unlust
und wie die sogenannten Reflexbewegungen.

Wenn der Nativismus gegen den Empirismus in der Fassung
auftritt, dafs gewisse Kenntnisse, Formen, Fähigkeiten, die Anschauung von Raum und Zeit, so und so viele Denkkategorien
der Substanz und der Accidenz (d. h. des Veränderten und der
Veränderung), der Ursache und der Wirkung (d. h. des Aendern-
den und der Aenderung) u. s. w. mit uns geboren sind, so kann
er nicht angenommen werden, und die Physiologie mufs es von
vornherein für unwahrscheinlich halten neurale Korrelative so
vieler angeblich mit uns geborener schöner Dinge zu finden.
Tritt aber — wie hier — der Nativismus einfach als Feststellung
jener handgreiflichen und unzweifelhaften Thatsache auf, dafs
aller Veränderung des Lebens und allem Bewufstsein eine Lebensbewegung vorangehen mufs; weiters als Feststellung der allgemein, auch von dem Empirismus oder Assoziationismus angenommenen, Thatsache der Hysterese des Nervensystemes, nämlich,
dafs die einmal stattgefundenen Veränderungen der Bewegung
weiter dauern; und endlich als Feststellung der Thatsache, dafs
das Gleichgerichtetsein und der Widerstreit all' dieser Bewegungen
unmittelbar bewufst wird (eine Thatsache, die in der Assoziationslehre selbst dunkel inbegriffen ist, mit Ignorirung blos der allen
temporären Veränderungen vorangehenden und stets als Resultante bestehenden vegetativen Bewegung), so wird der Empirismus gezwungen abzudanken und die Naturwissenschaft kann
keine Schwierigkeit darin finden diesem physiologisch, ja
mechanisch, gut begründeten Nativismus beizupflichten.

Anmerkung. Die Wichtigkeit der Gleichheit (neural ausgedrückt der Gleichheit der Bewegungskorrelative primärer Einwirkungen
und ihrer von früher zurückgebliebenen Hysteresen) für das psychische
Leben wurde von den Assoziationisten (für das verallgemeinernde Denken

besonders von SPENCER) genügend erkannt, nicht aber die Wichtigkeit
des Unterschiedes. Auch erkannten sie nicht das neurale Korrelativ
desselben, nämlich, daſs jede Einwirkung eine Veränderung derselben steten
Lebensbewegung und aller stets vor sich gehenden hysteretischen Bewegungen ist. Dieser beiden Invarianten des neuro-psychischen Lebens
vergaſsen sie; sie nahmen auch nicht an, daſs verschiedene Bewuſstseinszustände Bewegungen derselben Nervenstoffteilchen sind. Sie nahmen dies
nur von gleichen Bewuſstseinszuständen an. Oder auch von ähnlichen?
Dies letztere, welches die Assoziationspsychologie gleichfalls fordert, führt
unbedingt auch zur Annahme, daſs verschiedene Bewuſstseinszustände Bewegungen derselben Nervenstoffteilchen sind, denn alle Bewuſstseinszustände sind einander ähnlich und erscheinen als solche im verallgemeinernden Denken.

Ueber den Widerstand der neuralen Bewegung gegen ihre Aenderung, und das Wesen der Aufmerksamkeit.

96.

Die ganze Theorie der zweckmäfsigen Auswahl der Bewegungen, die in diesem Buche aufgestellt wurde, beruht auf der Annahme, dafs jeder temporäre Reiz eine Erregung aller Teile des Körpers und aller Bewegungsarten dieser Teile und eine kräftigere Bewegung aller hysteretischen Bewegungen des Nervensystems verursache, dafs aber diejenigen Bewegungen, welche der steten neuralen Bewegungsresultante widerstreiten, einen gröfseren Widerstand erfahren, als diejenigen, welche ihr gleichgerichtet sind und daher nicht, oder später, oder nur im Falle einer stärkeren Reizung ausgeführt werden als diese; dafs eben darum der Körper sich immer in einer der steten neuralen Bewegungsresultante gleichgerichteten Reaktion befinde und auch diese veränderte Bewegung — der Zustand der zweckmäfsigen Ruhe oder Beschäftigung — einen Widerstand gegen sie ändernde Bewegungen ausübe, welcher gegen ihr gleichgerichtete Bewegungen nicht ausgeübt wird.

Wir besitzen eine Rechtfertigung für diese Annahme eines Widerstandes der neuralen Bewegung gegen ihre Aenderung in gewissen Thatsachen des Bewufstseins. Wir wissen, dafs manchmal deutliche Erregungen infolge ihrer Unzweckmäfsigkeit wieder gehemmt werden. Sind wir der Meinung, dafs eine Handlungsweise zweckmäfsig ist, so haben wir sofort die Absicht, sie auszuführen; doch ändert sich jene Meinung, so ändert sich auch sofort diese Absicht. Sind wir davon überzeugt, dafs eine

Handlungsweise in gewisser Beziehung angenehm oder nützlich wäre, in wichtigeren Beziehungen aber schmerzhaft oder zweckwidrig, so fühlen wir ganz deutlich einen Drang sie auszuführen, aber auch einen Widerstand dagegen.

Die Hemmung in beiden Fällen ist gewiſs ein Widerstand der zweckmäſsigen, den stärksten Kräften unseres Nervensystems entsprechenden, Bewegung gegen ihre Beeinträchtigung. Hier haben wir ein zweckmäſsiges Wählen mittelst des Widerstandes der neuralen Bewegung; und wenn wir eine Einheitlichkeit des neuralen Mechanismus in den einfachsten und höchsten psychischen Erscheinungen voraussetzen, werden wir uns gedrängt fühlen, die zweckmäſsige Auswahl der einfachsten sogenannten Reflexbewegungen einem gleichen Mechanismus zuzuschreiben, wie die höchste vernünftige und moralische Wahl.

Doch scheint diese Uebertragung des bei den höchsten Wahlakten deutlich gefühlten Widerstandes auf diese einfachen Fälle eben dadurch verboten zu sein, daſs wir in diesen einfachen Fällen die von uns behauptete allgemeine Innervation und die von uns behauptete Hemmung derselben nicht fühlen. Dies veranlaſst uns einer anderen Erscheinung im neuro-psychischen Leben zu gedenken, wo unzweifelhaft ein Widerstand der vorhandenen neuralen Bewegung gegen ihre Aenderung stattfindet, ohne daſs darüber etwas im Bewuſstsein sich zeigen würde. Diese Erscheinung ist die gänzliche Unaufmerksamkeit gegen neue Reizeinwirkungen, wenn unsere Aufmerksamkeit mit etwas stark beschäftigt ist.

In diesem Falle können Geräusche in unserer Nähe entstehen, Szenen vor unseren Augen vorüberziehen, jemand kann unsere Schulter berühren, wir können verwundet werden, Veränderungen können in unserem Körper vor sich gehen, die wir sonst als Hunger, bitteren Geschmack im Munde, Reiz zum Uriniren fühlen würden, ohne daſs wir all dieser Reizeinwirkungen auch nur im geringsten gewahr würden. Dieses kann nun nicht anders erklärt werden, als daſs diese Reizeinwirkungen in dem Nervensystem, welches in einer Art von Bewegung heftig begriffen ist, jene Bewegungen oder einen Teil jener Bewegungen, die sie sonst hervorrufen können, wegen des Widerstandes jener Bewegung nicht hervorzurufen imstande sind. Die Bewegung zerstäubt in gröſserem Maſse als sonst, sie summirt sich nicht. (Abschn. 16.) Und es ist klar, daſs in diesen Fällen die Unwirksamkeit nicht bei jenem motorischen Teile der neuralen Bewegung beginnt, welcher ein Anspannen der Aufmerksamkeit durch motorische Innervationen gewisser Organe bedeutet. Bevor wir unsere Augen zu einem Gegenstande hinwenden, bevor wir aufhorchende Bewegungen machen, muſs die Reizeinwirkung schon unsere Aufmerksamkeit erregt haben, wir müssen etwas gesehen oder gehört haben; in den erwähnten Fällen ist ein Ausfall schon der ersten sensorischen Bewegungen vorhanden, infolge des Vorhandenseins einer starken anderen Bewegungsart.

Es gibt Fälle geringerer Unaufmerksamkeit, infolge geringerer Konzentration oder stärkeren Reizen gegenüber. In solchen Fällen ist es möglich, daſs wir der neuen Reizeinwirkung irgendwie unbestimmt als eines Etwas gewahr werden, ohne zu wissen, ob es etwas Sichtbares oder ein Geräusch war, oder was für ein Geräusch es war. Das Eigentümliche dieser Fälle ist durch einen geringeren Grad des Widerstandes zu erklären. Die Reize verursachen in diesen Fällen eine stärkere Störung der vorhandenen neuralen Bewegung; nicht eine sehr zerstäubende Bewegung, welche nicht zu den eigentlichen neuralen Lebensbewegungen gehört, sondern eine einheitlichere Abweichung, die eben als ein neuer Bewuſstseinszustand, als ein Etwas gefühlt wird, doch ist die Bewegung infolge des relativ doch groſsen Widerstandes der früher vorhandenen neuralen Bewegung nicht imstande, jene noch einheitlichere, kräftige Bewegung inmitten dieser Abweichung hervorzurufen, die jenen Reizen sonst eigen ist, wenn sie das Nervensystem nicht schon in einer heftigen Bewegung antreffen; die Bewegung zerstäubt ziemlich gleichmäſsig in alle Arten ideatorischer (hysteretischer) neuraler Lebensbewegung. Nachdem die Bewegung jenen ersten Widerstand besiegt und die Abweichung vollbracht hat, welche dem Bewuſstsein eines bestimmteren Etwas, einem Geräusch entspricht, ist sie erschöpft und kann die jenen Reizen sonst eigene eigentliche neurale Lebensbewegung nicht kräftig hervorbringen, sondern wird an diesem Punkte abgelenkt, zerstäubt.

Fälle noch geringerer Unaufmerksamkeit oder Zerstreutheit sind es, wo die nähere Natur des Reizes, z. B. das Geräusch als ein Glockenton, erkannt wird, wo aber sich die Gedanken nicht einstellen, die der Reiz sonst hervorruft, z. B. es nicht zum Bewuſstsein kommt, daſs es die Glocke ist, die zum Kollegium oder zum Mittagsessen ruft. Ein ähnlicher Fall ist es, wo ich in

Gedanken versunken auf die Uhr schaue und nicht sehe, wieviel Uhr es ist. In solchen Fällen ist der Widerstand geringer, ein größerer Teil der dem neuen Reize (d. h. seinem Verhältnisse zur steten neuralen Bewegungsresultante) eigenen Bewegung kann durch die Störung der vorhandenen neuralen Bewegung zustandekommen, doch auch hier nicht die ganze.

An diese Fälle schließen sich als Fälle noch geringeren Widerstandes diejenigen an, wo ich einer neuen Reizeinwirkung und ihrer Bedeutung ganz bewußt werde, meine Sinne und Gedanken aber von ihr ganz bewußt wieder wegwende, weil mich etwas anderes mehr interessirt.

Kehren wir zu den Fällen der völligen Unaufmerksamkeit zurück, so sehen wir, wie hier der Widerstand der neuralen Bewegung gegen die Aenderung so stark ist, daß die Einwirkung auf das Nervensystem und der Widerstand gegen dieselbe ganz unbewußt bleibt. Hielten wir uns an die Aussage unseres Bewußtseins in diesen Fällen, so müßten wir glauben, daß gar keine Einwirkung auf unser Nervensystem stattgefunden hat; wir können das Gegenteil nur auf Grund objektiv-physiologischer Folgerungen glauben, weil wir nämlich wissen, daß eine solche Reizeinwirkung unsere Nerven affizirt.

Dies kann die Annahme unserer Theorie bekräftigen. Jene Analogie der Unaufmerksamkeit wird es wahrscheinlicher machen, daß dem Gedanken, daß ein gewisses Mittel den Fingerschmerz beseitigt, ein Ansatz auch zu jener neuralen Bewegung vorangeht, welche Alles, nur nicht jenes Mittel bedeutet, und daß wenn ein Lichtreiz die Pupille verengt, dieser Wirkung eine Innervation aller Körperteile vorangeht.

Ist unsere Aufmerksamkeit nicht eingehend mit etwas beschäftigt (und sind wir nicht müde, dem Schlafe nah), so werden jene Reize, gegen die wir in den obigen Fällen unaufmerksam waren, Bewußtseinszustände und möglicherweise lange Gedankenreihen in uns erwecken. Ebenso werden die kleinlichsten Reize, wenn wir uns langweilen, wenn unsere neuralen Kräfte nicht entschieden den Zustand der Ruhe oder der zweckmäßigen Beschäftigung aufrechterhalten, eine größere allgemeine extraneurale Innervation (Lachen, Springen, Grimassen, Weinen u. s. w.) und eine Fülle von Gedanken (Witz u. s. w.) hervorrufen.

Während infolge unserer Konzentration die verschiedensten anderen Reize, z. B. Geräusche, unbewußt bleiben, werden wir

etwas Interessantes, z. B. den Ausruf unseres Namens oder was
sich eben auf den Gegenstand unseres jetzigen Denkens bezieht,
doch wahrnehmen und es wird unsere Aufmerksamkeit doch
auf sich lenken. Es wird dies nicht infolge eines Aktes des
Bewuſstseins geschehen, als würden wir uns sagen, dies interessirt
uns. Die gleiche Richtung der vom neuen Reize initiirten
Bewegung und der vorhandenen neuralen Bewegung wirkt un-
bewuſst, dem Bewuſstsein vorangehend. Dies kann unsere Annahme bekräftigen, daſs die die stete neurale Bewegungsresultante
unterstützende bezw. beeinträchtigende afferente Rückwirkung
neuraler und extraneuraler Erregungen die Auswahl der Bewegungen bestimmt, obwohl dieses Verhältnis nicht von einer
Erwägung der Zweckmäſsigkeit begleitet wird.

Ein ähnliches Zeugnis für unsere Theorie ist es, daſs wir,
mit einem Gegenstand beschäftigt, in allen Dingen das wahrnehmen, was sich auf diesen Gegenstand bezieht, während wir
sonst diese Seiten nicht bemerken würden. Auch dies geschieht
nicht durch einen vermittelnden Akt des Bewuſstseins; durch
die objektive Thatsache der gleichen Richtung der Bewegungen
kommt die neue neurale Bewegung, welche Bewuſstsein verursacht, erst zur Ausführung.

So bekräftigen die Erscheinungen der Aufmerksamkeit und
Unaufmerksamkeit unsere Theorie, indem sie unbewuſste, nicht
auf Erwägung beruhende, Wirkungen des neuralen Widerstandes
und der gleichen Richtung der neuralen Bewegungen enthüllen.
Aus diesem Grunde behandelten wir hier diesen Gegenstand.
Doch haben wir damit auch das Wesen der Aufmerksamkeit
und der Unaufmerksamkeit bezeichnet.

Unter (minimaler) Aufmerksamkeit auf eine Reizeinwirkung
verstehen wir, daſs dieselbe das vorhandene Bewuſstsein (den vorhandenen Bewuſstseinsverlauf) verändert, d. h. die vorhandene
neurale Bewegung so verändert, daſs eine neue Art eigentlicher
neuraler Bewegung (nicht eine zum eigentlichen neuralen Leben
nicht gehörende Zersplitterung von Bewegung entsteht); unter
(maximaler, d. h. völliger) Unaufmerksamkeit verstehen wir die
Unwirksamkeit einer Reizeinwirkung in dieser Beziehung (infolge
des Widerstandes der vorhandenen neuralen Bewegung). Die
verschiedenen anderen Grade der Aufmerksamkeit und Unaufmerksamkeit sind verschiedene Grade der Wirksamkeit eines
Reizes inmitten der Ansätze zu verschiedenen neuralen Lebens-

bewegungen eine dem Verhältnis seiner Einwirkung zur steten neuralen Bewegungsresultante entsprechende einheitliche Bewegung zu erregen.

Aufmerksamkeit und Unaufmerksamkeit kann nur unter der Annahme begriffen werden, daſs die verschiedenen Bewuſstseinszustände Bewegungen d e r s e l b e n Nervenstoffteilchen sind, und daſs eine Art von Bewegung jede andere Art im selben Augenblicke ausschlieſst. Die Thatsache, daſs das Bewuſstsein immer e i n e n „Focus" hat, kann nicht anders erklärt werden.

Aufmerksamkeit und Unaufmerksamkeit wird oft als eine motorische Erscheinung behandelt. Dies ist unrichtig. Vor der motorischen Reaktion muſs eine Reizeinwirkung schon unsere Aufmerksamkeit erregen, um die aufmerkende Reaktion hervorzurufen; eine Reizeinwirkung kann a l i m i n e unbemerkt bleiben, ohne daſs eine motorische Hemmung gegen dieselbe notwendig wäre. Hingegen ist es wahr, daſs Aufmerksamkeit aus Interesse dem Willen verwandt ist (Abschn. 56); der Wille selbst ist aber keine motorische Erscheinung (ders. Abschn.) sondern eine Erscheinung des neuralen Widerstandes, er hat nur, eben wie die Aufmerksamkeit, motorische Folgen.

Vierter Zusatz.

Rückblick auf die extraneuralen Bewegungen.

(Modifizirung der Theorie für den Fall der Irrtümlichkeit gewisser oben
gemachter Annahmen.)

97.

Wir nahmen an, daſs jeder Reiz eine allgemeine Innervation
aller extraneuralen Organe initiire, und daſs die Bevorzugung
der zweckmäſsigen Innervationen über die zweckwidrigen daher
stamme, daſs die letzteren auf einen Widerstand stoſsen, welcher
bei den ersteren fehlt. Wir verstanden unter diesem Widerstand
nicht einen Widerstand gegen die Bewegung der Organe selbst,
sondern gegen die Wirkungen dieser Bewegungen. Wir
nahmen an, daſs wenn eine ruhende Seeanemone an einem
Tentakel von einem ihr Leben störenden Gegenstand berührt
wird, Bewegungsenergie sich zwar zu allen Tentakeln ergieſst,
daſs aber die bestehende innere neurale oder quasineurale
Lebensbewegung der sie weiter beeinträchtigenden, afferenten
Rückwirkung der in Bewegung geratenden nichtberührten
Tentakel einen Widerstand entgegensetzt, der bei dem berührten
Tentakel fehlt, da dessen afferente Rückwirkung jener steten
Lebensbewegung gleichgerichtet ist. Aehnliches setzten wir beim
Räuspern der ruhenden oder arbeitenden Mannes voraus, ähnlicher auch bezüglich der extraneuralen Bewegungen, welche Vorstellungen schmerzbeseitigender Bewegungen verwirklichen. Und
ebenso können wir voraussetzen, daſs die Innervation einer Drüse
in dem Falle, wo sie nicht zweckmäſsig ist, in der immer vorhandenen Lebensbewegung einen Widerstand erfährt, welcher in
dem Falle ihrer Zweckmäſsigkeit fehlt. All' diese Annahmen

beruhen darauf, dafs wir eine durch die steten Reize unterhaltene
stete Lebensbewegung annehmen, die durch ihren Widerstand
Bewegungen bevorzugt und zurückhält.

Wir glauben, dafs dieser von uns angenommene Widerstand
der steten neuralen und extraneuralen Bewegung gegen ihre Beeinträchtigung eine reale Thatsache ist, welche die obige auswählende Wirkung besitzt. Sollte sich aber herausstellen, dafs
wir hierin irren, so können wir eine Modifikation unserer Theorie
konstruiren, welche, statt einen unmittelbaren Widerstand der
steten Lebensbewegung gegen die Rückwirkungen der extraneuralen Bewegungen und dadurch gegen diese Bewegungen
selbst vorauszusetzen, diesem Widerstand einen Hebel zuerkennt,
dessen Realität nicht bezweifelt werden wird.

In betreff eines jeden kontraktilen Gebildes, jeden beweglichen Organes befindet sich ein jedes Lebewesen in jedem
Augenblicke sozusagen vor einer Alternative, oder besser gesagt,
vor einer Möglichkeit verschiedener Bewegungszustände; das
Organ kann ruhen, kann in Bewegung geraten, kann, wenn es
verschiedener Bewegungen fähig ist, die eine oder die andere
dieser Bewegungen ausführen. Es findet immer ein Widerstreit
und eine Auswahl zwischen den verschiedenen Zuständen, den
verschiedenen Bewegungsantrieben desselben Organes statt. Dasselbe, was wir in betreff der willkürlichen Muskeln deutlich
fühlen, ist auch in betreff der dem Willen nicht unterworfenen
Organe vorhanden. Es ist eigentlich eine unrichtige Frage,
warum ein Reiz einen Muskel zur Bewegung bringt; die Muskeln
sind auch von der Einwirkung eines temporären Reizes nicht in
einer von der inneren neuralen Lebensbewegung unabhängigen
toten Ruhe, sondern in einem derselben angepafsten Bewegungszustande, der von verschiedenen möglichen ausgewählt wurde;
die richtige Frage ist, warum bei Einwirkung eines Reizes und
überhaupt in jedem Augenblick von verschiedenen Bewegungs-
zuständen desselben Organes der eine oder der andere ausgewählt wird. Betrachten wir die Sache so; nehmen wir einen
fortwährenden Widerstreit zwischen dem Erschlaffungszustand
und Anspannungszustand und den verschiedenen Anspannungs-
zuständen derselben Organe an; nehmen wir an, dafs in jedem
Augenblicke die Rückwirkung aller Bewegungsantriebe derselben Organe in der inneren Lebensbewegung Widerstand erleidet, während ein Bewegungszustand derselben am meisten

gleichgerichtet ist; so haben wir einen motorischen Widerstand einer Bewegungsart gegen die übrigen im motorischen Gebilde selbst, einen Widerstand, an dessen Realität und genügender Kraft nicht gezweifelt werden kann.

98.

Sollten wir uns (Abschn. 33) vielleicht darin geirrt haben, daß der Unterschied in der Größe der rückwirkenden Arbeit, welche die unmittelbar (in ihrem ganzen Laufe) zweckmäßigen Bewegungen einerseits und die zweckwidrigen oder zwecklosen Bewegungen andrerseits zu verrichten haben, gleich bei Beginn der Innervation eintrete und die Auswahl der zweckmäßigen Bewegungen verursache; sollte im Gegenteil wahr sein, was Andere annehmen, daß die Auslösung auch der einfachsten, sogenannten Reflexbewegungen auf Einübung oder Erfahrung (WUNDT und Andere) ihrer zweckmäßigen Wirkung beruht: so kann diese Auslösung der Bewegungen auf Grund früherer Erfahrung ihrer Zweckmäßigkeit, ebenso wie die Entstehung, die erste Auswahl oder Differenziation dieser Bewegungen auch in diesem Falle mittelst des Prinzips der rückwirkenden Arbeit und nur mittelst desselben erklärt werden. Wir können und müssen in diesem Falle einen ebensolchen vermittelnden neuralen Prozeß annehmen — ob er nun von Bewußtsein begleitet ist oder nicht —, wie wir ihn bei den endzweckmäßigen Handlungen (Abschn. 41—47) voraussetzten.

Wir können bei späterer, auf früherer Erfahrung beruhender Auslösung der betreffenden Bewegungen annehmen, daß nach Einwirkung eines temporären Reizes im Nervensystem Bewegungen von statten gehen, welche der steten neuralen Bewegungsresultante — der Aufhebung ihrer Beeinträchtigung, oder ihrer noch möglichen Verstärkung — gleichgerichtet sind, daß mit diesen Bewegungen neurale Bewegungen zusammengesetzt sind, welche, bei durch Denken vermittelten Handlungen, den Vorstellungen der zweckmäßigen extraneuralen Bewegungen entsprechen, und daß diese letzteren sich einstellen, weil sie diesen Bewegungen gleichgerichtet sind, sie verstärken, verwirklichen. Wir können sogar das Eintreten eben der zweckmäßigen extraneuralen Bewegungen nicht anders begreifen, als wenn wir voraussetzen, daß im Nervensystem eine Kraft wirkt, welche einen Uebergang der beeinträchtigten neuralen Bewegung in die widerstandsloseste Bewegungsart sichert.

Und wir können das erste Entstehen der zweckmäfsigen Bewegungsspezialisation, der ersten Auswahl jener einfachen zweckmäfsigen Bewegungen, ihre „Einübung", das „Erfahren" ihrer Zweckmäfsigkeit uns so — und nicht anders — vorstellen, dafs nach einer allgemeinen undifferenzirten Innervation und gänzlicher Ausführung zweckmäfsiger ebenso wie zweckwidriger Bewegungen die letzteren infolge des Prinzips der rückwirkenden Arbeit eingestellt wurden und so die Erfahrung der speziellen Wirkung der ersteren gemacht wurde und sie speziell eingeübt wurden.

Die Thatsache, dafs in der Regel zweckmäfsige „Reflexe", auch unter solchen abnormen Umständen ausgeführt werden, wenn sie nicht zweckmäfsig sind (obwohl sie dann wieder eingestellt und durch andere Bewegungen ersetzt werden), scheint sogar zu beweisen, dafs ein solcher vermittelnder intraneuraler Vorgang stattfindet, wie wir ihn im vorletzten Absatze annahmen, und dafs zweckmäfsige extraneurale Bewegungen vor allem als jene intraneuralen Bewegungen verwirklichende ausgeführt werden.

Wir wollen endlich noch aussprechen, dafs die der steten neuralen Bewegungsresultante gleichgerichtete Wirkung der zweckmäfsigen Einstellung der Sinnesorgane nicht nur in ihrer mittelbaren, zweckmäfsige Handlungen erleichternden, Wirkung gesucht werden mufs, sondern dafs schon die dadurch ermöglichte **deutlichere Wahrnehmung** mechanisch ein Bewegungszustand sein kann, welcher der steten neuralen Bewegung mehr gleichgerichtet ist, als die undeutliche Wahrnehmung.

Fünfter Zusatz.

Theorie eines experimentellen Forschers (L. Hermann's).

99.

Vor mir liegt die im Jahre 1889 erschienene neunte und die vom laufenden Jahre 1900 datirte zwölfte Auflage des wohlbekannten Lehrbuches der Physiologie von Prof. L. Hermann. In beiden Auflagen betitelt sich ein Abschnitt „Theorie der Rückenmarksfunktionen".

In beiden Auflagen beginnt dieser Abschnitt mit einem Rückblick auf ältere Theorien. Dieser geschichtliche Rückblick gedenkt zuerst jener Theorie, nach welcher der Reflex „besonderen Nervenfasern" zugeschrieben wurde,

> „welche, von sensiblen Endorganen ausgehend, das Centralorgan nur aufsuchen, um daselbst in centrifugale Richtung umzubiegen."

Die frühere Auflage bespricht diese Theorie folgendermaſsen:

> „Diese Vorstellung, welche die Annahme eines besonderen, ausschlieſslich für Reflexe bestimmten („„excitomotorischen"") Nervensystems involvirt, und es unverständlich erscheinen läſst, warum die Umbiegung nicht an beliebiger Stelle auch aufserhalb des Centralorganes geschehen sollte, scheitert an der Thatsache, daſs eine centripetale Faser nicht immer den gleichen, sondern die verschiedensten Reflexe auslöst, und selbst alle centrifugalen Fasern reflektorisch erregen kann."

Die neuere Auflage begnügt sich statt dieser Kritik mit der Aeuſserung: Diese Annahme

> „wird schon durch die einfachsten Thatsachen widerlegt."

Dann erwähnen beide Auflagen einer anderen Theorie wie folgt:

„Ebenso mufste die Vorstellung, dafs die Reflexe auf mangelhafter Isolation der centripetalen und centrifugalen Leitungsbahnen im Centralorgane beruhen, wegen der Regelmäfsigkeit und funktionellen Wichtigkeit der Reflexe aufgegeben werden.“

Aus diesem historischen Rückblicke ersehen wir, dafs die Reflexe früher in noch gröfserem Mafse aus speziellen, von den Funktionen der übrigen Masse des Nervensystems unabhängig wirkenden Strukturen oder strukturellen Thatsachen hergeleitet wurden, als dies heute der Fall ist, und dafs also die Entwicklung der Physiologie in der Richtung zur Annahme der einheitlichen Funktionirung des ganzen Nervensystems im ganzen neuropsychischen Leben, im Denk- wie im „Reflex“-Leben, erfolgte. Auch sehen wir, dafs jene früheren Theorien infolge der Möglichkeit der verschiedensten motorischen Erregungen durch dieselben afferenten Nerven und infolge der Zweckmäfsigkeit (der „funktionellen Wichtigkeit“) der Reflexe aufgegeben wurden. Diese Thatsachen, auf die wir unsere Theorie der Auswahl der extraneuralen Bewegungen basirten und denen diese ganz gerecht wird, sind aber, wie wir sehen werden, auch mit den heutigen Lehren der Physiologie, welche noch immer selbständig funktionirende Reflexstrukturen annehmen, unvereinbar.

Im Gegensatz zu jenen älteren Theorien findet HERMANN in der früheren Auflage seines Lehrbuches die Erklärung der Reflexe in der Einmündung der sensorischen, wie der motorischen Nervenfasern in die graue Substanz des Rückenmarks, durch welche auch

„jede zum Hirn gehende und vom Hirn gehende Erregung geleitet werden mufs“, denn „dieselben sensiblen Fasern der peripherischen Nerven, welche den Reflex auslösen, dienen offenbar auch zur Vermittlung der Empfindung, und dieselben motorischen Fasern, welche reflektorisch erregt werden, werden auch durch den Willen in Aktion gesetzt.

„Dennoch ist der Reflex keineswegs als eine blofse Ueberleitung durch die graue Substanz hindurch zu betrachten   Der Reflex mufs . . .   in einem selbständigen Erregungsprozefs der grauen Substanz, vermutlich in den motorischen Ganglienzellen bestehen, auf welchen die von den sensiblen Fasern einstrahlende Erregung nur auslösend wirkt

„Da aber die graue Substanz ein Kontinuum durch die ganze Länge des Markes darstellt, so sind zur Erklärung der isolirten Empfindung und

Bewegung, sowie der Beschränktheit der Reflexe besondere Annahmen nötig. Als die einfachste erscheint die, daſs die Leitung in der
grauen Substanz einen sehr groſsen Widerstand findet (HERMANN)   ."

Hieraus ersehen wir, daſs der berühmte experimentelle
Forscher behufs Erklärung der Beschränkung der Bewegung
im allgemeinen zu derselben Annahme (eines Widerstandes)
greift, welche auch in unserer Theorie enthalten ist. Doch muſs
gesagt werden, daſs er dies nicht auf Grund spezieller experimenteller Forschungen thut, sondern weil eben zur Erklärung
der Beschränktheit der Reflexe trotz der universellen Verbindung
sich diese Annahme mechanisch a priori, und auf Grund sehr
allgemeiner Thatsachen, von denen auch wir ausgingen, als
wahrscheinlich darbietet. Denn er führt weiter aus:

„Auch stimmen einige Erfahrungen im Gebiete der Hautempfindungen
sehr gut zu dieser Annahme. Starke Erregungen haben eine gröſsere
scheinbare Ausbreitung in der Haut als schwache, der Schmerz strahlt
aus   Diese stärkere Ausbreitung zeigen denn auch die Reflexe bei
stärkerer Reizung.“

Daſs aber ein experimenteller Forscher zu derselben allgemeinen Annahme getrieben wird, wie wir in unserer mechanischen
Spekulation, ist für die Wahrscheinlichkeit der Richtigkeit dieser
letzteren doch sehr bedeutungsvoll.

Während aber unsere Theorie diesen Widerstand in dem
Widerstand der steten vegetativen Bewegung gegen ihre eigene
Aenderung durch die centripetalen Wirkungen der erregten
extraneuralen Bewegungen findet, welcher Widerstand daher
gegen die Erregung verschiedener Muskeln oder Organe verschieden und von ihrer Entfernung von den erregten sensorischen Nerven unabhängig ist, faſst HERMANN ihn als Widerstand
der bloſsen Fortschreitung der Erregung von Nerventeilchen zu
Nerventeilchen fort, welcher überall gleich ist und nur eine Beschränkung der Reflexe auf die näheren Muskeln erklärt.
Denn er setzt den letzen Satz des vorletzten Zitates folgender-
maaſsen fort:

„so, daſs sie immer nur auf geringere Entfernung sich erstrecken kann
     Bei groſsem Widerstand wird es fast so sein, als ob die Wurzel-
fasern mit den in unmittelbarer Nähe ihres Ursprungs in die graue
Substanz eintretenden Längsfasern in direkter und isolirter Verbindung
ständen.“

Darum aber „reicht das bisher Gesagte zur Erklärung der
geordneten [d. h. zweckmäſsigen] Reflexe schwerlich aus,

denn es ist kaum anzunehmen, dafs die mannigfachen zu einem solchen
zusammenwirkenden motorischen Fasern in demselben Niveau entspringen
und in unmittelbarer Nähe der reflexauslösenden Faser; denn oft wirken
sehr verschiedene Muskeln und selbst Gliedmafsen zusammen, deren Nerven
gewifs nicht aus gleichen Markniveaus stammen. Auch sind die Reflexe
weit vollkommener, wenn aufser dem Markniveau des gereizten Bezirks
noch andere Markteile, namentlich die nach oben gelegenen, erhalten sind
(ROSENTHAL). Man mufs also annehmen, dafs im Rückenmark gutleitende
Verbindungen zwischen verschiedenen Niveaus existiren, durch welche
motorische Zusammengehörigkeiten gebildet und koordinirte Bewegungen
vorgesehen sind. Diese Koordinationsvorrichtungen könnten entweder durch besserleitende Stränge der grauen Substanz selbst, oder
was wahrscheinlicher ist, durch Fasern der weifsen Substanz hergestellt
sein, welche verschiedene Punkte der grauen Substanz unter einander in
gutleitende Verbindungen setzen   Für die willkürlichen und
sonstige vom Hirn aus erregte Bewegungen wird ohne Zweifel derselbe
koordinirte motorische Komplex in Thätigkeit versetzt, wie durch
die sensiblen Fasern beim Reflex, und zwar durch die hauptsächlich in den
Seitensträngen verlaufenden Fasern.

Während also der von uns angenommene, in der Lebensbewegung selbst gelegene Widerstand, den wir den organischen Widerstand nennen können, die zweckmäfsige Auswahl
der Bewegungen vollauf erklärt, vermag dies der von HERMANN
behauptete, von der Lebensbewegung absolut unabhängig gedachte blofse Fortschreitungs- oder Leitungswider-
stand nach seinem eigenen Zugeständnisse nicht im geringsten
zu thun, und HERMANN mufs zur Erklärung der zweckmäfsigen
Reflexe wieder besondere strukturelle, besserleitende Koordinationsvorrichtungen annehmen. Wie aber diese starren strukturellen Faktoren die unzweifelhaft vorhandene Variabilität und
Adaptation der Reflexe, und die unbegrenzte Variabilität der
durch Denken, und zwar besonders durch verallgemeinerndes
Denken, und Wollen vermittelten Handlungen hervorbringen
können, bleibt ganz unerklärt.

„Am schwierigsten verständlich ist“, nach HERMANN, „die Hemmung
des Reflexes vom Hirn aus [durch den Willen]“,

eine Thatsache, die
unserer Theorie gar keine Schwierigkeit bietet.

In der neuesten Auflage seines Werkes gibt HERMANN, statt
der Auffassung der grauen Substanz des Rückenmarkes als kon-
tinuirlichen Fasernetzes, die neue Anatomie blos kontinuirlicher
Neuronen, als Feststellung des anatomischen Substrates des
neuro-extraneuralen Bewegungsverlaufes.

„Die weite Ausbreitung der sensiblen Fasern und Kollateralen erklärt die Mannigfaltigkeit der Reflexe zur Genüge   Dagegen ist noch unerklärt die Beschränktheit der geordneten Reflexe und die sicher damit zusammenhängende Koordination der Bewegungen, seien sie reflektorisch oder willkürlich.“

Eine Erklärung wird aber doch versucht.

„Legt man die wahrscheinliche Annahme zugrunde, daſs die Erregung eines Neurons sich auf alle seine Verzweigungen erstreckt, so muſs die Beschränktheit des Reflexes darauf beruhen, mit welchen motorischen Zellen eine sensible Faser direkt oder indirekt in Kontiguität steht, und die vielfach beobachtete Variation der Reflexe, z. B. nach Amputationen, sowie die Anerziehung derselben könnte auf neuem Auswachsen von Kollateralen u. dgl. beruhen. Ein ferneres Substrat für motorische Koordination könnte in Verzweigungen von Zwischenneuronen liegen   Zu beachten ist, daſs mächtige Teile der weiſsen Substanz bisher in ihren Verbindungen noch nicht aufgeklärt sind, und hier könnten kommissurenartige Verbindungen verschiedener Markniveaus vermutet werden, wahrscheinlich mit Schaltzellen zusammenhängend.“

Auch nach dieser Auflage

„deutet die Erscheinung, daſs starke sensible Erregungen ausgebreitetere Reflexe hervorrufen und auch weniger lokalisirte Empfindungen auslösen („„Ausstrahlen““ des Schmerzes) darauf hin, daſs   die Leitung in den feinsten Verzweigungen erheblichen Widerstand findet, sich also je nach der Intensität der Erregung verschieden weit ausbreitet“,

es wird aber auch einer anderen Erklärungsmöglichkeit gedacht

„oder daſs die Zellen verschieden leicht angesprochen werden, so daſs stärkere Erregungen auf eine gröſsere Anzahl der überhaupt in Kontiguität stehenden Zellen wirken.“

Eben der Umstand, daſs durch sehr starke Reize und bei Strychninvergiftung eine höchst allgemeine, unbeschränkte Bewegung hervorgerufen wird, und daher nach der soeben angeführten Erklärung die Kontiguität aller oder fast aller Zellen angenommen werden muſs, macht die frühere Erklärung der Beschränktheit und Koordination der normalen Reflexe durch den Umstand, „mit welchen motorischen Zellen eine sensible Faser in Kontiguität steht“, hinfällig, wenn unter Kontiguität mit gewissen Zellen und Mangel an Kontiguität mit anderen permanente Verhältnisse verstanden werden. Die Annahme permanenter zweckmäſsiger Kontiguitätsstrukturen steht daher nicht weniger mit der Thatsache der allgemeinen, ausgebreiteten

Reflexe im Widerspruch, wie die Annahme spezieller Kontinuitäts-
strukturen. Auch der grofsen Variabilität der Bewegungen unter
dem Einflufs des Denkens, ihrer bleibenden Variation schon infolge einmaliger Erfahrung der Zweckmäfsigkeit von Bewegungen
kann nicht ein plötzliches „Auswachsen von Kollateralen", eine
so grofse strukturelle Veränderung zugrunde liegen.

„Endlich ist neuerdings die Ansicht vertreten worden, dafs die Dendriten sich zurückziehen und expandiren können (LÉPINE, DUVAL u. A.), so
dafs die Kontiguität mit den Zellen funktionell veränderlich wäre."

Solche funktionelle Veränderungen und überhaupt die Lebens-
äufserungen der Neuronen können schon die zweckmäfsige Auswahl der Bewegungen bestimmen. Nur fragt es sich — und
dies ist das eigentliche Problem —, welche mechanische Ursache
wohl das Ausbreiten des einen und das Zurückziehen des
anderen Dendriten eben in zweckmäfsiger Weise bestimmt. Wir
glauben, dafs diese Ursache nur in einem eben der Zweckmäfsigkeit
entsprechenden mechanischen Verhältnisse bestehen kann, in dem
Widerstand der steten Lebensbewegung der Neuronen gegen die
Ausbreitung von Dendriten, welche solche motorische Reaktionen
vermitteln, die der steten Lebensbewegung widerstreitende Rückwirkungen besitzen.

Wenn man die neue, im allgemeinen nur wenig veränderte
Auflage eines in seinen früheren Auflagen schon bekannten
Buches benützt, um sich über die letzten Ansichten eines Ver-
fassers über einen Gegenstand zu orientiren, wird man gewifs
nur die auf diesen Gegenstand bezüglichen Teile durchlesen.
Dies that ich vor dem Niederschreiben der obigen Besprechung. Ich beschränkte mich auf die Abschnitte „Theorie
der Rückenmarkfunktionen" und „Koordination, Assoziation und
Mitempfindung". Nach Beendigung der obigen Seiten bemerke
ich nun ganz zufällig in dem „Physiol. Schema der centralen
Anordnung" betitelten Abschnitte der neuen Auflage des
HERMANN'schen Buches (S. 457), also an einer Stelle, wo ich sie
keineswegs gesucht hätte, eine andere Theorie der zweckmäfsigen
Auswahl der Bewegungen, oder doch wenigstens ein Prinzip
einer solchen, welches in keiner der bisherigen Auflagen erwähnt wird..

„Fast alle Handlungen sind offenbar zweckmäfsig, zur Ernährung, zur Abwehr u. dgl. Diese Zweckmäfsigkeit ist teils angeboren (vererbt), teils entwickelt und vervollkommnet sie sich beständig, was nur darauf beruhen kann, dafs unzweckmäfsige Reflexverkettungen aufgegeben, zweckmäfsige gebahnt werden. Dies geschieht anscheinend unter Leitung des höchsten, mit deutlichem Bewufstsein arbeitenden Centrums. Soweit es sich nur um Erhaltung handelt, wäre als Prinzip für diese Einwirkung die Einstellung auf ein Minimum von Erregung denkbar, und dies Prinzip könnte auch auf die niedrigsten, kaum oder gar nicht bewufsten Centra anwendbar sein. Zur Anerziehung der zweckmäfsigsten Verkettung kann anscheinend mittels der höchsten Centra jede sensible Einwirkung durch ihre Residuen beitragen. Der Modus, in welchem die Verkettungen sich ändern und entwickeln, könnte wohl in bleibender oder temporärer Verlängerung, resp. Verkürzung der Neuronausläufer gesucht werden. Diese Vorgänge könnten auch dem Umstande zugrunde liegen, dafs derselbe Reiz bald nur einen Niveaureflex, bald eine bewufste Empfindung mit ihren Erfolgen hervorbringt.“

Hier erscheint im Lehrbuch zum erstenmal seit seinem Bestehen die Vermutung eines einheitlichen Prinzips der zweckmäfsigen Auswahl der Bewegungen. In Fällen von schmerzlichen Erregungen und Abwehr oder Erhaltung besteht thatsächlich die zweckmäfsige Bewegung in Einstellung auf ein Minimum von Erregung und dies ist das Prinzip derselben. Es fragt sich nur — und dies ist das Hauptproblem —, welche mechanische Ursache eben dieses Einstellen hervorruft. Hierauf gibt aber HERMANN keine Antwort. Nach unserer Theorie besteht die Ursache hievon darin, dafs eine schmerzliche Erregung eine Erregung ist, welche in der steten neuralen Bewegung auf Widerstand stöfst, und dafs ebendies auch von jeder extraneuralen Bewegungsart gilt, bei welcher der Schmerz weiterdauert, hingegen nicht von jener, welche ihn aufhebt. Darum erfolgt nach unserer Ansicht eine Einstellung auf das Minimum schmerzlicher Erregung.

Noch später erfahre ich, dafs Prof. HERMANN jenes Prinzip schon in einer 1878 gehaltenen Rektoratsrede in Zürich ausgesprochen hat. In dieser[1] wird auch gesagt, dafs die soeben aufgestellte Frage die eigentliche Frage ist.

„Die Physiologie lehrt, dafs die Wahl zwischen möglichen Reaktionen auf einen sensiblen Eingriff lediglich auf Differenzen im Widerstande der

---

[1] Der Einflufs der Deszendenzlehre auf die Physiol. Leipzig 1879. S. 27.

Leitungswege beruht   Alles kommt also schliefslich auf das mechanische Problem heraus, wie unter der Einwirkung des Prinzips der kleinsten Erregung stets der Widerstand derjenigen reflektorischen Bahnen der kleinste ist, welche unter den gegebenen Umständen dem Reizzustand die schnellste Erledigung schaffen, d. h. die zweckmäfsigste Abwehr bewirken. Ist diese Frage einmal gelöst, und sie gehört durchaus nicht zu den transzendenten, so wird uns vielleicht selbst für das Seelenorgan dasjenige nicht mehr ganz unerreichbar sein, was E. DU BOIS-REYMOND in seinem Vortrage „über die Grenzen des Naturerkennens" als „astronomische Kenntnis", d. h. als vollkommenes mechanisches Verständnis bezeichnet hat."

Diese Frage beantwortet HERMANN mit einem Hinweis auf DARWIN's Lehre:

„Das Prinzip der kleinsten Erregung mufs sich aber als eine allgemeine Eigenschaft der Reaktionsapparate herangezüchtet haben, weil jede überflüssig starke oder dauernde Erregung einen Nachteil gegenüber besser organisirten Reaktionsapparaten darstellte."

Dafs wir diese Annahme der Heranzüchtung eines allgemeinen Prinzips — die Annahme, dafs es zuerst Lebewesen gab, die keiner zweckmäfsigen Reaktionen fähig waren, und dafs solche Reaktionen erst durch „zufällige" Variationen bei einzelnen Individuen für alle Organe entstanden sind — nicht teilen können, hatten wir im Laufe unserer Arbeit mehreremal Gelegenheit auszusprechen.[1]

---

[1] Von einem tiefen psychologischen Blick Prof. HERMANN's zeugt folgende bemerkenswerte Stelle in der oben zitirten Rede: „Das Problem des Psychischen steht   in voller grausiger Hoffnungslosigkeit vor uns. Auch die Deszendenzlehre kann   das psychische Problem selbst weder lösen noch fördern. Sie kann allenfalls aus der allgemein zugegebenen Grundlage, dafs der niederste tierische Organismus aufser seiner Erregbarkeit und Kontraktilität auch ein Bewufstsein besitzt, eine Entwicklung ableiten, welche die Lokalisation dieser psychischen Eigenschaft in die sich heranbildenden nervösen Centralorgane verständlich macht; immer bleibt das Problem des Psychischen an sich ungelöst; immer führt auch die Entwicklung auf ein Multiplum von Ich's, welche die sensiblen Punkte der Oberfläche repräsentiren, aber nie auf jenes einheitliche Ich, dessen Existenz unsere unmittelbarste Ueberzeugung dokumentirt. Die naheliegende Betrachtung, dafs jene sensible Elemente seit der Geburt gleichsame Schicksale erlebt haben, und zwar in unabänderlicher räumlicher Zusammenordnung, genügt nicht um über die Schwierigkeit hinwegzuhelfen; eine Compagnie Soldaten wird, auch wenn sie Jahrhunderte mit unveränderter Anordnung ununterbrochen zusammen exerzirte, nicht zu einem einzigen Ich-Bewufstsein zusammenschmelzen." Hier wird also erkannt, dafs bei der heutigen Physiologie, mit ihrem

Multiplum von sensiblen Apparaten, die Erklärung des psychischen Lebens grausig hoffnungslos bleibt; trotzdem wird aber hieraus und aus dem Umstand, dafs das einheitliche Ich eine unzweifelhafte Thatsache, jene Physiologie aber blos eine Annahme ist, nicht der Schlufs gezogen, dafs diese Physiologie aufgegeben werden mufs, dafs das Ich vor den vielfachen sensiblen Einwirkungen in der steten vegetativen Lebensbewegung physiologisch gegeben ist, und dafs die scheinbar selbständigen, vielfachen Bewufstseinszustände immer nur teilweise Veränderungen dieser einen Bewegung und der den anderen Bewufstseinszuständen entsprechenden Bewegungen desselben Stoffes sind, dafs immer nur ein einziger Soldat auf verschiedene Weise angegriffen wird und sich auf die verschiedenste Weise verteidigt, erhält, indem er fortwährend von einer Bewegung in eine andere übergeht.

Die nähere Natur der neuralen Bewegung.

(Eine Hypothese, welche allen obigen Begriffen konkreteren Gehalt gibt.)

100.

Die in diesem Buche dargelegte Theorie nimmt an, daſs im Nervensystem stets eine und dieselbe Bewegung vor sich geht; daſs diese stete Bewegung durch temporäre Einwirkungen verändert, gefördert und beeinträchtigt, aber, so lange das Leben dauert, nie aufgehoben wird; daſs auch jene Bewegungen, in welchen jene temporären Einwirkungen bestehen, auf irgend eine schwache, unvollkommene Weise stets von statten gehen; daſs von diesen verändernden Bewegungen zu verschiedenen Zeiten verschiedene, aber immer eine kräftiger als die anderen ausgeführt wird; daſs fortwährend ein Widerstreit und ein Zusammenwirken all dieser Bewegungen vorhanden ist. Diese Annahme machten wir auf Grund der steten extraneuralen vegetativen Bewegung des Organismus, und auf Grund der Thatsachen des temporären Bewegungs- und des Bewuſstseinsverlaufes. Wir hoffen, daſs die Richtigkeit jener Annahmen sich durch unsere Ausführungen als höchst wahrscheinlich erwiesen hat.

Wir bezeichneten aber nicht, oder doch nur sehr leise, die nähere Natur jener Bewegungen. Wir können jedoch diesbezüglich folgende gleichfalls höchst wahrscheinliche Vermutung aufstellen.

Jene Bewegung, welche im Nervensystem stets vor sich geht, ist die fortwährende Dekomposition und Rekomposition, Dissimilation und assimilative Restitution sämmtlicher Moleküle der nervösen Centralsubstanz, wovon die letztere Phase fortwährend potentielle Energie erzeugt, die erstere diese in aktuelle Energie umsetzt und durch diese Energie stete extraneurale Bewegungen unterhält und von Zeit zu Zeit verschiedene temporäre auslöst.[1]

Dieses ganze Buch und auch der obige Zusatz ist ohne jedwede Kenntnis der Werke HERING's geschrieben worden. Den von HERING geschaffenen Ausdruck „Dissimilation" habe ich VERWORN's Allg. Physiologie (S. 495 u. ff.) entnommen und von HERING's Theorien über gegensinnig wirkende Reize wußte ich bei Verfassung des vorliegenden Buches nur, was die kurze Andeutung in VERWORN, S. 499, über dieselben erwähnt. Doch auch VERWORN's Werk lernte ich erst nach Ausarbeitung meiner Theorie kennen, und dies hatte nur auf die Terminologie derselben einen Einfluß, indem ich die von mir früher gebrauchten Ausdrücke „Dekomposition und Rekomposition" mit den, nach VERWORN's Buche bei den Physiologen gebräuchlicher erscheinenden Ausdrücken „Dissimilation und Assimilation" ersetzte. Kurz vor Drucklegung dieses Zusatzes machte ich mich noch mit HERING's Theorien eiligst bekannt; doch ich fand in ihnen nichts, was ich in meiner Auffassung anwenden hätte können.

Ich habe in diesem Buche mehreremal Veranlassung auf die von bedeutenden physiologischen und psychologischen Werken unabhängige Entstehung desselben hinzuweisen; diese Thatsache stammt daher, daß der eigentliche und regelmäßige Gegenstand meiner Lektüre und meines Denkens immer Soziologie und nie Physiologie oder Psychologie war, wie ja auch die hier dargelegte Theorie soziologischen Bedürfnissen entsprungen ist. Ich muß nun aber gewisser fremder Ansichten gedenken, die mit den meinigen übereinzustimmen scheinen, und die ich vor der Entstehung der gegenwärtigen Theorie kannte. In philosophischen Gesprächen, welche ich im Jahre 1895 mit einem der hervorragendsten Denker des heutigen Ungarns zu führen das Glück hatte, eröffnete mir dieser die folgenden Gedanken eines von ihm geplanten psycho-physiologischen Systems: daß die verschiedenen Bewußtseinszustände nicht in verschiedenen Teilen des Nervensystems ihren Sitz haben; daß sie sich von einander nur als ein Mehr oder Weniger von neuralen Prozessen unterscheiden; daß der Unterscheidung mehrerer gleichzeitiger primärer Eindrücke etwas wie eine Interferenz von Schwingungen zugrunde liege. Von diesen drei Ansichten ist die erste mit der von mir dargelegten Ansicht identisch; die zweite ist ihr ein klein wenig verwandt, da ich den verschiedenen Bewußtseinszuständen nicht nur nach Größenbestimmungen, sondern auch nach Richtungen verschiedene Bewegungen derselben Nervenstoffteilchen zugrunde lege; die dritte ist in meiner Auffassung, daß jedem Bewußtseinszustande eine Bewegung entspricht, welche den allen anderen Bewußtseinszuständen entsprechenden Bewegungen teilweise gleich ist, teilweise aber ihnen widerstreitet, inbegriffen. Diese Erwähnung eines Vorgängers hat hier nicht den Zweck einer literarischen Förderung des Lesers, da der erwähnte Schriftsteller seine Ansichten noch nicht veröffentlicht hat; doch sie ist mir eine Pflicht diesem gegenüber,

Die Aenderungen dieser steten Dissimilations- und Assimilationsbewegung durch temporäre Einwirkungen bestehen darin,

um die Priorität und Originalität seiner möglicherweise zu veröffent-
lichenden ähnlichen Lehren zu bestätigen. Dieser Pflicht muſs ich an
dieser Stelle genug thun, und darum hoffe ich, daſs der Leser mir
diese eher persönliche Abweichung nicht verargen wird. Den Namen
meines Vorgängers zu erwähnen wäre nicht richtig, eben da es sich nicht
um der Oeffentlichkeit schon übergebene Ansichten handelt; da ich
ferner dessen nicht ganz sicher bin, ob ich nach mündlich hingeworfenen
Aussprüchen jene Ansichten richtig wiedergebe; und da sich endlich die
damaligen Ansichten meines hochverehrten Landsmannes seither ändern
konnten. Die Beanspruchung der Priorität für seinen Namen muſs seinem
Belieben überlassen werden.

Indem ich aber die Priorität eines Anderen betreffs jener Ansichten
anerkenne, gestehe ich keineswegs zu, daſs jene Aeuſserungen   welche
aus nichts mehr, auch nicht aus mehr Worten bestanden,
als oben angezeigt wurde, und auch nicht begründet wurden —
mich zu den hier dargelegten Ansichten geführt hätten. Mich führte dazu
die von den obigen Ansichten ganz unabhängige Ueberzeugung, daſs die
zweckmäſsige Auswahl der Bewegungen und das Wollen der Lust und
Nichtwollen der Unlust nur auf Gleichgerichtetsein und Widerstreit von
neuralen Bewegungen (Rückwirkungen extraneuraler Bewegungen mitinbe-
griffen) in denselben Nervenstoffteilchen beruhen kann; daſs also auch
Lust und Unlust ein solches mechanisches Verhältnis zugrunde liegen muſs.
Dies führte mich zur Ahnung, daſs die gefühlsneutralen Elemente der
Bewuſstseinszustände gleichfalls solche mechanische Verhältnisse der
Gleichheit und des Widerstreites von Bewegungen ausdrücken müssen.
Indem ich einsah, daſs auf Beseitigung von Schmerzen bezügliches Denken
auch eine der steten Lebensbewegung gleichgerichtete, ihre Beeinträch-
tigung aufhebende Bewegung ist; theoretisches Denken nicht minder durch
ein solches mechanisches Verhältnis bestimmt wird, auf Aufhebung von
Widerstreit geht und durch Gleichgerichtetsein von Bewegungen geleitet
wird; daſs auch verallgemeinerndes Denken — wie ich im Ersten Zusatz
zeigte — nicht anders zu begreifen sei, als daſs der Anwendung einer
Wahrheit von einem Falle auf einen anderen teilweise Gleichheit, teilweiser
Widerstreit der Bewegung zugrunde liegt: wurde jene Ahnung in mir zur
Gewiſsheit. Sollte ich mich auch darin irren, daſs jene Aeuſserungen eines
Anderen mich nicht beeinfluſst haben, so ist jedenfalls dieser Gedankengang, der mich von der Wahrheit dieser Ansichten überzeugte, unzweifel-
haft und unbeeinfluſst der meine.

In jenen Aeuſserungen war keine Spur von den oben dargelegten Ansichten über die mechanische Ursache der zweckmäſsigen Auswahl der Bewegungen, über das Wesen von Lust und Unlust, von Wollen und Nicht-
wollen vorhanden; ebensowenig davon, daſs im Nervensystem eine stete
(Dissimilations- und Assimilations-) Bewegung vor sich gehe, daſs die Bewuſstseinszustände Veränderungen dieser steten Bewegung seien, daſs die

dafs diese Einwirkungen den Atomen jener Moleküle neue Bewegungen verleihen und sie dadurch in neue Lagerungen bringen, und so die Dissimilation und Assimilation und die Menge der erzeugten Energie verändern.

Diese Einwirkungen wirken in diesem Sinne stets auf alle Moleküle der gesamten centralen Nervensubstanz.

Mit dem Aufhören solcher Einwirkungen gehen die Atome der Nervensubstanz in grofsem Mafse in ihre früheren Bewegungen und die Moleküle in ihre früheren Lagerungen zurück; doch nicht vollkommen; es bleibt immer etwas von den temporären Bewegungen zurück; eine Abweichung in allen Atomen; oder es bleiben wenigstens in allen Molekülen oder wenigstens um alle Moleküle herum Atomgruppen zurück, welche die ihnen durch die Einwirkung gegebene Bewegung und Lagerung behalten und durch ihre Schwingungsarten Assimilation in diese Neubildungen erstreben. Infolge der fortwährend wechselnden verschiedenen temporären Einwirkungen ist daher ein fortwährender Konflikt der verschiedensten Bewegungen derselben Atome und eine Konkurrenz verschiedener Lagerungsbestrebungen vorhanden.

Verschiedenen Einwirkungen entsprechen verschiedene gefühlsneutrale, intellektuelle Bewufstseinszustände, Farben-, Ton-, Tastbewufstseinszustände u. s. w., und verschiedene Arten derselben, je nachdem jene Einwirkungen — bezw. die von ihnen in den sensiblen Nerven verursachten Prozesse — den Atomen der Centralsubstanz verschieden starke (rohere oder feinere), ver-

---

nach primären Bewegungen zurückgebliebenen hysteretischen Bewegungen immer fortdauern, dafs die Bewufstseinszustände eine kräftige Auswahl einer dieser Bewegungsansätze seien, und ebensowenig etwas von dem Inhalte des Zweiten Zusatzes. Ja, — vielleicht darf ich in der sonderbaren Lage, in der ich mich befinde, mich dessen hier gleichfalls erinnern — der erwähnte Schriftsteller bekannte sich inbetreff von Lust und Unlust zu der von mir Abschn. 24, Abs. 1 kritisirten Ansicht und hatte keine Antwort auf die Frage, worin wohl neural der Unterschied zwischen dem Wollen und der blofsen Vorstellung einer Bewegung bestehen könnte.

Hieraus ist ersichtlich, dafs die tiefsten Grundlagen des hier dargelegten Systems und dieses als Ganze und daher selbst die mit jenen Aeufserungen übereinstimmenden Ansichten von diesen Aeufserungen ganz unabhängig entstanden sind, und es ist höchst wahrscheinlich eine Uebertreibung von Ehrlichkeit, jener Aeufserungen, die sich blos auf Sinnesempfindungen bezogen und nicht auf eine Psychologie des Denkens und Handelns ausgingen, hier zu gedenken.

schiedenen Rhythmus besitzende, aus verschiedener Richtung kommende Bewegungen verleihen, und dadurch in diesem oder jenem mechanischen Verhältnisse zu den in dieser Substanz schon stattfindenden, von früher zurückgebliebenen Bewegungen stehen.

Diese Auffassung, nach welcher verschiedene Bewuſstseinszustände nicht verschiedene Lokalisation in verschiedenen Teilen der Centralmasse, sondern alle in Bewegungen aller Moleküle ihr neurales Korrelativ besitzen, erklärt, daſs jeder Bewuſstseinszustand schon das Bewuſstsein eines Verhältnisses der Gleichheit und des Unterschiedes zu allen anderen Bewuſstseinszuständen enthält. Bei der entgegengesetzten Auffassung, nach welcher die einem Bewuſstseinszustande entsprechende Bewegung nicht eine Stärkung oder Veränderung der den anderen Bewuſstseinszuständen entsprechenden Bewegungen ist, weil verschiedene jener Bewuſstseinszustände Bewegungen verschiedener Centralteile sind, bleibt unser ganzes Bewuſstseinsleben, das Unterscheiden und Vergleichen und die Einheit des Bewuſstseins physiologisch unbegreiflich.

Nach unserer Auffassung ist im centralen Nervensystem keine sensorische und ideatorische Arbeitsteilung vorhanden; das Nervensystem wirkt blos in seiner Totalität, als Stoffmasse, welche Energie aufhäuft und freimacht, und diese zu allen durch Innervation bewegten Organen leitet, und durch temporäre Einwirkungen in ihrer molekularen Bewegung verändert wird, und diese Veränderungen behält.

Die Anwesenheit einer möglichst groſsen Masse der Nervensubstanz, der sogenannten höheren Centra, beim Denken ist (um sogleich zu Sagendes einigermaſsen zu antizipiren), nur darum nötig, daſs eine jede der den millionenfach verschiedenen Einwirkungen entsprechenden, einander widerstreitenden hysteretischen Bewegungen im Denken mit genügender minimaler Kraft vor sich gehen könne, und die Bewegung nicht in noch gröſserem, keine eigentliche neurale Lebensbewegung erzeugendem Maſse zerplittere; dazu ist eine groſse Menge von Molekülen, eine groſse Masse von Energie, nötig.

Diese Auffassung der Funktion des Nervensystems scheint uns mit den bisherigen Ergebnissen der experimentellen Forschungen über Lokalisation übereinzustimmen, welche keine absolute sensorische oder ideatorische Lokalisation festzustellen vermochten, sondern höchstens eine relative, d. h. eine solche, wobei gewisse Teile der Centralmasse in gewissen Funktionen eine gröfsere Rolle spielen als andere, aber darin nicht unersetzbar sind. Dieses Ergebnis aber ist mit unserer Auffassung vereinbar, denn es kann ganz gut gedacht werden, dafs doch nicht alle Molekülgruppen der Nervensubstanz ganz gleich sind und gewisse stärkere oder schwächere, oder aus gewisser Richtung kommende oder einen gewissen Rhythmus besitzende Bewegungen von gewissen Molekülen am leichtesten aufgenommen und weiter geleitet werden können. Zum Bewufstwerden eines Bewufstseinszustandes mit irgend einem speziellen Inhalte bleibt es aber eine unumgängliche Notwendigkeit, dafs die demselben entsprechende Bewegung von Nervensubstanz auf andere, von anderen Einwirkungen zurückgebliebene, Bewegungen derselben Nervensubstanzteile stofse, denen sie widerstreitet, dafs also die verschiedenen Bewufstseinszustände in denselben Nervenstoffteilchen lokalisirt seien, denn nur durch diese, dem Vergleichen und Unterscheiden zugrunde liegende, Thatsache ist das Bewufstsein einer Spezialität möglich.

Behufs Leitung der erzeugten aktuellen Energie zu gewissen extraneuralen Organen ist natürlich die Kontinuität der Leitung zu diesen Organen, und daher sind gewisse Centralteile unbedingt notwendig, und so ist eine centrale Lokalisation oder Arbeitsteilung in der motorischen Innervation unbedingt vorhanden. Und entspricht der räumlichen Bestimmung eines Bewufstseinszustandes der Eintritt der Bewegung aus einer gewissen Richtung, so ist auch das begreiflich, dafs zur Lokalisirung einer „Empfindung" an gewissen Körperteilen die Integrität der von dort leitenden Nervensubstanz nötig ist.

Das fortwährende Vorsichgehen einer und derselben steten neuralen Bewegung in allem Wechsel der Einwirkungen, so lange das Leben anhält; das Vorhandensein einer steten Bewegungsresultante des Nervensystems trotz aller Veränderungen und Beeinträchtigungen bedeutet, dafs bei sehr verschiedenen Einwirkungen und Lagerungen der Atome die Moleküle des Nervensystems doch in einer solchen chemischen Verfassung bleiben, dafs sie durch die steten Reize (Luft, Licht, Wärme, chemische Kräfte der Nahrung) dissimilirt und restituirt werden und Energie erzeugen. Die bei

verschiedenen Einwirkungen, temporären Abweichungen oder
Atomlagerungen vor sich gehende Zerfall- und Aufbau-
bewegung ist im strengsten mechanischen Sinne eine zum Teil
immer gleiche Bewegung, da die bei verschiedenen Einwirkungen
entstehenden und zerfallenden verschiedenen Moleküle nur zum
Teil von einander abweichende Schwingungsarten bedeuten.

Der Lust- oder Unlustbetonung einer Reizeinwirkung entspricht die mechanische Thatsache, ob jene Einwirkung die
Dissimilations- und Assimilationsschwingung (das Wort Schwingung
im uneigentlichen, chemischen Sinne gebraucht) vergröfsert oder
verringert, ob sie höherwertige Aufbau- und mehr Energie er-
zeugende Zerfallbewegungen verursacht, oder diesen Rhythmus
beschleunigt, oder aber Zerfall und Aufbau hemmt und die
Energie verringert. Mit dieser Annahme stimmt überein, dafs
Unlust ein Ansatz zum Tod ist; dafs eine als unaufhebbar erscheinende Unlust (oder Schmerz), wie heftig sie auch sei,
Kummer und Verringerung aller Lebensbewegungen erzeugt.
Die im Gefolge eines Schmerzes eventuell auftretende stärkere
Lebensbewegung kann nur in der Richtung des Denkens oder
in Verbindung mit dem Denken über Aufhebung des Schmerzes
erfolgen.

In dem wohlbekannten Falle, wo rasch wechselnde Reizungen
Schmerz verursachen, können wir uns leicht vorstellen, dafs jeder
Wechsel die im vorigen Augenblick angesetzte Bildung von
Molekülen wieder beeinträchtigt, und so die durch die steten
Reize angestrebte Aufbau- und Zerfallschwingung komplexer
Moleküle hemmt. Wir können uns daher vorstellen, dafs eine
solche schmerzliche Bewegung eine Verminderung der Weite
der Aufbau- und Zerfallbewegung und zugleich eine Hemmung,
ein Widerstreit gegen den Ansatz zu einer solchen ist. Aber
auch im Falle anderer Schmerzen, z. B. der dauernden starken
Veränderung der steten Reize, zu grofser Hitze, zu grofsen
Druckes, oder aber schlechter Luft, Mangels an Nahrung u. s. w.
können wir uns die Verminderung in der Weite der Aufbau-
und Zerfallbewegung als eine Hemmung vorhandener Ansätze vorstellen. Schmerz mufs gefühlt werden, dafs eine
zweckmäfsige Reaktion angestrebt werde; wir erkannten aber,
und es ist offenbar, dafs diese nur die Folge des noch vorhandenen Ansatzes zur schmerzlosen, normalen Bewegung sein
kann; und so folgt auch hieraus höchst übereinstimmend, dafs

der Schmerz der Widerstreit zwischen einem Ansatz zur neuralen Bewegung ist, welche die lebensunterhaltende Energie produzirt und freisetzt, und einer Bewegung, welche jenen Ansatz hemmt.

Die Thatsache, daſs wir gewiſs im wachen Zustande und höchstwahrscheinlich auch im Schlafe stets ein hysteretisches Bewuſstsein, stets die Kenntnis unserer Vergangenheit und einer zu erwartenden Zukunft, ein Bewuſstsein von Allem Möglichen, besitzen, ist die Folge jener oben erwähnten, fortwährend vorhandenen, millionenfach verschiedenen und doch teilweise gleichen Ueberbleibseln von temporären Bewegungsänderungen, jener verschiedenen Lagerungsbestrebungen der Atome.

Die Thatsache, daſs jede neu erfolgende primäre Einwirkung als allen früheren gleich bezw. ähnlich, und von denselben verschieden erscheint, ist die subjektive Begleiterscheinung der Thatsache, daſs jede neue primäre Einwirkung gewissen jener von früher zurückgebliebenen inneren Bewegungen und Lagerungsansätzen ganz gleich, allen anderen teilweise gleich und teilweise ungleich ist, da alle verschiedenen Lagerungsbestrebungen, Molekülbildungen nur Abweichungen von einander sind. Dieses Verhältnis des Gleichgerichtetseins und des Widerstreites wird unmittelbar als Gleichheit und Verschiedenheit gefühlt, bewuſst. Dieses Bewuſstsein der Gleichheit mit und des Unterschiedes von allen früheren Bewuſstseinszuständen ist ein dunkles Bewuſstsein; wenn aber infolge unten festzustellender Ursachen die eine oder die andere der hysteretischen Bewegungen kräftiger als die anderen vor sich geht und so das mechanische Verhältnis einer Einwirkung zu dieser kräftiger hervortritt, entsteht das deutliche Bewuſstsein ihrer Aehnlichkeit mit und Verschiedenheit von diesem Bewuſstseinszustande.

Auch gleichzeitige primäre Einwirkungen unterscheiden wir dadurch, daſs sie einander widerstreitende Bewegungen in denselben Nervenstoffteilchen sind. Sie können unterschieden werden, wenn sie auch nicht früher von einander abgesondert aufgetreten sind; und dies ist nicht im Widerspruch mit unserem obigen Satze (Abschn. 77), daſs wir Spezialitäten eines allgemeinen Begriffes nur infolge der Einwirkung auch anderer Spezialitäten erkennen, denn in diesem Falle wirken mehrere Spezialitäten desselben allgemeinen Begriffes ein. Die frühere besondere Einwirkung erleichtert aber die Unterscheiduug, da infolge der zurückgebliebenen hysteretischen Bewegungen die verschiedenen einander widerstreitenden Bewegungen leichter in einem solchen Mafse vor sich gehen werden, dafs sie wirkliche neurale Lebensbewegung und nicht unter der Schwelle solcher bleibende noch gehemmtere Bewegung, noch gröfsere Zersplitterung von Bewegung ergeben. Aus demselben Grunde werden grofse Unterschiede leichter erkannt werden als geringe. Und aus demselben Grunde wird Wiederholung von Einwirkungen, Uebung die Unterscheidung erleichtern.

Ganz im Gegensatz zu der herrschenden Auffassung, wonach die Unterscheidung verschiedener Eindrücke deren Lokalisation in verschiedenen Teilen des Nervensystems voraussetzt, glauben wir, dafs dieselbe durch die Lokalisation in denselben Nervenstoffteilchen und den dadurch sich ergebenden Widerstreit der Bewegung bedingt ist. Während dementsprechend die herrschende Auffassung die Unterscheidung einem kein physiologisches Substrat besitzenden „Urteil, Geist, Seele, Interesse" überläfst, glauben wir, dafs unsere Bewufstseinszustände einander analysiren, indem die ihnen entsprechenden Bewegungen einander teilweise widerstreiten und dabei die Abweichungen oder Gegensätze als unterschiedene Bewufstseinszustände hervortreten. Die Wirkung des Interesse in dieser Beziehung ist auch nur ein Fall hiervon; sie ist gegeben durch den kräftigeren Ansatz irgend einer, der steten neuralen Bewegungsresultante gleichgerichteten hysteretischen Bewegung, wodurch das Verhältnis von Einwirkungen zu diesem Ansatz besonders stark im Bewufstsein hervortritt.

Ob eine Einwirkung, z. B. Nahrung, Bewegung, Ruhe, Musik, ein Geruch, ein Anblick lust- oder unlustbetont ist, hängt davon ab, in welchem Zustande das Nervensystem in jenem Augenblicke, infolge des Rhythmus des vegetativen Lebens und infolge anderer temporärer Einwirkungen, ist; ob und wodurch eine Möglichkeit der Erhöhung oder Hemmung des Aufbaues und Zerfalles vorhanden ist; das Verhältnis der Einwirkung zu allen verschiedenen Ansätzen von Bewegungen oder Lagerungen, und daher der gefühlsneutrale Bewufstseinsinhalt, welcher eine Einwirkung begleitet, bleibt aber immer derselbe; dieser wechselt nur wenig, je nachdem von den verschiedenen hysteretischen Bewegungsansätzen (infolge gleich darzulegender Ursachen) der eine oder der andere kräftiger ausgeführt wird, und so das Verhältnis der Einwirkung zu dieser oder oder der anderen hysteretischen inneren Bewegung kräftiger hervortritt.

Der Erfahrung eines zeitlichen oder räumlichen Verhältnisses entspricht die Aenderung einer noch dauernden temporären Einwirkung durch eine andere Einwirkung, oder dem — sogleich zu besprechenden — kräftigeren Ansatz einer der vorhandenen hysteretischen Bewegungen durch eine andere Einwirkung, daher thatsächlich eine im selben Zeitpunkte vor sich gehende zusammengesetzte Bewegung, eine Veränderung der bestehenden Lagerung von Atomen in eine neue Lagerung.

Alle neuen primären Bewußtseinszustände erscheinen oder können wenigstens zu allen hysteretischen Bewußtseinszuständen in räumlichen und zeitlichen Verhältnissen erscheinen; dieses Verhältnis ist bei Gleichräumlichkeit nur eine Art der Gleichheit und bei Verschiedenräumlichkeit und Nacheinander eine Verschiedenheit. Ihr entspricht eine Gleichheit, oder Ungleichheit der neu einwirkenden Bewegung mit hysteretischen Ueberbleibseln früherer ändernder Bewegung, also eine Verstärkung von bestehenden Lagerungsbestrebungen, oder eine Veränderung der Bewegung, der Atomlagerungen, der Molekülbildungen, eine Molekülneubildung, eine im selben Augenblicke vor sich gehende zusammengesetzte Bewegung derselben Nervenstoffteilchen. Je nachdem (aus gleich zu bezeichnenden Ursachen) in einem Augenblicke die eine oder die andere hysteretische Lagerungsbewegung kräftiger ausgeführt wird, wird ein neuer primärer Bewußtseinszustand in zeitlichem und räumlichem Verhältnis zu einem oder dem anderen früheren Bewußtseinszustande erscheinen, d. h. eine neue Einwirkung hauptsächlich diese oder jene Molekülbildung in eine neue Molekülbildung umändern. Unter Erfahrung im engeren Sinne aber wird die Wahrnehmung der zeitlichen und räumlichen Verhältnisse gleichzeitiger oder unmittelbar auf einander folgender und im selben Punkte des Raumes oder nahe zu einander erscheinender p r i m ä r e r Bewußtseinszustände im unmittelbaren Gefolge ihres primären Ablaufes verstanden. Dieser Erfahrung im engeren Sinne entspricht die Veränderung von Einwirkungen oder noch stark anhaltender Nachwirkungen primärer Einwirkungen durch neue primäre Einwirkungen, also auch eine gleichzeitige zusammengesetzte Bewegung, eine neue Lagerung, derselben Atome.[1]

Es ist wahrhaftig unbegreiflich, daß man allgemein glaubt eine

Der Wahrnehmung der Gleichzeitigkeit zweier primärer Bewußtseinszustände entspricht die Veränderung einer primären

„Assoziation“, eine Erfahrung und eine Erinnerung unter der Annahme erklären zu können, daß den Bewußtseinszuständen, deren Verhältnis erkannt wird, Bewegungen in verschiedenen Nervenstoffteilchen, „Centren“ entsprechen. Es wird geglaubt, daß dem Anblick der Amme eine Bewegung in gewissen optischen Centren oder Zellen entspricht, dem Hören ihres Gesanges eine andere Bewegung in anderen, akustischen, Centren oder Zellen, und daß der Anblick der Amme die Erwartung des Gesanges hervorruft, weil die zwei Bewußtseinszustände zur gleichen Zeit oder unmittelbar nach einander stattfanden. Ebenso vom Anblick und dem Gescmack der Orange. Doch wie sollte wohl die Gleichzeitigkeit oder gar die Zeitkontiguität, die nach jener Annahme keine strukturelle Einheit schafft, erklären, daß bei der Erinnerung die Bewegung von einem Centrum oder von einer Zellengruppe zur anderen übergeht? Wie sollte wohl blos jenes Zeitverhältnis bei der primären Erfahrung „einen Weg zwischen den beiden Centren bahnen“? Die einzige mögliche Erklärung ist, daß das Wahrnehmen der Gleichzeitigkeit oder Aufeinanderfolge der beiden Glieder der „Assoziation“ eine einzige Bewegung, eine Veränderung der Bewegung derselben Nervenstoffteilchen ist und die Erinnerung oder Erwartung des anderen Gliedes der Assoziation, wenn nur ein Glied primär einwirkt, das Wiederauftreten dieses veränderten Bewegungsverlaufes, eine „Redintegration“. Darum würde beim Anblick der Amme und der Orange immer und unbedingt die Erwartung des Gesanges bezw. des Geschmackes auftreten, würden beide nicht auch oft ohne jene Begleiterscheinungen gesehen, d. h. würden nicht in denselben Nervenstoffteilchen auch blos dem einen Gliede der Assoziation entsprechende Bewegungen unabgeändert stattfinden; und wäre die Aufmerksamkeit beim Anblick der Amme bezw. der Orange nicht oft mit anderen Dingen beschäftigt, so daß jenes Denken nicht eintreten kann, d. h. wären eben dieselben Nervenstoffteilchen nicht oft stark in einer anderen Bewegung begriffen, welche der gänzlichen Ausführung jenes Bewegungsverlaufes der Erwartung widersteht. Infolge dieser Umstände — deren jeder an und für sich genügt das Auftreten der Erwartung zu einem blos bedingten zu machen — werden jene Erwartungen oder Gedanken nur eintreten, wenn der steten vegetativen Bewegung Gesang (Zerstreuung) bezw. das Schmecken der Orange von allen anderen Bewegungsmöglichkeiten am meisten gleichgerichtet ist. Und ebenso werden zu jeder Zeit nur die durch ihre Lust- oder Unlustbetonung wichtigsten, d. h. mit der stärksten Veränderung der steten vegetativen Bewegungsresultante zusammengesetzten Bewegungen, oder sogenannten Assoziationen auftauchen.

Auch die neueste, von der Plastizität der Neuronen ausgehende, Psychophysiologie scheint anzunehmen, daß die Ausläufer der Neuronen bei dem Auftreten einer assoziirten Vorstellung, einer Erinnerung oder Erwartung, dazu dienen, daß die dem einen Gliede der Assoziation ent-

Einwirkung durch eine primäre Einwirkung, eine aus zwei
primären Bewegungen zusammengesetzte primäre Bewegung;
der Wahrnehmung von Nacheinander entspricht die Veränderung einer Nachwirkung durch eine primäre Einwirkung; der Wahrnehmung von Flächenraumverschiedenheit
entspricht vielleicht die Veränderung einer Bewegung durch eine
aus anderer Richtung kommenden Bewegung; die Wahrnehmung der gleichen Stelle zweier Bewufstseinszustände im selben
Flächenraume entspricht vielleicht die Gleichheit der Richtung
der Einwirkung.

Der Erfahrung verschiedener Zeit- und Raumverhältnisse
des gleichen Bewufstseinszustandes zu verschiedenen Bewufstseinszuständen, den wechselnden Erfahrungen über denselben
Bewufstseinszustand entspricht eine, Veränderung der infolge gewisser, den jetzigen teilweise gleicher primärer Einwirkungen
zurückgebliebenen hysteretischen Lagerungs- oder Molekül-
bildungsbestrebungen durch andere, teilweise neue, zusammengesetzte primäre Einwirkungen, also ein neuer Widerstreit, eine
neue Zusammensetzung in den Bewegungen derselben Atome.
Die Bewegungen derselben Atome sind daher nicht nur darum
in Widerstreit, weil verschiedene dem Bewufstsein als einfach
erscheinende primäre Bewufstseinszustände, sondern auch weil
dem Bewufstsein als verschiedene Erfahrungen über dieselben
Gegenstände erscheinende Bewufstseinszustände wechseln.

Das aktuell Primäre im Gegensatz zum Hysteretischen wird
durch das unmittelbare Gefühl der Stärke der Bewegung im

---

sprechende, in gewissen Neuronen vor sich gehende, Bewegung die dem
anderen Gliede entsprechende Bewegung in anderen Neuronen hervorrufe.
Dabei bleibt es gleichfalls ganz unerklärt, warum durch die Zeitkontiguität
zweier Bewufstseinszustände die materielle Kontiguität eben dieser Neuronen
geschaffen wurde. Durch diese neuere Physiologie klingt aber doch leise
die Annahme, dafs die Funktion der Neuronenausläufer darin bestände, die
Erregung verschiedene Sinneseindrücke aufnehmender Neuronen von
einem Neuron auf den anderen zu übertragen, so dafs jedes Neuron
eine zusammengesetzte Bewegung besäfse und nicht der Träger eines
Sinneseindruckes bliebe. Damit ist aber schon die Lokalisation verschiedener Bewufstseinszustände in verschiedenen Neuronen oder Neuron-
gruppen aufgegeben; und damit kann auch die stete Kontiguität aller
Neuronen angenommen, und die „Assoziation" zweier Eindrücke, statt
durch die Kontiguität gewisser Neuronen, durch das Vorsichgehen verschiedener Bewegungen in denselben Neuronen erklärt werden.

Gegensatze zur Schwäche der vor sich gehenden hysteretischen Bewegungen, und durch die damit verbundene Deutlichkeit einer gewissen Bewegungsart im Gegensatze zu der in gröfserem Mafse gleich starken Erregung verschiedener Bewegungsansätze bei hysteretischen Bewufstseinszuständen und der damit verbundenen Undeutlichkeit, Schwankung und Allgemeinheit hysteretischer Bewufstseinszustände gegeben.

Das Gefühl der Wahrheit einer Vorstellung oder eines Urteils auf Grund von früherer, unmittelbarer Erfahrung besteht in dem Gefühl der Leichtigkeit und der Stärke von Atombewegungen und Lagerungen, welche daher stammt, dafs starke, primäre Einwirkungen diese Veränderung der Bewegung hervorbrachten und so starke Nachwirkungen hinterliefsen, im Gegensatz zu anderen schwachen Bewegungsansätzen dieser Atome, welche daher stammen, dafs solche starke Veränderungen Veränderungen anderer starker Bewegungen waren, und so nebst verschiedenen starken Umlagerungsveränderungen Widerstreit zwischen diesen starken Veränderungen vorhanden ist, Bewegungsansätze, die keiner starken, primären Bewegungsveränderung, sondern nur dem Widerstreite verschiedener solcher entsprechen.

Dem verallgemeinernden Denken entspricht die Thatsache, dafs eine neue Einwirkung oder ein (aus bald zu bezeichnender Ursache) kräftiger ausgeführter Ansatz einer hysteretischen Bewegung den von anderen primären Bewufstseinszuständen zurückgelassenen Bewegungen zum Teil gleich, zum Teil ungleich, und in diesem letzteren Teile eventuell den hysteretischen Ueberbleibseln anderer primärer Bewufstseinszustände gleich ist, und dieselben Bewegungen und Lagerungen daher teilweise stärkt, teilweise ablenkt.

Dem Gefühle der Wahrheit des Gedachten entspricht die Thatsache der Leichtigkeit und Stärke dieser soeben bezeichneten Bewegung infolge von Gleichheit mit starken Ueberbleibseln stattgefundener primärer Lagerungsänderungen und infolge Ungleichheit mit solchen, im Gegensatz zu der Schwäche jener Bewegungsansätze, welche aus dem Widerstreit solcher starker Veränderungen mit anderen starken, primären Veränderungen stammen.

Alles Denken im weitesten Sinne, alle „Assoziation", alle Ideation ist die kräftigere Ausführung eines hysteretischen Bewegungsansatzes oder einer Molekülbildung unter allen vorhandenen Ansätzen. Eine primäre temporäre Einwirkung kann nämlich unter gewissen Umständen aufser jenen hysteretisch vorhandenen Bewegungen, welchen sie unmittelbar ganz gleich ist, auch gewisse der weiteren vorhandenen Lagerungen, Molekülbildungen, Aenderungen kräftiger anregen, die von jener ersten Bewegung ausgehen können.

Wir haben gezeigt, dafs alles eigentliche Denken durch schmerzliche Einwirkungen erregt wird. Darunter sind auch Wünsche nach Erlangung, Behaltung und Kräftigung von Lust zu verstehen. Doch wir wollen uns im folgenden der Kürze halber nur auf positive Schmerzen beziehen; der Leser kann dann das Gesagte auch auf Kräftigung von Lust anwenden.

Wir glauben zur Genüge gezeigt zu haben, dafs ein Schmerz nicht sofort beliebige auf ihn bezügliche Kenntnisse anregt, sondern vor allem den Wunsch, dafs er aufhöre, und die Kenntnis, dafs er durch irgend welche Mittel, Bewegungen und Umstände aufhört, und dafs alle anderen, theoretischen, Kenntnisse, Vergleiche, Anwendungen, Zusammensetzungen, die bewufst werden, sich blos als Feststellung der Mittel zum Aufhören einstellen. Es fragt sich nun, welche Bewegung entspricht dieser bei jedem Schmerze auftretenden Vorstellung vom Aufhören?

Diese Vorstellung beruht auf Erfahrungen vom Weiterdauern und vom im Gegensatze zu diesem erscheinenden Aufhören des Schmerzes, oder Schmerzen, oder Bewufstseinszustände im allgemeinen. Es ist nun höchst wichtig zu verstehen, was eine Erfahrung des Weiterdauerns und des Aufhörens neural bedeutet, denn diese Erfahrung und die auf ihr beruhenden Vorstellungen spielen eine ganz einzige Rolle im Denken.

Dennoch entsprechen jenen Erfahrungen zusammengesetzte Bewegungen, Umänderungen von Molekülen ganz derselben Natur, wie allen anderen Erfahrungen.

Der Wahrnehmung des Weiterdauerns eines Schmerzes nämlich entspricht, dafs zu der unmittelbaren, starken, hysteretischen Nachwirkung der im früheren Zeitabschnitte stattgefundenen schmerzlichen Bewegung eine neue primäre Bewegung gleichen Sinnes hinzutritt; dafs daher jene hysteretische Bewegung verstärkt wird. Dem Bewufstsein einer längeren Dauer eines Schmerzes entspricht ein solches noch stärkeres Anwachsen der kräftigen (eine unmittelbare Nachwirkung bildenden) hysteretischen

Schmerzbewegung durch additionelles Hinzukommen einer Menge
neuerer Bewegungen gleichen Sinnes, eine wachsende Bewegung,
ein wachsendes hysteretisches Molekülüberbleibsel jener Einwirkung.

Der Wahrnehmung des Aufhörens eines Schmerzes hingegen
entspricht die Abschwächung hysteretischer Nachwirkungen oder
unmittelbarer Molekülüberbleibsel durch die veränderte Einwirkung. Dieser Wahrnehmung entspricht daher ein Rückgang
der schmerzlichen Bewegung, ein Molekül, welches Bewegungen
enthält, die zur Abschwächung des Moleküls, seiner Veränderung
im entgegengesetzten Sinne führen.

Der Vorstellung vom Weiterdauern eines Schmerzes entspricht daher die kräftige hysteretische Ausführung jener zurückgebliebenen Anwachsbewegungen der schmerzlichen, minderwertigen, die Produktion einer grofsen Menge von Energie
hemmenden Atomlagerung oder Molekülbildung; der Vorstellung vom Aufhören des Schmerzes hingegen entspricht
die kräftige hysteretische Ausführung der Abschwächungsbewegungen jener Moleküle.

Tritt nun die schmerzliche Einwirkung wieder primär auf,
so regt sie dadurch, dafs sie von früheren solchen Einwirkungen
zurückgebliebenen hysteretischen Bewegungen, Lagerungsbestrebungen, Molekülbildungen gleich ist, alle von diesen Bewegungen ausgehenden weiteren Bewegungen, Lagerungen, Molekülbildungen stärker an, am stärksten die, welche auf diese
spezielle Einwirkung bezügliche Erfahrungen oder Kenntnisse
bedeuten, schwächer Vergleichungen, auf zum Teil gleiche,
zum Teil verschiedene, blos ähnliche Einwirkungen bezügliche
Kenntnisse, mit einem Wort (da alle Bewufstseinszustände in
gröfserem oder geringerem Mafse gleiche Bewegungen sind) unser
ganzes hysteretisches Bewufstsein. Darunter auch jene Anwachs-
und Abschwächungsbewegungen der Moleküle, welche der Vorstellung des Weiterdauerns und des Aufhörens jener Einwirkung
entsprechen. — Betrachten wir zuerst diese beiden letzteren, einander widerstreitenden Lagerungsbestrebungen.

Die Thatsache, dafs das Leben trotz des Schmerzes weiterdauert, bedeutet, dafs trotz der Hemmung der Dissimilations-
und Assimilationsbewegung, trotz des Aufbaues minderwertiger
Moleküle und trotz eines minderwertigen Zerfalles die Dissimi-
lations- und Assimilationsbewegung doch fortdauert, in ihrer

Richtung die Resultante des Widerstreites der steten, eine fortwährende Dissimilations- und Restituirungsbewegung unterhalten-den, Reize und der temporären Reize liegt. Jene, Anwachsbewe-gungen des Schmerzes bedeutenden Lagerungsbestrebungen oder Molekülbildungen, welche einem Weiterdauern des Schmerzes entsprechen, werden in dieser zurückgebliebenen Dissimilations- und Assimilationsbewegung Widerstand finden und daher schwächer und langsamer von statten gehen, die Abschwächungsbewegungen hingegen, welche dem Aufhören des Schmerzes entsprechen, erfahren diesen Widerstand nicht, sie haben daher einen mechanischen Vorzug über diesen ihnen widerstreitenden Bewegungsansatz.

Wir können diese Thatsache noch von einem anderen Standpunkte betrachten. So die hysteretischen Anwachs-, wie die Abschwächungsbewegungen setzen voraus, daſs die Nervensubstanz-moleküle lebend seien — denn ohne Leben keine Gedanken —, daſs sie jene hohe Komplexität, jene groſse Menge von Energie besitzen, durch die ihre groſse Beweglichkeit ermöglicht wird; daſs sie fortwährend zerfallen und aufgebaut werden; alle hysteretischen Bewegungen sind nur Inzidenzen, Funktionen, Abarten, Abweichungen dieser Bewegung, sie werden durch dieselbe Kraft hervorgerufen, wie diese Bewegung. Diese Bewegung muſs aber in die möglichst widerstandslose Bewegungsart oder Richtung übergehen, solange sie überhaupt vor sich geht.

Jene Abschwächebewegung ist also ein widerstandsloserer Bewegungsverlauf der von den steten Reizen unterhaltenen Lebensbewegung der Nervenstoffteilchen als die ihr widerstreitende Anwachsbewegung und darum muſs sie diese besiegen, wenn der Schmerz das Leben nicht ganz aufhebt. Sie ist aber auch die widerstandsloseste Bewegung im Vergleich mit allen anderen hysteretischen Lagerungsbewegungen (welche alle Abweichung von dieser Abschwächebewegung der Hemmung bedeuten), wenn nicht unter diesen eine noch gröſsere Förderung der Lebensbewegung ist. Darum wird die Vorstellung vom Weiterdauern des Schmerzes und alle anderen Kenntnisse nur höchst dunkel angeregt werden, und im Gefolge eines jeden Schmerzes wird die Vorstellung vom, und der Wunsch nach, Aufhören desselben lebhaft, stark auftreten, das Centrum des Bewuſstseins einnehmen, wenn die Aufmerksamkeit sonst nicht durch Beseitigung noch wichtigerer Schmerzen beansprucht ist, oder wenn der vorliegende Schmerz nicht als Mittel zur Beseitigung solcher erscheint.

Doch noch ein kräftigeres Abschwächen der schmerzlichen Atomlagerung, Molekülbildung ist möglich, diejenige, welche der Vorstellung entspricht, dafs die Vorstellung des Aufhörens des Schmerzes durch gewisse Mittel verwirklicht werden kann. Diese Erkenntnis beruht auf Erfahrung. Dafs die Erfahrung von der Verwirklichung des Wunsches des Aufhörens durch gewisse Mittel in irgend einem Falle dieses Wunsches eine primäre Bewegung war, welche eine noch stärkere, hysteretische Abschwächungsbewegung der schmerzlichen Moleküle hinterliefs, braucht nach Obigem nicht ausführlich dargelegt zu werden. Diese hysteretischen Bewegungen, welche die Vorstellung des thatsächlichen Aufhörens infolge gewisser Bewegungen und Umstände bedeutet, wird als noch widerstandslosere Bewegung im Gefolge des Wunsches und als Anwachsen der Wunschbewegung aus demselben Grunde wie diese auftreten.

Hatten wir keine Erfahrungen vom Aufhören dieses Schmerzes durch ein Mittel, so werden doch solche hysteretische, wirkliches Aufhören bedeutende Bewegungen auftreten, welche sich auf Schmerzen möglichst ähnlicher Art beziehen, Abschwächebewegungen, welche zum Teil Abschwächebewegungen der jetzigen schmerzlichen Molekülbildung sind, Molekülbildungen, welche zum Teil ein Rückgang dieser schmerzlichen Molekülbildung sind, und dann werden weitere Rückgänge des noch restlichen schmerzlichen Molekülteiles eintreten auf Grund von Erfahrungen, die wir über diesen Rest hatten — verallgemeinerndes Denken.

Während aller Bewufstseinsvorgänge, die wir vom Anfang des Abschnittes an beschrieben haben, und auch während der letzterwähnten, löst die durch die Assimilationsbewegung stets angehäufte und durch die Dissimilationsbewegung freigemachte Energie stets extraneurale Bewegungen aus. Diese strömt zu allen Organen und gibt allen Bewegungsansätze. Alle Teile des Körpers sind fortwährend in Bewegung oder in Anspannung zur Bewegung. Diese Bewegungen und diese Anspannungen zur Bewegung wirken aber wieder afferent, sensorisch und ideatorisch, fördernd oder hemmend, verwirklichend und beseitigend, Verwirklichung und Beseitigung beginnend, und die Kenntnis dieser ihrer Wirkung anregend, auf das Nervensystem, auf die stets vor sich gehende Dissimilations- und Assimilationsbewegung zurück. Die diese stets vor sich gehende Bewegung hemmenden

Ansätze erfahren Widerstand, die sie fördernden aber nicht. Darum werden vor allen anderen die letzteren ausgeführt werden, ja diejenigen, welche die Lebensbewegung sofort stark hemmen, können nicht ausgeführt werden.

Die steten Bewegungen der Eingeweide, des Herzens, der Atmung, welche dissimilirenden und assimilirbaren Stoff zum Nervensystem führen, sind die widerstandslosesten; sie fördern fortwährend, sie unterhalten die Dissimilations- und Assimilationsbewegung der Nervenstoffteile; sie gehen daher vor allen anderen und stets vor sich; sie hören nie auf, sondern ändern sich nur, den augenblicklichen Bedürfnissen der vegetativen Bewegung gemäfs. Von den Bewegungsansätzen aller anderen Organe und den verschiedenen Bewegungsansätzen derselben Organe, werden die am leichtesten und raschesten und im Widerstreite verschiedener Ansätze anderen gegenüber allein ausgeführt, welche die Dissimilations- und Assimilationsbewegung noch mehr fördern.

Fordert ein augenblicklicher positiver, spezieller Schmerz oder Wunsch nicht irgend eine solche temporäre extraneurale Bewegung, so wird doch temporäre Bewegung im allgemeinen der Dissimilations- und Assimilationsbewegung förderlich sein, da jene Bewegung Energie verbraucht und so das Vorsichgehen der möglichst vollen Dissimilations- und Assimilationsbewegung hervorruft, während sonst gegen die Ansätze zur stärksten Verbrennung oder Zersetzung und Aufbau der Moleküle, und möglichst aller und gegen den gröfstmöglichen Verbrauch und die kräftigste Ernährung und Umlaufsbewegung eine Hemmung vorhanden ist. Ebenso wirkt fördernd jeder Schmerz, der Denken, d. h. die kräftigere Ansetzung gewisser hysteretischer Bewegungen aus dem unverbrauchten Fonds von Energie hervorruft. Daher Bewegung und Denken aus Langerweile, und Freude an temporärer Bewegung und sogar an mäfsigen Schmerzen, an grofsen, schweren Thaten; und daher, dafs alle Schmerzen, indem sie Bewegung und Denken hervorrufen, auch Lust im Gefolge haben.

Fand nie eine Abweichung von einer gewissen Einwirkung statt, und besonders wenn diese Einwirkung oft stattfand, so wird beim Eintritt einer Abweichung, infolge der von früheren Anlässen zurückgebliebenen starken Lagerungsbestrebung, ein Ansatz zu dieser sich einzustellen suchen, wenn auch andere Ansätze der widerstandslosesten Resultante, der widerstandslosesten Dissimilations- und Assimilationsbewegung gleichgerichtet sind, und so wird eine Neigung zum Auftreten des Kontrastes, einer nichtzweckmäfsigen, blos intellektuellen Assoziation oder Redintegration im Gegensatz zum zweckmäfsigen Denken vorhanden sein. Doch wird diese Neigung durch die Bewegung, welche zweckmäfsiges Denken erfordert, aufgehoben, besiegt werden. Blofse Assoziation im Gegensatz zum Denken ist daher nicht eine Thatsache, die ganz geleugnet werden könnte; sie bildet nur nicht das Gesetz des normalen neuropsychischen Lebens. Wir sagten oben, dafs all' unsere Begriffe und Einteilungen durch praktische Zwecke hervorgebracht werden; doch mufs hinzugefügt werden, dafs diesen Begriffen und Einteilungen die auf blofser Redintegration beruhenden vorangehen.

Je öfter bei einem Schmerz eine Bewegung, eine abschwächende hysteretische Molekülbildung vor sich ging, welcher das Vorstellen des Aufhörens durch ein Mittel entpricht, desto leichter wird dieselbe von statten gehen, desto weniger werden Ansätze zu anderen Arten von blos ähnlicher Molekülbildung kräftig verwirklicht werden, desto weniger wird die Abweichung von diesen als Unterschied und bewufst auftreten, desto weniger wird der zweckmäfsigen Handlung Denken, Bewufstsein vorangehen und desto schwerer wird dieser Bewegungsverlauf durch Molekülneubildungen, welche der Erkenntnis zweckmäfsigerer Mittel entsprechen, verändert werden können. Dies das Bewegungskorrelativ der Einübung.

Dafs das Bewufstsein immer mit einem Gedanken beschäftigt ist, die Thatsache der Aufmerksamkeit auf Eines ist die Folge davon, dafs die verschiedenen Bewufstseinszustände verschiedene Bewegungen derselben Nervenstoffteilchen sind, von denen immer nur eine stattfinden kann. Jener Gedanke kann ein komplexer Gedanke des Verhältnisses verschiedener Gegenstände sein, denn der Gedanke eines solchen Verhältnisses ist eine zusammengesetzte Bewegung, die Abänderung der einem Gegenstande entsprechenden Molekülbildung durch die dem anderen Gegenstande entsprechende, auf eine Weise, welche dem Verhältnisse entpricht.

So ist also die tiefste materielle Grundlage oder Ursache des psychischen Lebens die Thatsache, dafs die Moleküle der organischen Substanz unter dem Wechsel der verschiedensten Einwirkungen die verschiedensten Aenderungen erleiden und dabei doch ihre fortwährende Dissimilations- und Assimilationsbewegung fortsetzen können, daſs also die hochzusammengesetzte organische Substanz die verschiedensten Zusammensetzungsarten annehmen kann, ohne aufzuhören organische, lebende, fortwährend zerfallende und sich aufbauende Substanz zu sein; das stets in uns vorhandene potentielle einheitliche, aber variable Bewuſstsein beruht auf der Thatsache, daſs immer Ansätze zu verschiedenen, von einander graduell abweichenden Zusammensetzungen dieser Moleküle vorhanden sind; und der aktuelle Bewuſstseins- und extraneurale Bewegungsverlauf beruht darauf, daſs die Moleküle diejenige Zusammensetzung annehmen und solche extraneurale motorische Wirkungen ausüben, vermittelst welcher sie die widerstandsloseste Assimilations- und Dissimilationsbewegung ausführen können.

101.

Dies ist unsere Annahme über das tiefste Wesen der neuralen Bewegung.

Diese Annahme spricht, so glauben wir, durch ihre Einfachheit wie auch durch ihre Uebereinstimmung mit allem, was wir über das Leben und die Wirkungen von Reizen auf die lebende Substanz wissen, und dadurch, daſs sie eine der Mannigfaltigkeit und der Einheit des Bewuſstseins entsprechende mannigfaltige, aber teilweise gleiche Bewegung in jedem einzelnen Stoffteilchen annimmt, für sich selbst.[1]

Es ist eine von jeher gefühlte Forderung der Einheitlichheit der Weltauffassung Bewuſstsein oder etwas demselben entsprechendes nicht nur in höheren Zusammensetzungen organischen Stoffes, sondern in jedem organischen, ja sogar in jedem anorganischen Stoffteilchen anzunehmen. Die Vorbedingungung aber dessen, daſs dies thatsächlich irgendwie konkret angenommen werden könne, besteht darin, daſs Bewuſstsein als ein Korrelativ elementarer materieller oder Bewegungsthatsachen, sozusagen des Lebens, der Veränderung alles, sogar des einfachsten Stoffes aufgefaſst werde. Dies setzt wieder voraus, daſs „Empfindung“ oder Erkenntnis, Erinnerung, Gefühl und Wille, welche untrennbare Seiten jedes Bewuſstseinszustandes oder Bewuſstseins sind, einheitlich als Begleiter elementarer Bewegungsthatsachen einfachsten Stoffes aufgefaſst werden. Eine solche Auffassung des Bewuſstseins aber fehlt bisher und scheint auf Grund der heutigen physiologischen Psychologie auch ausgeschlossen zu sein. Denn diese betrachtet verschiedene Empfindungen und so Erkenntnis als Funktionen verschiedener Nervenstoffteilchen; zu einer Assoziation oder

Neben dieser Annahme wollen wir aber noch einer merkwürdigen Analogie des neuro-psychischen Lebens mit einer Klasse von Naturerscheinungen erwähnen.

Würde einem Physiker folgende Frage gestellt: „In einer

— — - -

Erinnerung bedarf sie Verbindung zwischen mehreren Nervenstoffteilchen; Gefühl ist bei ihr nicht im Zusammenhang mit dem gefühlsneutralen Bewufstsein, und es ist ganz unerklärt; Wille erscheint auch als etwas Höheres, von der elementaren Finwirkung und der Erkenntnis getrenntes. Unsere Auffassung des psychischen Lebens erfüllt aber jene Vorbedingung vollauf und stellt das Bewufstsein als Begleiter der elementaren Bewegungsthatsachen jedes Stoffteilchens dahin. Denn nach dieser Auffassung besteht das Bewegungskorrelativ des Bewufstseins darin, dafs jedes Stoffteilchen im Universum infolge der auf ihr wirkenden steten Kräfte eine eigene Bewegung besitzt und dafs bei einer Veränderung in der Umgebung ein Widerstreit zwischen dieser Bewegung und der neuen Einwirkung entsteht. In dieser elementaren materiellen Thatsache entspricht die gleiche Richtung der früheren und der neuen Bewegung Lust, die ungleiche Unlust, das spezielle Verhältnis zwischen den Gröfsen und Richtungen der schon besessenen Bewegung oder Bewegungen und der neuen gefühlsneutraler Erkenntnis, die Selbsterhaltung der früheren Bewegung der Erinnerung und dem Willen. Lebender Stoff unterscheidet sich von nicht lebendem nur dadurch, dafs er sehr verschiedenen neuen Einwirkungen gegenüber seine ursprüngliche Bewegung erhalten kann. Wenn wir bedenken, dafs in dem Widerstreit und der Erhaltung einer Bewegung einer Beeinträchtigung gegenüber thatsächlich alles Leben besteht, dafs also das Wesen des Bewufstseins nach unserer Auffassung mit dem Wesen des Lebens zusammenfällt; dafs Bewufstsein von jeher als Bewufstsein einer Veränderung erkannt wurde; dafs unser Bewufstsein von was immer, von einer Veränderung, einen Widerstreit zwischen etwas Früherem oder Bleibendem und etwas Neuem voraussetzt; dafs Alles, die ganze Natur uns in dieser Form erscheint; dafs hierin alle Individualität und alles Erkennen, Fühlen und Wollen eines Ich's gegeben ist; dafs in dem Zusammenstofsen von Bewegungen, im Resultiren und Ablenken das Tiefste, Geheimnisvollste alles Geschehens zu stecken scheint; dafs wir Assoziirung, Erinnern, Denken als Verbindung zwischen verschiedenen Stoffteilen oder Bewegungen von verschiedenen Stoffteilen aufgeben konnten, und es mit derselben Selbsterhaltung der individuellen Bewegung, derselben Redintegration, Aufhebung von Unterschied oder Abweichung, Ablenkung in jedem einzelnen Nervenstoffteilchen identifiziren konnten wie das Wollen; dafs objektive, mechanische Betrachtung des ganzen komplizirten, höheren Organismus und psychologische Analyse uns zu demselben Ergebnis führten: so werden wir das Gefühl haben, dafs es uns wahrscheinlich gelungen ist in das fundamentale Wesen des Bewufstseins und alles Bewufstseins einen Blick, wenn auch einen nicht vollkommen klaren, zu werfen.

Stoffmasse geht ein fortwährender Strom derselben Bewegung vor sich. Werden in diesem Strome durch äußere Einwirkungen neue Bewegungen verursacht, welche jenen Strom ändern, so entstehen gegen diese neue Bewegungen Gegenbewegungen, welche die neuen Bewegungen zum Stillstande zu bringen bestrebt sind. Auch entstehen solche Ortsveränderungen der ganzen Stoffmasse, welche geeignet sind, die Einwirkung der störenden Kraft aufzuheben. Bei neuer Aenderung einer den Strom ändernden Bewegung dauert diese letztere noch fort und sucht sich zu erhalten. Haben gewisse Strömungen, Bewegungen, Aenderungen des ursprünglichen Stromes schon stattgefunden, so bleibt eine dauernde Veränderung zurück, welche das Wiederauftreten dieser Bewegungen erleichtert, eine Neigung zu denselben. Auf welche Klasse von Naturerscheinungen paßt diese Beschreibung?" Der Physiker würde antworten: „Diese Beschreibung ist zwar sehr unbestimmt, doch paßt sie von allen Naturerscheinungen am besten auf einen elektrischen Strom und Induktion in demselben, diese im Sinne des Gesetzes Lenz' aufgefaßt."

Diese Beschreibung ist aber auch eine Beschreibung des neuro-psychischen Lebens, wenn dasselbe richtig beschrieben wird, nicht als ein temporäres Leben in einem sonst toten Nervensystem, wie es von den Assoziationisten und den Physiologen gewöhnlich aufgefaßt wird, sondern wie wir es oben beschrieben haben.

Auf Grund experimenteller Beobachtungen über die Einwirkung von galvanischen Kräften auf Nerven wurde zu verschiedenen Zeiten die Vermutung ausgesprochen, daß die neuro-psychische Bewegung galvanischer Natur sei. Hier nun erscheint bei einer richtigen Total-Auffassung des neuropsychischen Lebens dasselbe als der galvanischen Induktion ähnlich.

Folgt nun hieraus mit Sicherheit eine wirkliche Wesensgemeinschaft der beiden Erscheinungsgruppen? Wir glauben antworten zu müssen, daß jene Aehnlichkeit noch nicht sicher auf eine solche wesentliche Gleichheit schließen läßt. Denn jene Erscheinungen, in welchen die beiden Gruppen einander ähnlich sind, müssen in jedem Falle auftreten, wo eine stete Bewegung vorhanden ist, beeinträchtigt wird und in die widerstandsloseste Bewegungsart übergeht. Jene Erscheinungen treten, wie wir mehreremal andeuteten (s. bes. Abschn. 16), auch bei einem Flusse auf.

Dennoch wollten wir auf die Aehnlichkeit zwischen dem Totalbilde des neuro-psychischen Lebens und der galvanischen Induktion hinweisen. Sollte sich auf Grund experimenteller Forschung mit der Zeit dennoch herausstellen, daſs die mit den chemischen Veränderungen im Nervensystem verbundene Kraft galvanischer Natur sei, so kann die Kenntnis dieser Aehnlichkeit von Interesse sein. Wir glauben auch, daſs sich dies herausstellen wird. Daſs die neue Einwirkung einer dunkelblauen Farbe die von früheren Einwirkungen bestehende hysteretische Bewegung der hellblauen Farbe, von der die dunkelblaue abweicht, lebhaft erregt, — alle neurale Ablenkung, Selbsterhaltung, Redintegration, Assoziation — ist etwas der galvanischen Induktion so ähnliches, daſs sich eine Wesensgemeinheit der beiden Klassen von Naturerscheinungen fast unabweisbar aufdrängt.

Nachschrift.

Einige Worte über G. F. STOUT's Analytic Psychology und
W. JAMES' Principles of Psychology.

Nachdem der vorliegende Band beinahe ganz vollendet und schon
in den Händen des Verlegers war, lernte ich G. F. STOUT's im Jahre 1896
erschienene Analytic Psychology kennen. Dieses hervorragende
analytische Werk schreibt (s. bes. Book II, Ch. I) den Bewufstseins- wie
den (zweckmäfsigen) extraneuralen Bewegungsverlauf der Tendenz des
Nervensystems zu, in eine Gleichgewichtslage zurückzukehren, oder — wie
es an manchen Stellen leise angedeutet wird — in seiner ungestörten Bewegung zu verharren; es interpretirt Gefühl, Strebung und so ziemlich
auch Denken von diesem Standpunkte; es läfst auch die Ansicht hervor-
blicken, dafs jene Tendenz die Folge eines mechanischen Prinzips ist,
welches auch in anorganischen Erscheinungen wirken mufs; und es macht
auch einen schüchternen Versuch, dieses Prinzip festzustellen. In diesem
seinen Gedanken, insoferne wir ihn ganz allgemein betrachten,
stimmt jenes Werk mit dem vorliegenden überein, und es ist das einzige
mir bekannte Werk, in dem dieser Gedanke enthalten ist.[1] Gegenüber
dieser Thatsache ist es notwendig nochmals auszusprechen, dafs der
Inhalt des vorliegenden Bandes, wie ich schon oben S. 131 erwähnt habe,
im Wesentlichen schon in meinen 1895/96, also ziemlich gleichzeitig mit
dem Werke STOUT's, in ungarischer Sprache erschienenen Universitätsvorlesungen veröffentlicht wurde.

---

[1] Mit Ausnahme jedoch der oben (S. 224) erwähnten, während der
Drucklegung des vorliegenden Buches erschienenen, neuesten Auflage von
HERMANN's Lehrbuch der Physiologie und der gleichfalls (daselbst)
erwähnten Rektoratsrede desselben Verfassers, zu deren Lektüre mich jene
neue Auflage führte. — STOUT bezeichnet SPINOZA und AVENARIUS als Schriftsteller, die ihn in seinem Grundgedanken beeinflufsten.

Doch um zu zeigen, dafs das Buch Stout's das vorliegende nicht überflüssig macht, ist es nicht minder notwendig, auf den grofsen Unterschied im
Inhalte der beiden hinzuweisen. Aufser jenem allgemeinen Gedanken und
einigen speziellen Anwendungen desselben haben die beiden Werke gar
nichts Gemeinsames.

Mr. Stout gibt gar keine nähere Bestimmung der Kraft, welche das
Zurückkehren des beeinträchtigten Nervensystems in seinen früheren Zustand sichert, und des mechanischen Vorganges, durch welchen jenes
Zurückkehren geschieht; er weist höchstens darauf hin, dafs dies vielleicht
durch Veränderung der Blutzufuhr zum Gehirn „und wahrscheinlich durch
die Verteilung des Blutes im Gehirn“ bewerkstelligt wird, da „es ein
allgemeines Prinzip ist, dafs die Blutzufuhr zu allen Teilen des Organismus
sich dem Bedarf anzupassen strebt“. Dies aber ist selbst ein Fall des
zweckmäfsigen neuro-extraneuralen Bewegungsverlaufes, der zweckmäfsigen
Bewegung (des vasomotorischen Systems), welche einer weiteren Erklärung bedarf. Wir haben hingegen jene Kraft, welche das Aufhören
der Beeinträchtigung des Nervensystems sichert, in dem Widerstand
der von steten Kräften des Universums erhaltenen steten, während des
Lebens nie aufgehobenen, vegetativen neuralen Bewegung gefunden; den
Vorgang aber, in welchem dieser Widerstand zur Geltung kommt, darin, dafs
jeder temporäre Reiz Ansätze zu allen Bewegungsarten des Nervensystems
hervorruft, von denen verschiedene verschiedenen Widerstand erfahren.

Dafs es ein sehr grofser Unterschied ist, ob blos eine Tendenz zu
einem gewissen Bewegungsendergebnis oder aber konkret die Kraft und
der Vorgang bestimmt werden, welche jenes Resultat hervorbringen, ist
einleuchtend. Unsere konkretere Theorie ist weit davon entfernt eine
zufriedenstellende, konkreteste Feststellung jener Kraft und jenes Vorganges zu sein; und dies zeigt an, wie wenig erst die noch allgemeinere
Lehre Stout's sagt.

Jener Unterschied zwischen dieser Lehre und unserer Theorie erscheint aber von absoluter Wichtigkeit, wenn wir bedenken, dafs wir die
Auslösung zweckloser und zweckwidriger extraneuraler Bewegungen neben
den zweckmäfsigen, ja, dafs wir das verallgemeinernde Denken und selbst
den primären gefühlsneutralen Bewufstseinsinhalt, die sogenannte Empfindung, nur durch jenen Vorgang der allgemeinen Innervation und des
Widerstreites der Bewegungsansätze erklären konnten. Stout wendet seine
neurale Grundauffassung auf diese fundamentalen psychologischen Erscheinungen nicht an; eine solche physiologische Theorie des primären
Bewufstseinsinhaltes und des verallgemeinernden Denkens wie die unserige
fehlt bei ihm ganz. Ja, er lehrt eine sensorische und ideatorische Arbeitsteilung im centralen Nervensystem und er sieht in Aufmerksamkeit, Apperzeption, Denken spezielle Funktionen höherer Centra — eine der unsrigen
ganz entgegengesetzte Auffassung.

Während wir davon ausgehen, dafs das ganze Nervensystem stets
in einer Bewegung der Assimilation und Dissimilation begriffen ist,
und wir die Beeinträchtigung des Nervensystems als Veränderung
dieser Bewegung auffassen, und die Kraft, welche die zweckmäfsige Auswahl der Gedanken und extraneuralen Bewegungen sichert, in dieser

steten Bewegung erblicken: setzt Stout, wie die ganze heutige physiologische
Psychologie, vor der temporären Reizung keine Lebensbewegung im Nervensystem oder gewissen Teilen desselben voraus; er arbeitet, wie es in der
heutigen Physiologie allgemein ist, mit einem vor der temporären Reizung
toten Nervensystem und er faſst das Streben des Nervensystems nach
einem Gleichgewichte als ein Streben nach einem bewegungslosen Zustande
auf. Er unterscheidet die auf unregelmäſsige Einwirkungen folgende
neurale Reaktion von der regelmäſsigen Funktion der Ernährung und faſst
jene Einwirkungen nicht als Veränderungen des steten Prozesses von Verbrauch und Ersatz auf. — Zwar, wie wir erwähnt haben, fehlen nicht
Stellen, wo das Streben nach Gleichgewicht als Beharren in einer Bewegung dargestellt wird, doch geschieht dies nicht konsequent.

Stout sucht nach Analogien für das Gleichgewichtsstreben des Nervensystems in der anorganischen Welt; er findet eine Analogie, ebenso wie
wir, in dem Beharren aller Bewegung; andererseits eine speziellere in der
Rückkehr von Systemen zur früheren Lage, „wenn die störende Kraft zurückgezogen wird“. Das Wesentliche in den zweckmäſsigen Lebensbewegungen
besteht aber darin, daſs sie den früheren Zustand herstellen, während die
störende Kraft noch einwirkt. Wir sahen spezielle Analogien hierfür im
Verhalten eines Flusses und in der elektrischen Induktion.

Es könnte noch auf weitere Unterschiede der beiden Bücher hingewiesen werden, doch schon das Gesagte genügt, um zu zeigen, daſs Stout
jene fundamentalen Anwendungen des beiden Büchern gemeinsamen allgemeinen Grundgedankens nicht gemacht hat, welche den Inhalt des vorliegenden Werkes bilden.

Da ich dieses veröffentliche, ist es ganz überflüssig auszusprechen,
daſs ich dem Werke Stout's schon wegen jenes, in ihm enthaltenen allgemeinen Gedankens eine hohe Wichtigkeit beilege. Wir brauchen es blos
mit anderen zeitgenössischen oder früheren Werken zu vergleichen, um
seine Bedeutung einzusehen. Am besten eignet sich zu einem Vergleich
The Principles of Psychology von William James. Dieses in der
Wahrnehmung von Fragen (und zwar fundamentalen, dort, wo die land-
läufige Psychologie solche nicht mehr findet und Alles als klar und gelöst
betrachtet) und in seiner Kritik ausnehmend scharfsinnige, und in seinen
positiven Ausführungen auch so lehrreiche und oft originelle Werk führt
Begreifen, Aufmerksamkeit, Denken und überhaupt alles psychische Leben
immer auf „Interesse“ zurück, findet aber kein neurales Korrelativ dieses
fundamentalen subjektiven Begriffes, ja leugnet sogar ein solches und faſst
Interesse als etwas Spirituelles und Transzendentes auf, und entbehrt jeder
Theorie von Lust und Unlust.[1]

---

[1] Vieles in dem vorliegenden Buche (so die Kritik über die Psychologie, die alles auf Erfahrung oder Einübung gründet, die Zurückführung
der Axiome auf Wahrnehmung von Gleichheit und Ungleichheit und
Schlüssen aus derselben) stimmt mit den Lehren jenes ausgezeichneten
Philosophen überein; doch bezeichnet James nirgends die materielle, neurale
Grundlage der über die Erfahrung hinausgehenden richtenden Kraft; auch
findet er kein neurales Korrelativ der Unterscheidung (Ch. XIII), — obwohl

Inbetreff der Kritik STOUT's (Z. W. II, S. 246) über meine Theorie des objektiven Seins will ich nur kurz bemerken, dafs STOUT's Theorie eine —

er den Mangel eines solchen in der heutigen Psychologie stärker fühlt, als jeder andere Psycholog — und er kann auch keines finden, da er die verschiedenen Bewufstseinszustände in verschiedene Centren lokalisirt. Auch für das Wachsen der Fähigkeit zum Unterscheiden durch Uebung findet er keine Erklärung; diese liegt nach uns darin, dafs infolge Wiederholung derselben Bewufstseinszustände die ihnen entsprechenden Bewegungen beim Widerstreit anderer Bewegungen in denselben Nervenstoffteilchen leichter zustande kommen, und daher ein Widerstreit neuraler Lebens-bewegung entsteht, wo früher nur unbewufste Zersplitterung einer der gegenwärtigen widerstreitenden Bewegung entstand. Die Instinkte schreibt er demselben, der Erfahrung vorhergehenden, inneren Wesen und Wirken des Bewufstseins oder der Seele zu, wie die Gesetze des Denkens (Ch. XXVIII); doch erkennt er nicht, dafs die Instinkte auch Folgen der Gleichheit und Widerstreites sind, wie die Axiome. Ja, indem er Erfahrung als ihren Entstehungsgrund zurückweist, bezeichnet er als einen solchen natürliche Auslese. Er macht darauf aufmerksam (Vol. I, p. 562), dafs es „ein ernstes Problem" ist, wie Gleichzeitigkeit oder Kontiguität „einen Pfad zwischen [verschiedenen] Centren formen soll"; dennoch gibt er die Annahme nicht auf, dafs verschiedene Bewufstseinszustände Bewegungen in verschiedenen Centren sind. Die Schwäche des ganzen JAMES'schen Buches, welches sonst vielleicht das beste Handbuch der Psychologie ist, welches je geschrieben wurde, besteht in und stammt aus der Festhaltung an der herrschenden unmöglichen Physiologie. JAMES hält an dieser fest, obwohl er deren Uuzulänglichkeit klarer als jeder Andere fühlt. Da es ihm nun, eben infolge seines überaus grofsen kritischen Scharfsinnes, nicht gelingt die subjektiv wahrnehmbaren, unzweifelhaften Thatsachen des psychischen Lebens mit der fachmännischen Physiologie, an der er gleichfalls nicht zweifelt, in Einklang zu bringen, wird dieser hervorragende Denker dazu gezwungen den gesetzmäfsigen Parallelismus zwischen Psychischem und Physischem aufzugeben, einen vom Materiellen unabhängig wirkenden spirituellen Geist, Bewufstsein, Interesse zu postuliren, und der Oeffent-lichkeit Prinzipien der Psychologie zu übergeben, in denen — unglaublich, doch wahr — Lust und Unlust gar nicht behandelt wird. „Riesig ist die Rolle", so ruft er aus, „welche Lust und Unlust in unserem psychischen Leben spielen, doch wir müssen gestehen, dafs wir absolut Nichts über ihre cerebralen Bedingungen wissen. Es ist schwer sich vorzustellen, dafs sie spezielle Centren haben; noch schwerer in jedem einzelnen Centrum spezielle Formen von Vorgängen zu erfinden, denen diese Gefühle entspringen würden." (Vol. II, p. 583.) Da er erkennt, dafs die von der herrschenden physiologischen Lehre allein in Betracht gezogenen temporären materiellen Kräfte, Bahnung, Gewöhnung, Einübung die Auswahl der Bewegungen nicht erklären können, sondern dafs diese durch die nicht allein von Bahnung oder Gewöhnung beherrschte Lust und Unlust bestimmt wird, fafst er die Wirkungen dieser letzteren als Wirkungen einer kein mechanisches Korrelativ besitzenden geistigen Kraft auf, welche über die richtige Analyse des Primären, Wirklichen, Wahren ist, während ich unter objektivem Sein etwas anderes verstehe. (Vgl. oben Anmerkung zu S. 80.)

mechanischen Bewegungsantriebe „applaudirend und zischend“ Urteil sitzt. Hievon ist nur das Kritische richtig, nämlich, dafs die von der herrschenden Physiologie allein in Betracht gezogenen temporären mechanischen Einwirkungen zur Erklärung des psychischen Lebens ungenügend sind; die dieses Leben bestimmende stete Kraft ist aber gleichfalls eine nicht übernatürliche, mechanische, nämlich die von den steten Einwirkungen unterhaltene stete Lebensbewegung, und ihr „Applaus“ und ihr „Zischen“ hat ihr mechanisches Korrelativ im Gleichgerichtetsein und Widerstreit dieser Bewegung und der temporären Einwirkungen und Bewegungsantriebe.

www.ingramcontent.com/pod-product-compliance
Lightning Source LLC
Chambersburg PA
CBHW021646110726
47902CB00007B/1854